சிக்மண்ட் ஃபிராய்டு
ஓர் அறிமுகம்

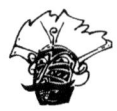

சிக்மண்ட் ஃபிராய்டு
ஓர் அறிமுகம்

டாக்டர் எம்.எஸ். தம்பிராஜா (பி. 1942)

கடந்த முப்பது ஆண்டுகளாக இங்கிலாந்தின் பர்மிங்ஹம் நகரில் மனநல மருத்துவராகப் பணிபுரிந்துவருகிறார். இவரின் சிறப்புத்துறை சிறார்கள், வளர்இளம் பருவத்தினர் மனநலம். பர்மிங்ஹம் பல்கலைக்கழகத்தில் மனநலத்துறை விரிவுரையாளராகவும் அதன் முதுகலைப் பட்டப்படிப்பின் தேர்வாளராகவும் மனநலப் பயிற்றுவிப்பாளராகவும் பணிபுரிந்துள்ளார்.

இவர் எழுதிய நூலான *'Psychological Basis of Psychiatry'* 2005ஆம் ஆண்டுக்கான *British Medical Association Book Award* பெற்று, தற்போது மனநலத்துறை முதுகலைப் பட்டப்படிப்பில் ஒரு பாடப் புத்தகமாக உள்ளது. பல தொழில்சார் ஆராய்ச்சிக் கட்டுரைகளும் மீளாய்வுக் கட்டுரைகளும் எழுதியுள்ளார்.

மின்னஞ்சல்: *ibmaht@hotmail.com*

ஆசிரியரின் பிற நூல்கள்

'*Psychological basis of Psychiatry.*' Elsvier: UK. (2005)

'*Case Studies in Child and Adolescent Mental Health.*' Radcliffe Press: Oxford. (2007)

Grandison K.J. De-Hayes. L. '*Under standing School Refusal: A Handbook for Professionals in Education, Health and Social Care,*' Jessica Kingsley: London. (2008)

'*Developmental Assessment of the School Aged Child with Developmental Disabilities.*' Jessica Kingsley: London. (2011)

'மனநோய்களும் மனக்கோளாறுகளும்' (காலச்சுவடு பதிப்பகம், 2014)

Thambirajah M.S. & Ramanujam. L.L (2016) Essentials of Learning Disabilities and Other Developmental Disorders, Sage (India).

'மனவளர்ச்சிக் குறைபாடுகள்: ஆட்டிசம், அறிவுத்திறன் குறைபாடு, கற்றல் குறைபாடு' (காலச்சுவடு பதிப்பகம், 2018)

சிக்மண்ட் ஃபிராய்டு

ஓர் அறிமுகம்

டாக்டர் எம்.எஸ். தம்பிராஜா

காலச்சுவடு பதிப்பகம்

அன்பார்ந்த வாசகருக்கு,

வணக்கம்.

காலச்சுவடு நூலை வாங்கியமைக்கு நன்றி.

நூலின் உள்ளடக்கம், உருவாக்கம், அட்டைப்படம் இன்ன பிற அம்சங்கள் பற்றிய உங்கள் கருத்துகளையும் ஆலோசனைகளையும் காலச்சுவடு வரவேற்கிறது. தகவல், எழுத்து, வாக்கியப் பிழைகள் தென்பட்டால் கட்டாயம் தெரிவித்து உதவுங்கள். நூல் தயாரிப்பில் கடும் குறைபாடு இருப்பின் மாற்றுப் பிரதி உங்களுக்குக் கிடைக்கக் காலச்சுவடு ஏற்பாடு செய்யும்.

மின்னஞ்சல்: publisher@kalachuvadu.com

காலச்சுவடு நாகர்கோவில் தலைமையகத்துக்கும் கடிதம் அனுப்பலாம்.

தங்கள்
எஸ்.ஆர். சுந்தரம் (கண்ணன்)
பதிப்பாளர் – நிர்வாக இயக்குநர்

சிக்மண்ட் ஃபிராய்டு: ஓர் அறிமுகம் ✦ மருத்துவம் ✦ ஆசிரியர்: டாக்டர் எம்.எஸ். தம்பிராஜா ✦ © டாக்டர் எம்.எஸ். தம்பிராஜா ✦ முதல் பதிப்பு டிசம்பர் 2019, மூன்றாம் பதிப்பு: ஜூலை 2023 ✦ வெளியீடு: காலச்சுவடு பப்ளிகேஷன்ஸ் (பி) லிட்., 669, கே.பி. சாலை, நாகர்கோவில் 629001

cikmaNT fraayTu: oor aRimukam ✦ Medicine ✦ Author: Dr. M.S. Thambirajah ✦ © Dr. M.S. Thambirajah ✦ Language: Tamil ✦ First Edition:December 2019, Third Edition: July 2023 ✦ Size: Demy 1 x 8 ✦ Paper: 16 kg maplitho ✦ Pages: 272

Published by Kalachuvadu Publications Pvt. Ltd., 669, K.P. Road, Nagercoil 629001, India ✦ Phone: 91-4652-278525 ✦ mail: publications @kalachuvadu.com ✦ Printed at Clicto Print, Jaleel Towers, 42 KB Dasan Road, Teynampet Chennai 600018

ISBN: 978-81-943027-8-0

07/2023/S.No. 924, kcp 4577, 16 (3) uss

பொருளடக்கம்

முன்னுரை	9
இயல் 1: வாழ்வும் பணியும்	13
இயல் 2: மருத்துவத்திலிருந்து உளவியலுக்கு	27
இயல் 3: நாம் அறிந்த நனவு மனமும் நாம் அறியாத நனவிலி மனமும்	40
இயல் 4: மனதின் அமைப்பு: இட், அகம் (ஈகோ), அதிமனம்	50
இயல் 5: மனதை இயக்கும் சக்திகள்	58
இயல் 6: குழந்தைப் பருவ பாலுமையும் இடிபஸ் சிக்கலும்	65
இயல் 7: மனதின் அரண்கள்: தற்காப்பு முறைகள்	77
இயல் 8: மனதின் தற்காப்பு முறைகள் 2	83
இயல் 9: கனவுகளின் பொருள் விளக்கம்	95
இயல் 10: 'கனவுகளின் பொருள் விளக்கம்': விமர்சனங்கள்	106
இயல் 11: ஃபிராய்டியச் சறுக்கல்கள்	118
இயல் 12: மனக்கோளாறுகள்	123
இயல் 13: உளப்பகுப்பாய்வுச் சிகிச்சை முறை	132
இயல் 14: மூன்று நோயாளிகளும் சில விமர்சனங்களும்	143
இயல் 15: உளப்பகுப்பாய்வு இயக்கத்தின் வளர்ச்சியும் தேய்வும்	159
இயல் 16: ஃபிராய்டுக்குப் பின்	169
இயல் 17: உளப்பகுப்பாய்வு இன்று	175

இயல் 18: குழு உளவியல் 184
இயல் 19: மதம் பற்றி 196
இயல் 20: நாகரிகத்தின் போதாமைகள் 210
இயல் 21: ஃபிராய்டின் பார்வையில் கலை இலக்கியம் 222
இயல் 22: விமர்சனங்கள் 233
இயல் 23: முடிவுரை 240

கலைச்சொற் பட்டியல்: ஆங்கிலம் – தமிழ் 253
அருஞ்சொற்கள் 259
சான்றுக் குறிப்புகள் 262

முன்னுரை

சிக்மண்ட் ஃபிராய்டு போன்ற ஒரு மாபெரும் சிந்தையாளரைப் பற்றி எழுத முற்படும் ஓர் ஆசிரியன் அவர் கூறும் கருத்துகளை மிகுந்த பொறுப்போடும் கவனத்தோடும் அணுக வேண்டி உள்ளது. இருபதாம் நூற்றாண்டின் தலைசிறந்த சிந்தனையாளர்களில் ஒருவர், உளவியலுக்கு முகம் கொடுத்தவர், நம்மைப் பற்றி நாமே எண்ணிப் பார்க்கவைத்தவர் எனப் பல தனிச் சிறப்புகள் கொண்ட ஓர் ஆளுமையை மதிப்பீடு செய்வது எளிதல்ல.

அவர் கூறிய கருத்துகள் தமிழ் வாசகர்களுக்கு இன்னும் சரிவர அறிமுகமாகவில்லையென்றே சொல்ல வேண்டும். அதே சமயம் அவர் கூறியவை யாவையும் வழங்கப்பட்ட உண்மைகளாகக் கருதப் படும் போக்கையும் காணக் கூடியதாக உள்ளது. இருபதாம் நூற்றாண்டில் வாழ்ந்த ஓர் அறிஞரின் கோட்பாடுகள் பற்றி இன்றைய அறிவியல் உலகம் என்ன கூறுகிறதென்பதையும் நாம் எண்ணிப் பார்க்க வேண்டியுள்ளது. ஆனாலும், (நான் அறிந்தவரை) தமிழில் ஃப்ராய்டிய உளவியல் பற்றி குறிப்பிடத்தக்க நூல்கள் இல்லையென்ற குறையை நீக்கும்வகையில் இந்தப் புத்தகத்தை எழுதத் துணிந்தேன். இந்த நூல் இரண்டு குறிக்கோள்களைக் கொண்டுள்ளது: ஒன்று, ஃபிராய்டு முன்வைத்த கோட்பாடுகளைக் கூடியவரை அவர் பார்வையின்படி விளக்குவது. மற்றது, இன்றைய ஆராய்ச்சிகளின் வெளிச்சத்தில் அவரது கோட்பாடுகளைச் சீர்தூக்கிப்

பார்த்து ஒரு நடுநிலையான கண்ணோட்டத்தை வழங்குவது. எனவே, ஒவ்வோர் இயலின் முற்பகுதியிலும் அவர் முன்வைத்த கருத்துகளும் கோட்பாடுகளும் விளக்கம் பெறுகின்றன. இயல்களின் பிற்பகுதியில் அவை குறித்த தற்போதைய கருத்துகள் கூறப்பட்டுள்ளன. அதாவது தகவல்களும் மதிப்பீடுகளும் வெவ்வேறாகத் தரப்பட்டுள்ளன. (விரிவான விமர்சனங்களுக்கு காண்க (இயல் 22).

ஃபிராய்டைப் பற்றி எழுத முற்படும் ஓர் ஆசிரியன் அவரைப் பற்றி எழுதத் தனக்கு தகுதியுள்ளதா என்பதை நினைத்துப் பார்க்க வேண்டியுள்ளது. எனக்கு ஃபிராய்டைப் பற்றிய அறிமுகம் தற்செயலாகவே ஏற்பட்டது. நான் மருத்துவ மாணவனாக இருந்தபோது உடல்நலக் குறைவால் சில வாரங்களை மருத்துவக் கல்லூரி நடாத்திவந்த மருத்துவமனையில் கழிக்க வேண்டி யிருந்தது. அப்போது எனக்கு அடுத்தக் கட்டிலிலிருந்த இன்னொரு மருத்துவ மாணவர் ஃபிராய்டு எழுதிய 'அன்றாட வாழ்க்கையில் மனப்பிறழ்வுகள்' என்ற நூலை எனக்குத் தந்தார். நேரத்தைப் போக்குவதற்காக நான் அதை வாசிக்கத் தொடங்கினேன். அதுவரை உடல் உறுப்புகள், நோய்கள், மருந்துகள் பற்றி மட்டுமே கற்றுவந்த எனக்கு அந்த நூல் மனத்தின் மர்மங்களை எண்ணிப் பார்க்கவைத்தது. அது என் மனத்தின் ஏதோ ஒரு மூலையில் ஒட்டிக்கொண்டது. பிற்காலத்தில் மனநல மருத்துவம் பயின்றபோது அவரது கோட்பாடுகளில் ஈர்ப்பும் ஆர்வமும் உண்டாகியது. குழந்தை மனநல மருத்துவத்தில் சிறப்புப் பயிற்சி பெற்றபோது சைகோதெரபி எனப்படும் உளம் சார்ந்த 'சிகிச்சை முறைகளில் ஃபிராய்டின் கோட்பாடுகளைக் கற்றுக்கொள்ள வேண்டியிருந்தது. (குழந்தை மனநலம் எனில் அது சிறுகுழந்தைகள் முதல் பதினெட்டு வயதான இளையோரையும் உள்ளடக்கும்). இந்த வயதில் அவ்வளவாக மருந்துகள் வழங்கப் படுவதில்லை. உளம் சார்ந்த சிகிச்சைகளுக்கே முக்கியத்துவம் அளிக்கப்படுகிறது). அதற்கான பயிற்சி பெற்றபோது ஃபிராய்டிய உளவியலை ஊன்றிக் கற்கவும் அதில் பயிற்சிபெறவும் வாய்ப்பு கிட்டியது. பயிற்சியின் ஒருபகுதியாக ஒவ்வொருவரும் தனிப்பட்ட முறையில் ஓர் உளப்பகுப்பாய்வாளரிடம் சென்று தன்னை உளப்பகுப்பாய்வுக்கு ஆட்படுத்திக்கொள்ள வேண்டும். இதை எனக்கு ஏற்பட்ட அக்கினிப் பரீட்சை என்றே கூற வேண்டும்.

இம்மாதிரியான சொந்த விஷயங்களை இங்கே கூறுவதற்கு இன்னொரு காரணமும் உண்டு. இந்த நூலை வாசிக்கும்போது எனக்குள்ள 'மருத்துவச் சார்பு' வெளிப்படையாகவே தெரியவரும்.

இதே நூலை ஓர் எழுத்தாளரோ ஒரு மெய்யியலாளரோ எழுதி யிருந்தால் இதன் உருவமும் உள்ளடக்கமும் வேறுவிதமாக அமைந்திருக்கக் கூடும். ஆனால், ஃபிராய்டும் ஒரு மருத்துவர், அதுவும் மனநலப் பாதிப்புகளுக்குச் சிகிச்சையளித்தவர். எனவே 'மருத்துவச் சார்பு' ஏற்படுவதைத் தவிர்க்க முடியாது என்று கூறி என்னைச் சமாதானப்படுத்திக்கொள்கிறேன்.

இந்த நூலை எழுதத் தொடங்கியபோது அவருடைய முக்கியமான கட்டுரைகளை மீண்டும் படித்துப்பார்த்தேன். அவற்றை வாசித்தபோது எனக்கு எஞ்சியது வியப்பும் மரியாதையும்தான். மனிதர் எவ்வளவு ஆழமாக – அதுவும் தான் பார்த்த நோயாளிகள் கூறியதைக் கொண்டு – மனித இருப்பு பற்றிச் சிந்தித்தார் என்பது வியப்புக்குரியதுதான். இந்த நூலில் அவ்வப்போது கூறப்படும் அவரது மேற்கோள்களிலிருந்து இது தெரியவரும். இன்னுமொன்று, ஃபிராய்டு கூறிய பல கருத்து களுக்கு அறிவியல் சான்றுகள் இல்லையென்ற உண்மையை இந்த நூல் தயவு தாட்சண்யமின்றிச் சுட்டிக்காட்டுகிறது. ஆனால் இது எந்தவகையிலும் அவரைச் சிறுமைப்படுத்துவது ஆகாது.

ஃபிராய்டைப் பற்றி எழுதும்போது பல சவால்களுக்கு முகம்கொடுக்க வேண்டியுள்ளது. ஃபிராய்டு கூறும் கோட்பாடுகள் எளிமையானவை அல்ல. அவற்றை விளங்கிக்கொள்வதிலும் விளக்கிக் கூறுவதிலும் பல சிக்கல்கள் உள்ளன. ஆனால் இதைப் பிசகில்லாமல் எடுத்துக்கூறுவது முக்கியம். அடுத்ததாக, தன் கோட்பாடுளை விளக்க ஃபிராய்டு பல புதிய சொற்களைப் புனைந்தார். ஆரம்பத்தில் அவை ஜெர்மன் மொழியில் இருந்தன. பின் அவை ஆங்கிலத்துக்கு மொழியாக்கம் செய்யப்பட்டன. அவற்றுக்குப் பொருத்தமான தமிழ்ச் சொற்களைத் தேர்தெடுப்பது எளிய காரியம் அல்ல. மூலச் சொல்லின் பொருளை உணர்த்தும் வகையில் தமிழில் மொழியாக்கம் செய்யும்போது சில சொற்கள் வாயில் நுழையாத கடுஞ்சொற்களாக உருவெடுத்து வாசகனை வருத்துவதை நான் அறிவேன். இதை ஈடுகட்டும் முயற்சியாக பின்னிணைப்பில் கலைச்சொற்கள் பட்டியலொன்றும் அருஞ்சொற்கள் விளக்கமும் தரப்பட்டுள்ளன. வாசகர்களைப் பொறுமை காக்கும்படி வேண்டிக்கொள்கிறேன். ஃபிராய்டு கூறிய சில நுட்பமான கருத்துகளை விளக்கும்போது சில வாசகர்களுக்கு அலுப்புத் தட்டலாம். ஆனால் அவற்றைக் கூறாது விட்டுவிடுவது மாமனிதர் ஃபிராய்டை அவமதிப்பதாகும். இந்த நூலிலுள்ள இயல்களை வரிசைக்கிரமமாக வாசிக்க வேண்டிய அவசியமில்லை. அவரவர் தங்களுக்கு விருப்பமான பகுதிகளை

முதலில் வாசிப்பது நல்லது. ஃபிராய்டு பற்றித் தமிழில் ஒரு தரமான நூலைத் தர வேண்டும் என்பதே எனது முக்கிய நோக்கம். ஆனாலும் இது ஃபிராய்டு பற்றிய முழுமையான நூல் அல்ல. அவர் கூறிய பல விஷயங்கள் இடவரையறை காரணமாக இங்கே விரிவாகப் பேசப்படவில்லை.

பர்மிங்ஹம், இங்கிலாந்து   டாக்டர் எம்.எஸ். தம்பிராஜா
29.11.2019

இயல் 1

வாழ்வும் பணியும்

உளவியல் பற்றி எண்ணிப் பார்க்கும்போது பலர் மனதில் பளிச்சிடும் பெயர் சிக்மண்ட் ஃபிராய்டாகத்தான் இருக்க முடியும். அவருடைய கோட்பாடுகள் பற்றி அறியாதவர்கள்கூட அவர் பெயரைக் கேள்விப்பட்டிருப்பார்கள். அவருக்கு முன்னும் சரி, பின்னும் சரி அவரளவு பெயர்பெற்ற உளவியலாளர்கள் வேறு எவரும் இருந்ததில்லை என்று துணிந்து கூறலாம்.

அவர் 1856ஆம் ஆண்டு மே மாதம் 5ஆம் நாள் அப்போது ஹங்கேரியப் பேரசின் ஒரு பகுதியாக இருந்த மொராவியாவில் ஃப்ரைபர்க் *(Freiberg)* என்ற நகரில் பிறந்தார். (இந்த நகரம் தற்போது செக் குடியரசில் உள்ளது. இதன் இப்போதைய பெயர் பீர்போராகும் *(Příbor)*. ஃபிராய்டின் நினைவாக இந்த நகரில் அவர் பிறந்த வீடு இப்போது ஓர் அருங்காட்சியகமாக உள்ளது). அவருக்கு அவர் பெற்றோர்கள் சூட்டிய பெயர் சிகிஸ்மண்ட் ஸ்லோமோ ஃபிராய்டு *(Sigismund Shlomo Freud)*. அவர் இளைஞராக இருந்தபோது தன் பெயரை சிக்மண்ட் ஃபிராய்டு *(Sigmund Freud)* என்று சுருக்கி வைத்துக்கொண்டார். அவரின் தந்தை ஒரு கம்பளி வியாபாரி. அவரது தொழில் நொடித்துப் போனதால் குடும்பம் ஆஸ்திரியாவின் தலை நகரான வியன்னாவுக்குக் குடி பெயர்ந்தது. அப்போது சிக்மண்ட் ஃபிராய்டுக்கு வயது நான்கு.

சிக்மண்ட் ஃபிராய்டு பிறந்தபோது அவரது தந்தைக்கு 40 வயது, தாய்க்கு 20 வயது. அவரது தாய் அமாலியா *(Amalia)* தந்தையின் மூன்றாம் தாரம். ஃபிராய்டு அமாலியாவின் ஒரே குழந்தை. எல்லோருமாக குடும்பத்தில் எட்டு குழந்தைகள் இருந்தன. ஆனாலும் அவர் தாய் அமாலியாவைப் பொறுத்தவரை சிக்மண்ட் ஃபிராய்டே அவருக்குச் செல்லக் குழந்தை. அவரை "என் தங்க மகன் சிகி" என்று பாசத்துடன் அழைப்பார். தான் பெற்றிருந்த தன்னம்பிக்கைக்கும் விடாமுயற்சிக்கும் தன் தாயின் அன்பும் அரவணைப்புமே காரணம் என்று சிக்மண்ட் ஃபிராய்டு பின்னாளில் எழுதியுள்ளார்.

ஃபிராய்டின் குடும்பம் யூத மதத்தைச் சேர்ந்தது. ஆனாலும் அவர்கள் மதத்தை இறுக்கமாகப் பின்பற்றவில்லை. தான் ஒரு போதும் யூத மதத்தைப் பின்பற்றியது இல்லை என்று அவரே பல இடங்களில் கூறுகிறார். இன்னும் ஒரு படி மேலே போய் அவர் தன்னை ஒரு 'இறை நம்பிக்கையற்ற யூதர்' என்று கூறிக்கொண்டார். அன்றைய காலக்கட்டத்தில் வியன்னாவில் யூத எதிர்ப்பும் பகைமையும் மிகுதியாக இருந்தன. பெரும்பாலான வியன்னாவாசிகள் கத்தோலிக்கர்களாக இருந்தார்கள். ஐரோப்பிய நாடுகளில் யூதவெறுப்பு பரவலாக இருந்த காலம். இந்தச் சூழ்நிலையிலேயே அவர் வளர்ந்தார், வாழ்ந்தார்.

பள்ளிக்கூடத்தில் ஃபிராய்டு கல்வியில் ஆர்வமுள்ள மாணவராகவும், பலவற்றையும் கற்றுக்கொள்ள வேண்டும் என்ற தாகம் கொண்டவராகவும், வியத்தகு திறமையுடையவராகவும் திகழ்ந்தார். பள்ளிக்கூட மாணவராக இருந்தபோதே ஜெர்மன், பிரஞ்சு, ஹீப்ரு, ஆங்கிலம், கிரேக்கம், லத்தீன் ஆகிய மொழிகளைக் கற்றுக்கொண்டார். போதாதற்கு, இத்தாலியன், ஸ்பானிஷ் மொழிகளையும் வாசிக்கத் தானாகவே கற்றுக்கொண்டார். எட்டாவது வயதிலேயே ஷேக்ஸ்பியரின் படைப்புகளை வாசிக்கத் தொடங்கினார். உயர்நிலைப் பள்ளியில் செவ்வியல் இலத்தீன், கிரேக்க இலக்கியங்களுடன் மெய்யியலையும் பாடங்களாகக் கற்றார். தத்துவம் அல்லது மெய்யியல் *(Philosophy)* என்பது நமது இருப்பு, அறிவு, உண்மை, மனம், நன்னெறிகள் பற்றிக் கண்டறியும் பொதுவான ஓர் அறிவுத் துறையாகும். தர்க்க ரீதியாகச் சிந்தனையும் விவாதமும்தான் இதன் ஆய்வு முறைகள். மெய்யியல் அவரை வெகுவாகக் கவர்ந்தது. பிற்காலத்தில் அவர் உருவாக்கிய கோட்பாடுகளில் மேலைநாட்டு மெய்யியல் தாக்கத்தைக் காணலாம்.

அவருக்குக் கிடைக்கப்பெற்ற வயதுக்கு மிஞ்சிய அறிவைக் கண்டு, பிற்காலத்தில் அவர் ஒரு பெரும் சாதனையாளராக

விளங்குவார் என்று அவர் குடும்பத்தினர் நம்பினார்கள். அவரை உற்சாகப்படுத்தினார்கள். வீட்டில் பல குழந்தைகள் இருந்தபோதும் அவருக்கு ஒரு தனி அறை கொடுக்கப்பட்டது. அவர் மற்றவர்களுடன் உணவு உண்பது இல்லை. தனியாக இருந்து தன் அறையிலேயே உண்பார். அவர் தங்கை பியானோ கற்றுக்கொள்வது அவர் படிப்புக்கு இடைஞ்சலாக இருந்தது என்று கூறி, அது வீட்டிலிருந்து அகற்றப்பட்டது. அவருக்கு இருந்த அபார தன்னம்பிக்கைக்கு அவர் குடும்பமும் ஒரு காரணம் என்று கூறலாம். மேலும், ஃபிராய்டுக்கும் தன் கூர்மையான அறிவு பற்றிய தன்னுணர்வு இருந்தது. தான் சாதனைகள் பல செய்யப் பிறந்தவன் என்ற எண்ணம் சிறுவயதிலிருந்தே அவர் மனதில் ஊன்றிவிட்டதாக அவர் வரலாற்றை எழுதிய ஆசிரியர்கள் குறிப்பிடுகிறார்கள்.

ஆனாலும் எல்லாப் பதின்ம வயது இளைஞர்கள் போலவே அவருக்கும் படிப்பில் எந்தத் துறையைத் தேர்ந்தெடுப்பது என்பதில் குழப்பம் இருந்ததாகத் தெரிகிறது. ஓரிடத்தில், “இளவயதில் மனிதகுலத்தின் துன்பங்களைப் போக்க வேண்டும் என்ற பெரிய ஆர்வம் ஏதும் எனக்கு இருந்ததாக நினைவில்லை. . . . . நாம் வாழும் உலகத்தில் உள்ள புதிர்களுக்கு விடை காண வேண்டும் என்ற தாகமும், முடியுமானால் அவற்றைக் கண்டுபிடிப்பதில் பங்கெடுக்க வேண்டும் என்ற வேட்கையும் இருந்தன” என்று கூறுகிறார்.

ஒரு கட்டத்தில், சட்டம் படித்து வழக்கறிஞராக வேண்டும் என்ற எண்ணம் அவருக்கு இருந்தது. ஆனால் தனது 17ஆவது வயதில் வியன்னா பல்கலைக்கழகத்தில் சேர்ந்தபோது மருத்துவம் படிக்க முடிவு செய்தார். மருத்துவப் படிப்பின்போது ஏர்னெஸ்ட் புரூக் *(Ernst Brucke)* என்ற பேராசிரியரிடம் உடல் இயங்கியல் *(Physiology)* கற்றபோது அவரது கோட்பாடுகள் ஃபிராய்டைப் பெரிதும் கவர்ந்தன. உயிரினங்களின் செயல்பாடுகளை வேதியல், இயற்பியல் வழியாகக் விளக்க முடியும் என்றும் யாவும் சில விதிகளின் அடிப்படையிலேயே இயங்குகின்றன என்ற கொள்கையில் புரூக் நம்பிக்கை கொண்டவராகவும் இருந்தார் (இது உயிரியல் அறுதிப்பாட்டுக் கொள்கை *(Biological determinism)* என்று அறியப்படுகிறது.) மத நம்பிக்கைகள் ஆதிக்கம் செய்துகொண்டிருந்த அன்றைய காலக்கட்டத்தில் புரூக்கின் கோட்பாடுகள் அறிவியல் சமூகத்தின் மதிப்பைப் பெறவில்லை. ஆனால் இது சிக்மண்ட ஃபிராய்டின் மனதில் ஆழப் பதிந்ததாகத் தெரிகிறது. வாழ்நாள் முழுதும் ஃபிராய்டின் நோக்கும் அணுகு முறையும் உளவாழ்க்கை காரணகாரிய விதிகளுக்கேற்ப அமைந் துள்ளது என்ற கொள்கையில் இருந்து விலகவில்லை.

அன்றைய காலக்கட்டத்தில், அதாவது ஃபிராய்டு தன் வாழ்வையும் பணியையும் தொடங்கிய பதினெட்டாம் நூற்றாண்டின் இறுதிப் பகுதியில், வியன்னாவின் சமுதாய அமைப்பும் விழுமியங்களும் 'பூர்ஷுவா' என்று கூறப்படும் முதலாளித்துவ வழிவந்தவையாக இருந்தன. உயர்குலச் சீமான்களும் நிலப்பிரபுக்களும் இராணுத்தைச் சேர்ந்த குடும்பத்தினரும் சமுதாயத்திலும் அரசியலிலும் ஆதிக்கம் செலுத்திவந்தார்கள். ஆனாலும் யூத வெறுப்பும் இனப் பாகுபாடும் சமுதாயத்தில் புரையோடிக் கிடந்தன. அதே நேரம் படைப்பிலக்கியங்களும் நுண்கலைகளும் ஓங்கி வளர்ந்தன. மேற்கத்திய பாரம்பரிய இசைக்கும், 'ஒபரா' எனப்படும் இசை நாடகத்துக்கும் வியன்னாவே தலைநகராக இருந்தது. மோசார்ட், பீத்தோவன் போன்ற இசை மேதைகள் வியன்னா அரங்குகளில் தத்தம் படைப்புகளை நிகழ்த்திச் சாதனை படைத்துவந்தார்கள். ஐரோப்பாவிலேயே மிகத் திறம் வாய்ந்த மருத்துவர்களும் புகழ்பெற்ற மருத்துவமனைகளும் வியன்னாவிலேயே இருந்தன. 'நோய் வந்தால் வியன்னாவுக்குப் போ' என்று கூறுமளவுக்கு வியன்னா மருத்துவத்தின் அன்றைய தலைநகரமாகத் திகழ்ந்தது.

அன்றைய நாளில் ஐரோப்பியச் சமுதாயம் ஆண் ஆதிக்கம் மிகுந்த சமுதாயமாகவே இருந்தது. பெண்கள் இரண்டாம் தரக் குடிமக்களாகவே கருதப்பட்டார்கள். குழந்தை வளர்ப்பும் வீட்டைப் பராமரிப்பதுமே பெண்களின் தலையாய கடமைகளாகக் கருதப்பட்டன. ஆடம்பரமாக உடையுடுத்திக் கணவனோடு கொண்டாட்டங்களிலும் சமூக நிகழ்வுகளிலும் பங்கெடுப்பதே ஒரு மனைவியின் கடமையாக இருந்துவந்தது. செல்வந்தர்கள் தம் குழந்தைகள், சிறுவர், சிறுமியர், நோயாளிகள் ஆகியோரைக் கவனித்துக்கொள்ள காவற்பெண்டுகளை *(Nursemaids)* வேலைக்கு அமர்த்துவது வழக்கமாக இருந்தது. பாலியல் பற்றிப் பேசுவது மரியாதைக் குறைவாகக் கருதப்பட்டது. இந்தச் சமூகப்பண்பாட்டுச் சூழ்நிலையில்தான் இளைஞராக சிக்மண்ட் ஃபிராய்டு மருத்துவப் பணியைத் தொடங்கினார்.

பட்டப்படிப்பின் பின் ஃபிராய்டு நரம்பியல் *(Neurology)* துறையில் சிறப்புப் பயிற்சி பெற்று 1881இல் மருத்துவப் பட்டம் *(MD)* பெற்றார். அடுத்த மூன்று ஆண்டுகள் மருத்துவத்தில் அனுபவம் பெற வியன்னா பொதுமருத்துவமனையில் பணிபுரிந்தார். பின், ஆய்வு உதவித்தொகை பெற்று 1885இல் பாரிஸ் சென்று அந்தக் காலத்தில் உலகப் புகழ்பெற்ற நரம்பியல் வல்லுநராகத் திகழ்ந்த ஜீன் – மார்ட்டீன் சார்க்கோட் *(Jean-Martin Charcot, 1825 – 1893)* என்ற பேராசிரியரின் கீழ் மூன்று மாதங்கள் பணிபுரியச் சென்றார். தன் வாழ்க்கையிலும் பணியிலும் திருப்புமுனையாக

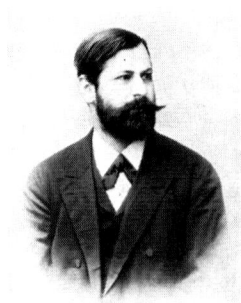
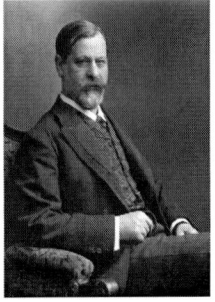
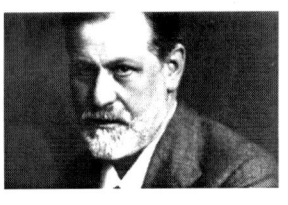
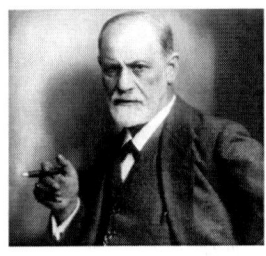
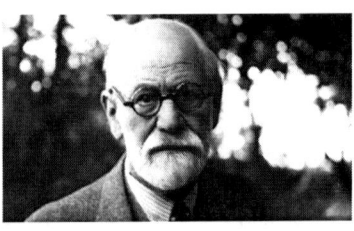

படம் 1.1 சிக்மண்ட் ஃபிராய்டு: இளமை முதல் முதுமைவரை

அமைந்தது அந்த மூன்று மாதங்களே என்பதை ஃபிராய்டு பின்னாளில் பல முறை கூறியிருக்கிறார். இது பற்றி அடுத்த இயலில் விரிவாகக் கூறப்படும்.

பயிற்சியை முடித்துக்கொண்டு வியன்னா திரும்பியதும் நரம்புநோய் மருத்துவராகத் தனியே தொழில் தொடங்கினார். அவர் மருத்துவ ஆராய்ச்சிகளைத் தொடர்ந்து செய்ய விரும்பிய போதிலும் குடும்பத்தின் பொருளாதார நிலைமை இதற்குச் சாதகமாக இருக்கவில்லை. அவரது தந்தை ஜேக்கப் கம்பளி வியாபாரத்திலிருந்து பெற்ற வருவாய் குறைவாகவே இருந்தது. குடும்பமோ பெரியது. எனவே, ஃபிராய்டு உடனடியாக நல்ல வருவாய் உள்ள வேலை செய்யவேண்டி இருந்தது. மேலும், ஏற்கெனவே அவர் மார்த்தா பெர்னி (Martha Berney) என்ற பெண் மேல் காதல் கொண்டிருந்தார், அவரைத் திருமணம் செய்துகொள்ள உத்தேசித்திருந்தார். எனவே, உடனடியாகத் தொழிலில் ஈடுபட வேண்டி இருந்தது.

தொழில் தொடங்கிய அதே ஆண்டில் (1886) மார்த்தாவைத் திருமணம் செய்துகொண்டார். இவர்களுக்கு ஆறு குழந்தைகள் பிறந்தன. ஐம்பத்தி மூன்று வருடங்கள் நீடித்த தமது மணவாழ்வில் ஒருமுறைகூடத் தங்களுக்கிடையே பிணக்குகள் ஏற்பட்டதில்லை என்று மார்த்தா பிற்காலத்தில் கூறினார்.

ஃபிராய்டின் வாழ்வில் அடுத்த மைல்கல்லாக விளங்குவது அப்போது வியன்னாவில் வாழ்ந்த ஜோசப் புரூவர் (Josef Breuer, 1842 – 1925) என்ற புகழ்பெற்ற மருத்துவருடன் ஏற்பட்ட நட்பே. புரூவருடன் இணைந்து பணியாற்றியபோது பெற்ற அனுபவம் ஃபிராய்டின் சிந்தனையில் ஒரு புரட்சிகரமான மாற்றத்தை ஏற்படுத்தியது. புரூவரும் ஃபிராய்டும் இணைந்து எழுதிய 'இசிப்பு நோய் ஆய்வுகள்' என்ற நூல் 1895இல் வெளிவந்தது. அன்றைய அறிவுச் சூழலில் இந்த நூல் புரட்சிகரமான பல கருத்துகளை முன்வைத்தது. அந்தக் கட்டத்தில்தான் உளநரம்பு நோய்களை மருந்து மாயம் இல்லாமல் பேச்சு வழியாகவே குணமாக்கலாம் என்ற புரட்சிகரமான சிகிச்சை முறையைக் கண்டுபிடித்தார் ஃபிராய்டு. அதன் பின் பயன்பாட்டுக்கு வந்த சகல உளவியல் பேச்சுவழி சிகிச்சைகளுக்கும் (Talking treatments) முன்னோடியாக உள்ளது ஃபிராய்டின் இந்தக் கண்டுபிடிப்பே. இது அவர் மனித குலத்துக்கு விட்டுச்சென்ற பெருங்கொடை என்று கூற வேண்டும்.

அதன்பின் அவர் உளநரம்பு நோய் ஏன் உண்டாகிறது என்று கண்டுபிடிப்பதிலும் அதைக் குணப்படுத்துவதிலும் தன் முழுக் கவனத்தையும் செலுத்தினார். மனித மனதின் செயல்பாடுகள் புரியாத புதிராக இருப்பதைக் கண்டு அதை ஆராய்ச்சி செய்வதில் ஆர்வம் கொண்டார். அடுத்த ஐந்து ஆண்டுகளில் மனித மனம் பற்றிப் பல கோட்பாடுகளை உருவாக்கினார். மனித மனதை ஆராய கருவிகள் இல்லை என்பதை அறிந்து மனதின் ஆழங்களை ஆராய ஒரு முறையைக் கண்டுபிடித்தார். இந்த ஆய்வுமுறைக்கு 1986ஆம் ஆண்டு உளப்பகுப்பாய்வு என்று பெயரிட்டார். உள்ளம் + பகுப்பு + ஆய்வு என்ற மூன்று கூறுகளைக் கொண்டதே உளப்பகுப்பாய்வு எனும் கோட்பாடு. இதை உளநரம்புக் கோளாறுகளைக் குணப்படுத்தும் ஒரு சிகிச்சை முறையாகவும் வளர்த்தெடுத்தார். இதனால்தான் ஃபிராய்டு உளப்பகுப்பாய்வின் தந்தை என்று அறியப்படுகிறார் (ஃபிராய்டுதான் உளவியலின் தந்தை என்று சிலர் கூறுவதுண்டு, இது தவறு). இதன் பின் ஃபிராய்டின் வாழ்க்கை வரலாறு உளப்பகுப்பாய்வுடன் இரண்டறக் கலந்துவிடுகிறது. இந்தக் கோட்பாட்டின் அடிப்படையில் உளநரம்பு நோய்கள் கொண்ட பல நோயாளிகளுக்குச் சிகிச்சை அளித்தார். இதிலிருந்து பெற்ற அனுபவத்தை அடிப்படையாகக் கொண்டு பல புதிய கருத்தாக்கங்களை உருவாக்கினார். பிற்காலத்தில் உளவியலையும் தாண்டி அவர் பார்வை மனித நாகரிகம், கலை இலக்கியம், மதம், மானுடவியல் போன்ற துறைகளுக்கும் விரிவடைந்தது.

1897ஆம் ஆண்டு அவர் தந்தை காலமானார். அப்போது ஃபிராய்டுக்கு வயது 41. தந்தையின் இழப்பு ஃபிராய்டைக் கடுமையாகப் பாதித்தது. சில காலம் மனக்குழப்பத்தில் ஆழ்ந்தார். தனிமைஇரக்கம் அவரை வாட்டியது (ஏறத்தாழ 40 – 45 வயதில் ஏற்படும் இந்த மனநிலை தற்போது நடுத்தர வயதில் ஏற்படும் மனச்சிக்கல் (Mid-life crisis) என்று அழைக்கப்படுகிறது). தன் மனதில் ஏற்பட்டிருந்த குழப்பத்தைத் தீவிரமாகச் சுய ஆய்வு செய்தார் ஃபிராய்டு. தன் குழந்தைப் பருவ அனுபவங்கள், கற்பனைகள், தற்புனைவுகள் ஆகியவற்றைப் பற்றி ஆழமாகச் சிந்தித்துப் பார்த்தார். அதாவது, அவர் தன்னைத் தானே உளப்பகுப்பாய்வு செய்துகொண்டார். அதே வேளையில் தன் கனவுகளையும் ஆராயத் தொடங்கினார். அதன்பின் தான் பார்த்த நோயாளிகளின் கனவுகளையும் ஆராய்ந்தார். இதிலிருந்து பிறந்ததுதான் 'கனவுகளின் பொருள் விளக்கம்' என்ற அவரது பிரசித்தி பெற்ற நூல். அந்தக் காலக்கட்டத்தில் அவரது படைப்பான இந்தப் புத்தகம் மிக முக்கியமானதாகக் கருதப்பட்டது. 1899இல் இந்த நூல் வெளிவந்தது. ஆனாலும் பிற்காலத்தில் வெளிவந்த பதிப்புகளில் அதன் பிரசுர ஆண்டு 1900 என்று குறிப்பிடப்படுகிறது. புதிய நூற்றாண்டின் ஆரம்பத்தில் உருவான ஓர் அரிய கண்டுபிடிப்பு என்பதைப் பிரகடனப்படுத்துவதாக இது அமைந்தது. கனவுகள் பற்றிய தன் கண்டுபிடிப்புகள் வரலாற்று முக்கியத்துவம் வாய்ந்தவை என்று ஃபிராய்டு கருதினார். இந்த நூலில் கனவுகளுக்கு அவர் வழங்கிய விளக்கம் இன்றைய நாளில் ஏற்றுக்கொள்ளப்படுவது இல்லை என்ற போதிலும் (காண்க இயல் 10) அன்றைய காலக்கட்டத்தில் இந்த நூலில் அவர் கூறிய செய்திகள், குறிப்பாக நாம் அறியாத மனதின் பகுதியான நனவிலி மனம் பற்றி அவர் முன்வைத்த கருத்துகள் ஃபிராய்டுக்குப் பெரும் புகழையும் பெயரையும் தேடித் தந்தன.

தொடக்கத்தில் அவரது கோட்பாடுகளுக்குப் பெரும் வரவேற்பு இருக்கவில்லை. ஆனாலும் படிப்படியாக உளவியல் புலனில் அவர் கருத்துகள் விவாதிக்கப்பட்டன. 1902ஆம் ஆண்டு வியன்னா பல்கலைக்கழகத்தில் அவர் பேராசிரியராக நியமிக்கப் பட்டார். அவரது கோட்பாடுகள் பலரை ஈர்த்தன. அவரைச் சுற்றி ஒரு சிறு ஆர்வலர் கூட்டம் உருவாகியது. ஏற்கெனவே பிரபலமான மருத்துவர்கள் சிலர் 1906ஆம் ஆண்டளவில் அவருடன் இணைந்தார்கள். உளப்பகுப்பாய்வு ஓர் இயக்கமாக உருவாகத் தொடங்கியது (காண்க இயல் 15).

1908ஆம் ஆண்டு வியன்னாவின் சல்ஸ்பர்க் நகரில் நடைபெற்ற ஃபிராய்டிய உளவியல் மாநாட்டின் 40 பேர் கலந்துகொண்டார்கள். இவர்கள் ஐந்து நாடுகளில் இருந்து வந்தவர்களாவர். அடுத்த ஆண்டு அமெரிக்காவில் உள்ள கிலார்க் பல்கலைக்கழகத்தின் அழைப்பின் பெயரில் ஃபிராய்டு அமெரிக்கா சென்று பல விரிவுரைகள் ஆற்றினார். அவர் புகழ் உலகெங்கும் பரவத் தொடங்கியது.

தனிப்பட்ட முறையில் ஃபிராய்டு கட்டுப்பாடும் கடுமையாக உழைப்பும் கொண்டவராக இருந்தார். தான் எடுத்துக்கொண்ட எந்தக் காரியத்தையும் விடாப்பிடியுடன் செய்து முடித்தார். ஆனாலும் அவருக்குச் சில இறுக்கமான ஒழுங்குகளும் பழக்கவழக்கங்களும் இருந்தன. எதையும் அரைகுறையாகச் செய்வதை அவர் விரும்பியது இல்லை. கட்டாயமாகச் செய்ய வேண்டிய சில பழக்கங்களும் இருந்தன. அவருக்குத் தொல்பழம் சிற்பங்களைச் சேகரிப்பது ஒரு பொழுதுபோக்காக இருந்தது. செவ்வியல் நாகரிகங்களில் கொண்டிருந்த நாட்டத்தால் நூற்றுக்கணக்கான பழம் சிற்பங்களைச் சேகரித்துவந்தார். பிற்காலத்தில் இங்கிலாந்துக்குப் புலம்பெயர்ந்தபோது இவற்றையும் எடுத்துச்சென்றார். லண்டனில் உள்ள ஃபிராய்டு அருங் காட்சியகத்தில் இவை இன்றும் காணக் கிடைக்கின்றன. அவருக்குப் பலர் தொல்பழம் சிற்பங்களைப் பரிசாக அளித்தார்கள் (இந்திய உளப்பகுப்பாளரான ஜி.கே. போஸ் ஃபிராய்டுக்கு பரிசாகக் கொடுத்த ஒரு திருமால் சிலையும் காட்சிக்கு உள்ளது).

அவருக்குப் பல நண்பர்கள் இருந்தாலும் அவர் தனிமையையே விரும்பினார். தனியாக இருந்து நீண்டநேரம் எழுவது அவர் பழக்கமாக இருந்துவந்தது. நண்பர்களோடு நன்றாகப் பழகினாலும் தன் கருத்தை நிலைநாட்டுவதில் கண்டிப்பாக இருந்தார். தன்னுடன் முரண்படுபவர்களையும் மாற்றுக் கருத்துகளை முன்வைத்தவர்களையும் அவர் விரும்பிய தில்லை. இதனால் பின்னாளில் பலர் அவரை விட்டுப் பிரிந்தனர் (காண்க இயல் 15).

ஃபிராய்டு ஒரு யூதக் குடும்பத்தில் பிறந்தவர். ஆனாலும் அவர் எந்த மதத்தையும் பின்பற்றவில்லை. தான் ஓர் இறை மறுப்பாளர் என்பதை வெளிப்படையாகவே பிரகடனப்படுத்திக் கொண்டார். மதத்தை, குறிப்பாக யூத – கிறிஸ்துவ மதங்களை அவர் கடுமையாக விமர்சித்தார் (காண்க இயல் 19). இது பலருக்கு உவப்பாக இருக்கவில்லை. அவரது ஆக்கங்களைப் போற்றிப் புகழ்ந்தவர்கள்கூட மதம் பற்றிய அவரது கருத்துகளை வன்மையாகக் கண்டித்தார்கள். ஆனால் ஃபிராய்டு தன்

கருத்தை மாற்றிக்கொள்ளவில்லை. அவர் ஒரு பகுத்தறிவாளராக வாழ்ந்தார்.

ஃபிராய்டின் உலக நோக்கில் மனிதநேயம் ஓங்கி நிற்பதைக் காணலாம். மேல்நாட்டுச் சிந்தனை மரபில் இது மானுடக் கோட்பாடு (Humanism) என்று அழைக்கப்படுகிறது. ஃபிராய்டின் படைப்புகளை ஒட்டுமொத்தமாக வைத்துப்பார்க்கும்போது அவர் மானுடக் கோட்பாட்டைப் பின்பற்றினார் என்று அவர் வரலாற்றை எழுதியவர்கள் கருதுகிறார்கள். 'மனிதனுக்கு மேலொரு தெய்வமும் இல்லை, மானுடம் போலொரு மெய்ம்மையும் இல்லை' என்ற கொள்கையைக் கொண்டவராக வாழ்ந்தவர் அவர் என்று கூறுவதில் தவறில்லை. மனிதனின் மானுடத் தன்மையை அறிய முனையும் ஓர் ஆய்வாளராக விளங்கினார். 'மனித வாழ்க்கையின் மெய்யியல் (1933)' என்ற விரிவுரையில் அவர் இது குறித்து விரிவாகப் பேசுகிறார். மதங்களை வன்மை யாகச் சாடும் அவர் மனித வாழ்க்கையின் நோக்கம் என்ன என்ற கேள்விக்கு எளிமையான ஒரு விடையளிக்கிறார். "அன்பு செலுத்துவதும் பணிபுரிவதுமே மனித வாழ்வின் குறிக்கோள்" என்று கூறுகிறார். அதாவது, ஒருவன் தன்னைப் பற்றி மட்டுமே எண்ணிக்கொண்டிருக்காமல் மற்றவர் (இதை அவர் 'புறப்பொருள்' என்று அழைக்கிறார்; காண்க இயல் 4) மீது அன்பும் கரிசனையும் காட்டும்போதுதான் மனிதன் முழுமையடைகிறான் என்று கூறுகிறார். இதைத் தவிர மனித வாழ்க்கைக்கு வேறு பொருள் இல்லை என்ற தத்துவத்தை முன்வைக்கிறார். அவருக்குச் சில ஆண்டுகளுக்கு முன் வாழ்ந்த மெய்யியல் அறிஞர் ஃப்ரெடரிக் நீட்சே (Friedrich Nietzsche; 1844 – 1900) இது மாதிரியான கருத்தைக் கூறியிருந்தார் என்பது குறிப்பிடத்தக்கது.

ஃபிராய்டுக்கு இளமை தொட்டே சுருட்டு பிடிக்கும் பழக்கம் இருந்துவந்தது. 1923ஆம் ஆண்டு அவருக்கு வாயில் ஒரு வகையான, ஆனாலும் மிதமான புற்றுநோய் ஏற்பட்டது. ஆனால் அவர் புகைபிடிப்பதை நிறுத்தவில்லை. பிற்காலத்தில் 1930ஆம் ஆண்டில் மாரடைப்பு ஏற்பட்ட பின்னரே சுருட்டு பிடிக்கும் பழக்கத்தைக் கைவிட்டார்.

தன் வாழ்நாளில் ஃபிராய்டு நிறையவே எழுதினார். அவரது படைப்புகள் 24 தொகுதிகளாக வெளிவந்துள்ளன. தான் எடுத்துக்கொண்ட பொருளை விவரித்து எழுதுவது அவருக்குக் கைவந்த கலை. தான் முன்வைக்கும் கருத்துகளுக்கு என்ன எதிர்ப்புகள் வரும் என்பதை எதிர்பார்த்து முன்கூட்டியே பதிலும் கூறிவிடுவார். ஆனாலும் அவரது கோட்பாடுகள் சிக்கலானவை. தன் கருத்துகளைக் கூறும்போது ஒரு புதிய அகராதியையே

உருவாக்கிவிடுகிறார். இட், அதியகம் போன்ற பல புதுப்புது சொற்கள் ஆனாலும் சரி, புறப்பொருள், புறத்தேற்றம், ஒடுக்கம், மறுப்பு, தடை போன்ற பரிச்சயமான சொற்களானாலும் சரி, அவர் இந்தச் சொற்களைப் பயன்படுத்தும் விதம் வித்தியாசமானது. அவரது கருத்துகளை மூல வடிவத்தில் வாசிக்க விரும்புகிறவர்கள் அவர் இறப்பதற்கு முன் எழுதிய நூலான 'உளப்பகுப்பாய்வு: ஒரு கோட்டுச் சித்திரம்' *(An Outline of Psychoanalysis, 1938)* என்ற நூலில் அவரது முக்கியக் கோட்பாடுகளை வாசித்து அறிந்துகொள்ளலாம். 1938இல் எழுதப்பட்ட இந்த நூல் முற்றுப் பெறவில்லை. அவர் இறந்த பின்னர் 1940இல் வெளியிடப்பட்டது. ஆனாலும் அவரது வாழ்நாள் சிந்தனைகளைச் சுருக்கமாக அவர் இதில் பதிவுசெய்திருக்கிறார். மிகச் சில அறிஞர்களே வாசகர்களுக்குப் புரியும்படித் தம் வாழ்நாள் படைப்புகளைச் சாரமாகக் கூறிச் சென்றுள்ளார்கள்.

அவர் கூறிய கருத்துகளும் முன்வைத்த கோட்பாடுகளும் ஆரம்பத்தில் அன்றைய அறிவியல் வட்டாரங்களில் அங்கீகாரம் பெறவில்லை. குறிப்பாக, அவரது பாலியல் கோட்பாடுகளுக்குப் பலத்த எதிர்ப்பு இருந்துவந்தது. சிலர் அவரைப் 'பாலியல் மருத்துவர்' *(Sex doctor)* என்ற பட்டப்பெயரால் அழைத்தார்கள். ஆனாலும் நாளடைவில் அவருடைய கருத்துகள் அன்றைய அறிவுலகத்தில் தாக்கங்களை உண்டுபண்ணின. அவரது எழுத்து இலக்கியத்தரம் வாய்ந்ததாகக் கருதப்பட்ட காரணத்தால் 1930ஆம் ஆண்டு அவருக்கு ஜெர்மனிய அரசு கதே பரிசை *(Goethe prize)* வழங்கியது. இது இலக்கியத்துக்காக வழங்கப்படும் பரிசாகும். ஆனாலும் மருத்துவத் துறையிலும் உளவியல் வட்டாரங்களிலும் அவர் கருத்துகளுக்கும் கோட்பாடுகளுக்கும் பெரும் வரவேற்பு கிடைக்கவில்லை. இருந்தபோதிலும் 1935ஆம் ஆண்டு பிரித்தானிய மருத்துவ ராயல் சொசைட்டி *(British Royal Society of Medicine)* அவரை மதிப்புறு அங்கத்தவராகத் தெரிவுசெய்தது. இதுவே அவருக்குக் கிடைத்த மிகப்பெரும் அதிகாரபூர்வமான அங்கீகாரம்.

ஃபிராய்டின் பெயர் 1915க்கும் 1938க்கும் இடைப்பட்ட காலத்தில் 13 தடவைகள் நோபல் பரிசுக்காக முன்மொழியப்பட்டது. மருத்துவத்துக்காக 12 முறையும் இலக்கியத்துக்காக ஒரு முறையும் பரிந்துரை செய்யப்பட்டது. ஆனால் அவருக்கு நோபல் பரிசு வழங்கப்படவில்லை. உளப்பகுப்பாய்வும் அவரது கோட்பாடு களும் அறிவியல் பூர்வமானவையா என்ற கேள்வி எழுப்பப்பட்டது. இதை முடிவு செய்ய 1029இல் நோபல் பரிசுக்கான செயற்குழு ஒரு வல்லுநரை நியமித்தது. இதை ஆராய்ந்த அவர் அறிவியல் தராதரங்களின்படி உளப்பகுப்பாய்வை அறிவியல் பூர்வமானது என்று கூறச் சான்றுகள் இல்லை என்ற முடிவுக்கு வந்தார். எனவே கடைசிவரை ஃபிராய்டுக்கு நோபல் பரிசு வழங்கப்படவில்லை.

1933ஆம் ஆண்டு ஹிட்லரின் நாஜிக்கள் ஜெர்மனியில் ஆட்சியைக் கைப்பற்றினார்கள். பின், 1938இல் ஃபிராய்டின் தாய்நாடான வியன்னாவைக் ஆக்கிரமித்தார்கள். நாஜிக்கள் ஃபிராய்டை நேராகவே குறிவைத்தார்கள். இதற்கு அவர் யூதராக இருந்தது ஒரு காரணம். அத்தோடு அவர் முன்வைத்த கருத்துகள் நாஜிக்களின் சித்தாந்தத்துக்கு எதிரானவையாகக் கருதப்பட்டன. ஃபிராய்டின் நூல்கள் வீதிகளில் குவித்து எரிக்கப்பட்டன. இதைப் பற்றி ஃபிராய்டு. "மனிதன் முன்னேறிவிட்டான்தான். இதுவே மத்திய காலமாக இருந்தால் என் நூல்களுடன் நானும் எரிக்கப்பட்டிருப்பேன்" என்று குதர்க்கமாகக் கூறினார்.

நாஜிக்கள் அவர் வங்கிக்கணக்கை முடக்கினார்கள். அவர் சொத்துக்கள் பறிமுதல் செய்யப்பட்டன. அப்போதைய காலப் பகுதியில் ஐரோப்பாவில் வாழ்ந்த யூதர்கள் அமெரிக்காவுக்குக் கொத்துக்கொத்தாகப் புலம்பெயர்ந்துகொண்டிருந்தார்கள். இன்னொரு யூதரான இயற்பியல் வல்லுநர் ஐன்ஸ்டீன் ஏற்கெனவே அமெரிக்காவுக்குப் புலம்பெயர்ந்திருந்தார். ஆனால் ஃபிராய்டு அமெரிக்கா போக விரும்பவில்லை. அமெரிக்கா ஒரு பணத்தாசை பிடித்த நாடு என்பது அவர் கருத்தாக இருந்தது. ஒரு சந்தர்ப்பத்தில், "அமெரிக்கா ஒரு மிகப் பெரிய நாடு, அது ஒரு மிகப் பெரிய தவறும்கூட" என்றும் கூறியிருந்தார். எனவே அவர் அமெரிக்கா போக விரும்பாததில் வியப்பில்லை. ஆனால், அவர் மகள் அன்னா நாஜிக்களால் விசாரணைக்காக இரகசிய போலீசான ஜெஸ்டாப்போவால் (Gestapo) விசாரணைக்காக அழைத்துச்செல்லப்பட்ட போது அவர் ஜெர்மனியை விட்டு இங்கிலாந்துக்குப் புலம்பெயர முடிவுசெய்தார்.

ஹிட்லரின் ஆட்சியில் நாட்டை விட்டு வெளியேற விரும்புகிறவர்கள் 'புலம்பெயர் வரி' என்ற பெயரில் ஒரு பெரும் தொகைப் பணத்தைக் கப்பமாகக் கட்ட வேண்டி இருந்தது. அந்தச் சமயத்தில் ஃபிராய்டிடம் சிகிச்சை பெற்ற மரே பொனபார்ட் என்ற சீமாட்டி (இவர் பிரான்ஸ் தேசத்தின் மாமன்னரான நெப்போலியன் பொனபார்ட்டுடைய (Napoléon Bonaparte) கொள்ளுப் பேத்தியாவார்) ஃபிராய்டுக்காக 31,329 ஜெர்மன் மார்க் பணம் கட்டி அவர் இங்கிலாந்து செல்ல வழி வகுத்தார். 1938ஆம் ஆண்டு ஃபிராய்டு தன் குடும்பத்துடன் இங்கிலாந்துக்குப் புலம்பெயர்ந்தார். நோயாளிகளைப் பார்க்க அவர் பயன்படுத்திய சாய்வுப் படுக்கையையும் பெரும் கரிசனையுடன் தான் சேகரித்து வந்த தொல்பொருட் சிற்பங்களையும் தன்னுடன் எடுத்துச் சென்றார்.

ஏற்கெனவே 1919ஆம் ஆண்டில் அவருக்கு வாயில் ஒரு புண் ஏற்பட்டிருந்தது. அதற்காக டொயிட்ச் (Deutsch) என்ற

மருத்துவரைப் பார்த்தார். டொயிட்ச் என்பவர் புகழ்பெற்ற ஒரு முகஎலும்பு அறுவைச் சிகிச்சை வல்லுநராவார். சோதனைகளின் பின் ஃபிராய்டுக்கு ஏற்பட்டிருப்பது ஒரு வகையான புற்றுநோய் என்பது கண்டறியப்பட்டது. ஆனாலும் அது அவ்வளவாகக் கடுமையான புற்றுநோய் அல்ல என்பதும் தெரியவந்தது. தன்னைவிட 20 வயது இளையவரான டொயிட்சிடம் ஆரம்பத்திலேயே ஃபிராய்டு இரண்டு உறுதிமொழிகள் பெற்றார். ஒன்று டொயிட்ச் எப்போதும் தனக்கு உண்மையைக் கூற வேண்டும் என்பது. மற்றது "நேரம் வரும்போது தன்மானத்தோடும் துன்பமின்றியும் இந்த உலகை விட்டுப் பிரிய வழி செய்ய வேண்டும்" என்பது. இந்த நோயின் காரணமாக அவருக்கு 16 ஆண்டுகளில் மொத்தம் 34 அறுவைச் சிகிச்சைகள் செய்யப் பட்டன. லண்டனுக்கு வந்தடைந்த பின் நோய் பரவி அவர் மிகவும் துன்பப்பட்டார். அந்த வேளையில் ஃபிராய்டு மருத்துவரிடம் கருணைக் கொலை வேண்டினார். மருத்துவர் ஊசி மூலம் மருந்தேற்றிய பின் அவர் உயிர் துறந்தார். 1939ஆம் ஆண்டு செப்டம்பர் மாதம் 23ஆம் நாள் தனது 83ஆவது அகவையில் ஃபிராய்டு மறைந்தார் அதே மாதம் முதலாம் நாள் இரண்டாம் உலகமகா யுத்தம் தொடங்கியிருந்தது என்பதும் குறிப்பிடத்தக்கதாகும்.

ஃபிராய்டு மறைந்து இப்போது ஏறத்தாழ 75 ஆண்டுகள் கடந்துவிட்டன. இன்றைய நாளில் மனதின் உறைவிடமான மூளையை ஆராய (ஸ்கேன் போன்ற) எத்தனையோ புதிய தொழில்நுட்ப ஆய்வுமுறைகள் நடைமுறைக்கு வந்துவிட்டன. ஃபிராய்டு தன் கோட்பாடுகளை உருவாக்கிய காலத்தில் மூளையை ஆராய எந்தவொரு கருவியும் இருக்கவில்லை. தன் சிந்தனைத் திறத்தை மட்டும் மூலதனமாகக் கொண்டு அவர் தன் கோட்பாடுகளையும் சிகிச்சைமுறையையும் உருவாக்கினார். அவர் காலத்தில்கூட அவர் கூறிய கோட்பாடுகளை அறிவியல் சமூகம் சர்ச்சைக்குரியதாகவே கருதியது. இன்றைய தினத்தில் அவர் உருவாக்கிய கோட்பாடுகள் எந்த அளவுக்கு ஏற்புடையவை என்று எண்ணிப்பார்க்க வேண்டிய கட்டாயமும் நம் முன் உள்ளது. அடுத்துவரும் இயல்களின் முதற் பகுதிகளில் அவர் கூறிய கருத்துகளும் முன்வைத்த கோட்பாடுகளும் விளக்கம் பெறுகின்றன. ஒவ்வோர் இயல்களின் பிற்பகுதிகளிலும் இன்றைய உளவியல், மனநலம் ஆகிய அறிவுத்துறைகள் அவர் கருத்துகளை எவ்வாறு மதிப்பீடு செய்கின்றன என்பது பற்றிய குறிப்புகள் தரப்பட்டுள்ளன. அடுத்த இயலில் மனம் பற்றி அன்றைய நாளில் நிலவிய கருத்துகள் பற்றியும் ஃபிராய்டின் கோட்பாடுகள் எப்படி உருவாகின என்பது பற்றியும் காண்போம்.

பின்னிணைப்பு

சிக்மண்ட் ஃபிராய்டு: வாழ்க்கைக் குறிப்புகள்

1856 – *(May 6)* மொராவியாவில் உள்ள ஃப்ரைபர்க் நகரில் பிறப்பு (இந்த நகர் இப்போது செக் குடியரசில் உள்ளது). தகப்பனாரின் பெயர் ஜேக்கப். தாயின் பெயர் அமாலியா. பெற்றோர் அவருக்கு வைத்த பெயர் சிஜிச்மண்ட்.

1860 – தந்தையின் தொழில் நொடித்துப்போனதால் குடும்பம் ஆஸ்டிரியாவின் தலைநகரான வியன்னாவுக்குப் புலம் பெயர்ந்தது.

1873 – வியன்னா பல்கலைக்கழகத்தில் மருத்துவப் படிப்பு ஆரம்பம்.

1878 – சிஜிச்மண்ட் என்ற தன் பெயரை சிக்மண்ட் என்று மாற்றிக்கொள்கிறார்.

1881 – நரம்பியல் துறையில் சிறப்பு மருத்துவப் பட்டம் (MD) பெறுகிறார்.

1884 – கொக்கெயின் *(Cocaine)* பற்றி ஆய்வு.

1885 – உலகப் புகழ்பெற்ற மருத்துவர் ஜீன் மார்டின் சார்க்கோ விடம் பயிற்சி பெறுகிறார். இசிப்பு நோய் பற்றி ஆர்வம் கொள்கிறார்.

1886 – நரம்பு நோய் மருத்துவராகத் தனியே தொழில் ஆரம்பிக் கிறார். மார்த்தா என்ற தன் காதலியைத் திருமணம் செய்துகொள்கிறார்.

1893 – ஜோசஃப் புரூவர் 'அன்னா ஓ' பற்றி கூறுகிறார். புரூவருடன் இசிப்பு நோய் பற்றிய ஆய்வு.

1893 – நெறிப்பிறழ்ச்சிக் கோட்பாட்டை முன்வைக்கிறார்.

1895 – புரூவருடன் கூட்டாக 'இசிப்பு நோய் ஆய்வுகள்' என்ற நூலை எழுதுகிறார்.

1896 – 'உளப்பகுப்பாய்வு' என்ற சொல்லை உருவாக்குகிறார்.

1897 – தந்தையின் மறைவு. தன்னுடைய கனவுகளைப் பகுப்பாய்வு செய்ய முயல்கிறார்.

1889 – *1900* – 'கனவுகளின் பொருள் விளக்கம்' நூல் வெளியீடு.

1901 – டோராவுக்குச் சிகிச்சையளிக்கிறார். 'அன்றாட வாழ்க்கை யில் மனப் பிறழ்வுகள்' நூல் வெளியீடு.

1905 – ‘குழந்தைகளின் பாலுமை பற்றிய மூன்று கட்டுரைகள்’ வெளியீடு.

1907 – கார்ல் யுங் உடன் முதல் சந்திப்பு.

1908 – சால்ஸ்பர்க் நகரில் அனத்துலக உளப்பகுப்பாய்வு அவையின் முதல் மாநாடு.

1909 – அமெரிக்கப் பயணம். யுங் கூடச் செல்கிறார். கிளார்க் பல்கலைக்கழகத்தில் விரிவுரைகள் நிகழ்த்துகிறார்.

1911 – உளப்பகுப்பாய்வு இயக்கத்தின் முதல் பிளவு, ஆட்லர் வியன்னா உளப்பகுப்பாய்வுக் கழகத்தை விட்டு வெளியேறல்.

1913 – ஃபிராய்டு – யுங் பிளவு, இருவரும் ஒருவரை ஒருவர் தாக்கி எழுதுகிறார்கள். ‘குலக்குறியும் விலக்கும்’ நூல் வெளியீடு.

1914 – ‘தற்காதல் – ஓர் அறிமுகம்’ வெளியீடு. முதலாம் பெரும்போர் ஆரம்பம்.

1920 – ‘இன்பக் கோட்பாட்டிற்கு அப்பால்’ வெளியீடு. மரண விழைவு என்ற கோட்பாட்டை அறிமுகப்படுத்துகிறார்.

1921 – ‘குழு உளவியலும் அகமும்’ பிரசுரம்.

1923 – ‘அகமும் இட்டும்’ பிரசுரம். ஃபிராய்டின் தாடை எலும்பில் புற்றுநோய் ஏற்பட்டிருப்பது தெரியவருகிறது.

1927 – மதம் பற்றி எழுதிய நூலான ‘ஒரு பிரமையின் எதிர்காலம்’ பிரசுரம்.

1933 – ஆல்பர்ட் ஐன்ஸ்டீன் – ஃபிராய்டு கடிதத் தொடர்பு. நாஜிக்கள் ஃபிராய்டின் நூல்களைத் தீயிலிடுகிறார்கள்.

1938 – நாஜிக்களின் வியன்னா ஆக்கிரமிப்பு. ஃபிராய்டின் மகள் அன்னா இரகசியப் போலீசான ஜெஸ்டோபோவால் கைதுசெய்யப்பட்டு விசாரணை. ஃபிராய்டு தன் குடும்பத்துடன் லண்டனுக்கு புலம்பெயர்வு.

1939 – ‘மோசேயும் ஒற்றை இறைவாதமும்’ வெளியீடு. தாடையில் ஏற்பட்ட புற்றுநோய் தீவிரமாகிறது. கருணைக் கொலை வேண்டி மருத்துவரால் மார்ஃபீன் ஊசி போடப்பட்டு செப்டம்பர் 23ஆம் நாள் மரணம்.

இயல் 2

மருத்துவத்திலிருந்து உளவியலுக்கு

மனம் என்றால் என்ன என்பதை யாவரும் அறிவர். ஆனால், மனம், உள்ளம், மனசு என்று வழக்குமொழியிலும், அகம், சித்தம் என்று இலக்கியத் தமிழிலும் அறியப்படும் இந்தப் 'பொருள்' என்ன என்று வரையறை செய்வது எளிதல்ல. மனித உடலின் அமைப்புகளில் விசித்திரமானது மனம். கை, கால். இரைப்பை, இருதயம் என்பவை போல மனம் என்பது ஓர் உடல்உறுப்பாக இல்லாதபோதிலும் மனம் என்ற சொல் எல்லா மொழிகளிலும் உண்டு. மனம் என்றால் என்ன? அதை இயக்கும் சக்திகள் யாவை? அதன் செயற்பாடுகளை விளங்கிக்கொள்வது எவ்வாறு? அதை ஆராய்ந்தறிவது எப்படி? மனிதனது நீண்ட வரலாற்றிலே, நாகரிக நிலை ஆரம்பித்த காலம் முதல் இவ்வாறான வினாக்களுக்கு விடை காணப் பலர் ஆழ்ந்த சிரத்தை காட்டி வந்துள்ளார்கள். முதலில் சமயவாதிகள் அவரவர் நம்பிக்கைகளுக்கும் உலக நோக்குக்கும் ஏற்ப வெவ்வேறு விதமாக எண்ணிப்பார்த்தும் விளக்கி எழுதியும் வந்திருக்கிறார்கள். பின், சாக்ரட்டீஸ், பிளாட்டோ, அரிஸ்டாட்டில் போன்ற கிரேக்க மெய்யியல் அறிஞர்கள் மனதை வெவ்வேறான வகைகளில் விளக்க முற்பட்டார்கள். அறிவியல் பூர்வமான கருத்துகள் உருவம் பெறத் தொடங்கிய காலப் பகுதியில் மீஇயல், சமயம், மெய்யியல் ஆகியவற்றில் இருந்து விடுபட்டு மனித மனதின் கூறுகள் என்ன, மனம் எவ்வாறு செயல்படுகிறது,

அதை இயக்கும் சக்திகள் யாவை என்பன போன்ற கேள்விகளுக்கு விடை கண்டறிய உளவியல் என்றோர் அறிவுத்துறை 18ஆம் நூற்றாண்டின் பிற்பகுதியிலே ஐரோப்பிய நாடுகளில் வடிவம் பெறத் தொடங்கியது.

இதே காலக்கட்டத்தில் இயற்பியல், வேதியல், உயிரியல் போன்ற அறிவுத் துறைகளில் பிரமிக்கத்தக்க கண்டுபிடிப்புகள் வெளிவந்தவண்ணம் இருந்தன. 1909இல் எர்னஸ்ட் ருதர்ஃபோர்டு *(Ernest Rutherford)* அணுவின் அமைப்பை ஆய்வுசெய்து அதன் அமைப்பில் இலத்திரன் *(Electron)* என்ற மிக நுண்ணிய அடிப்படைத் துகள்கள் அமைந்துள்ள விதத்தைக் கண்டு பிடித்தார். ஏற்கெனவே சார்ல்ஸ் டார்வின் *(Charles Darwin)* 1859இல் முன்வைத்த உயிரினங்களின் படிமலர்ச்சிக் கோட்பாடு அறிவியல் உலகில் புரட்சிகரமான ஒரு தாக்கத்தை ஏற்படுத்தி இருந்தது. ஆல்பர்ட் ஐன்ஸ்டீன் *(Albert Einstein)* காலத்துக்கும் வெளிக்கும் இடையே நிலவும் உறவு பற்றிய தன் சார்பியல் கோட்பாட்டை *(Theory of relativity)* 1905இல் முன்மொழிந்து இயற்பியலில் பெரும் பரபரப்பை ஏற்படுத்தி இருந்தார். இதே காலக்கட்டத்தில் மனநோய் மருத்துவத்தின் தந்தை என அறியப் படும் எமில் கிரெப்லின் *(Emil Kraepelin)* 1899ஆம் ஆண்டு மனச்சீர்குலைவுகளை மனச்சிதைவு, பெரும் மனச்சோர்வு என்று பாகுபடுத்தியும் விவரித்தும் மனநோய் மருத்துவத்தில் ஒரு திசைமாற்றத்தை ஏற்படுத்தியிருந்தார்.

ஃபிராய்டு உளவியல் களத்தில் காலூன்றுவதற்குக் கால் நூற்றாண்டுக்கு முன்னரே உளவியல் ஓர் அறிவியல் துறையாக உருவெடுக்கத் தொடங்கி இருந்தது. உளவியலின் தந்தை என்று கருதப்படுபவர் ஜெர்மனியரான வில்லியம் வுண்ட் *(William Wundt, 1832 – 1920)* என்பவராவார். இவர் ஜெர்மனியிலுள்ள லீப்சிக் பல்கலைக்கழகத்தில் உளவியலுக்கான முதல் ஆய்வுக்கூடத்தை 1879இல் நிறுவினார். உளவியலை மெய்யியலில் இருந்து வேறு படுத்திப் பரிசோதனைகள் வழியாக மனதின் கூறுகளை ஆராய முற்பட்டார். இதுவே உளவியல் என்ற கல்வித் துறையின் தொடக்கம் என்று அறியப்படுகிறது. அடுத்து, வில்லியம் ஜேம்ஸ் *(William James, 1842 – 1910)* என்ற அமெரிக்க மருத்துவர் 1890இல் ‘உளவியல் கோட்பாடுகள்’ *(The principles of psychology)* என்ற புகழ்பெற்ற நூலை எழுதி உளவியலில் ஒரு மாபெரும் திருப்பத்தை ஏற்படுத்தினார். இவர் அமெரிக்க உளவியலின் தந்தையாகப் போற்றப்படுகிறார். உளவியலை ஓர் அறிவியல் துறையாக நிலைநாட்ட முனைப்புடன் செயல்பட்ட இவர்கள் யாவரும் அறிவியல்பூர்வமான முறைகளை அடிப்படையாகக் கொண்டு

மனதை ஆராயத் தலைப்பட்டார்கள். (இந்த இடத்தில் உளவியல் வேறு மனநல மருத்துவம் வேறு என்பதையும் எண்ணிப்பார்ப்பது பயனுள்ளதாக இருக்கும். பார்க்க பெட்டி 2.1).

> **பெட்டி 2.1 உளவியலும் மனநல மருத்துவமும்**
>
> **உளவியல்** (Psychology): மனித மனதின் இயக்கங்களையும் செயல்பாடுகளையும் கற்றறியும் கல்வித் துறை உளவியல் அல்லது மனோதத்துவம் (Psychology) என்று அழைக்கப் படுகிறது. உளவியலில் பல கிளைத் துறைகள் உள்ளன. மனக்கோளாறுகள் சார்ந்த உளவியல் மருத்துவ உளவியல் (Clinical Psychology) என்று அழைக்கப்படுகிறது. இவ்வகையான உளவியலாளர்கள் பெரும்பாலும் பொது மனக்கோளாறுகளுக்குச் சிகிச்சையளிப்பார்கள். உளவியலாளர்கள் பேச்சுவழிச் சிகிச்சை முறைகளைப் பயன்படுத்துகிறார்கள். இவர்கள் மருந்துகள் கொடுப்பது இல்லை.
>
> **மனநல மருத்துவம்** (Psychiatry): மனநல மருத்துவர்கள் மருத்துவப் படிப்பின் பின் மனநலத்துறையில் சிறப்புப் பயிற்சி பெற்றவர்கள். இவர்கள் பொது மனக்கோளாறுகளுக்கும் கடும் மனநோய்களுக்கும் சிகிச்சை அளிப்பார்கள். (காண்க இயல் 12). கடும் மனக்கோளாறுகளுக்குச் சிகிச்சை செய்வதில் பெரும் நேரத்தைச் செலவிடுவதால் இவர்களுக்குப் பொதுவான மனக்கோளாறுளால் பாதிக்கப்பட்டவர்களுக்குச் சிகிச்சையளிக்க நேரம் இருப்பது இல்லை. மனக்கோளாறுகளுக்கு மருந்துகள் கொடுப்பதும் இவர்களே.

உளவியல் ஆராய்ச்சி

அறிவியல் ஆராய்ச்சி முறைமைகளின்படி ஒரு பொருளை ஆராய்வதானால் முதலில் அதைச் சரிவர வரையறை செய்ய வேண்டும். பின் அதைப் பரிசோதிக்கும் முறைகளை உருவாக்க வேண்டும். அடுத்து அந்தப் பரிசோதனைகளை முறைப்படி நடத்தி அவற்றிலிருந்து பெறும் தரவுகளைப் புள்ளியியல் அடிப்படையில் ஆராய வேண்டும். ஆனால் மனம் என்றால் என்ன என்று அறிவியல் முறைப்படி வரையறை செய்ய இயலாது. மனம் என்பது ஒரு வினைசார் கருத்தாக்கம் (Functional concept). எனவே, மனதை ஒட்டுமொத்தமாக ஆராய இயலாத நிலையில்

மனதின் செயல்பாடுகளைக் கூறுகளாகப் பிரித்தெடுத்து அவற்றை ஆராய்வதே சிறந்தது என்று அந்தத் தலைமுறை உளவியலாளர்கள் கருதினார்கள். ஆகவே, மனதின் செயல்பாடுகளான சிந்தனை, உணர்ச்சி, நடத்தை, அறிவுத்திறன், நினைவாற்றல், குழந்தைகளின் மனவளர்ச்சி போன்ற அம்சங்களைத் தேர்ந்தெடுத்து அவற்றை அறிவியல்பூர்வமாக ஆய்வுசெய்யத் தொடங்கினார்கள்.

இவ்வாறு, உள்ளத்தை அறிவியல் தராதரங்களின்படி அணுகும் முறைக்கு ஓர் எளிய உதாரணமாக ஜெர்மனியைச் சேர்ந்த ஹர்மன் எபிங்க்ஹாஸ் *(Hermann Ebbinghaus)* என்ற உளவியலாளர் 1885இல் நடாத்திய ஒரு பரிசோதனையை எடுத்துக் கூறலாம்[1]. இவர் உள்ளத்தின் ஒரு செயல்பாடாகக் கருதப்படும் ஞாபக சக்தியைக் (நினைவாற்றலை) கற்றறிய முனைந்தார். இந்தப் பரிசோனையின்படி முதலில் ஒரு பட்டியலில் உள்ள சொற்களை மனனம் செய்துகொள்ள வேண்டும். சொற்கள் *AUD, NYB, ZSD* போன்ற போலிச் சொற்களாக இருந்தன. பின் அந்தச் சொற்களை நினைவுபடுத்திக்கொள்ள வேண்டும். நேரம் போகப்போக அந்தச் சொற்களில் எத்தனை சொற்கள் நினைவில் நிற்கின்றன என்பதைக் கண்டுபிடிப்பதே இந்தப் பரிசோதனையின் குறிக்கோள். இந்தப் பரிசோதனையில் பலர் பங்கெடுத்தார்கள். இதிலிருந்து பெற்ற முடிவுகள் பின்வருமாறு: 20 நிமிடங்களின் பின் 58% சொற்களும், ஒரு மணிநேரத்தின் பின் 44% சொற்களும், 24 மணிநேரத்தின் பின் 34% சொற்களுமே நினைவில் நின்றன, எஞ்சியவை மறந்துபோகின்றன. இதை ஒரு வரைபடமாக நோக்கும்போது பல உண்மைகள் தெரியவந்தன. என்னென்ன சந்தர்ப்பங்களில் மறதி அதிகரிக்கிறது என்றும் அறிய முடிந்தது. உளவியலில் இது 'மறதி வளைகோடு' *(Forgetting curve)* என்று அறியப்படுகிறது (வரைபடம் 2.1). இது இன்றும் உளவியல் மாணவர்களுக்குக் கற்றுக்கொடுக்கப்படுகிறது. இதைத் தொடர்ந்து பல வகையான உளவியல் பரிசோனைகள் நடத்தப்படலாயின. 1905ஆம் ஆண்டு குழந்தைகளின் நுண்ணறிவை மதிப்பிட பிரான்ஸ் நாட்டைச் சேர்ந்த ஆல்ப்ரெட் பினே *(Albret Binet)*, தியேடோர் சைமன் ஆகிய இருவரும் சோதனைகளை உருவாக்கினார்கள். இதிலிருந்து பெறப்பட்டதே இன்றைய நாளில் IQ tests என்று அறியப்படும் நுண்ணறிவுச் சோதனைகள்.

இதேபோல ஒரு மனிதனால் எத்தனை எண்களை நினைவில் நிறுத்துக்கொள்ள முடியும் என்பது பற்றி ஒரு பரிசோதனை 1950–களில் நடத்தப்பட்டது. மனிதனுக்குக் குறுகிய கால நினைவாற்றல் *(Short-term memory)*, நீண்ட கால நினைவாற்றல் *(Long-term memory)* என்று இரண்டு வகையான ஞாபக சக்திகள் உள்ளன.

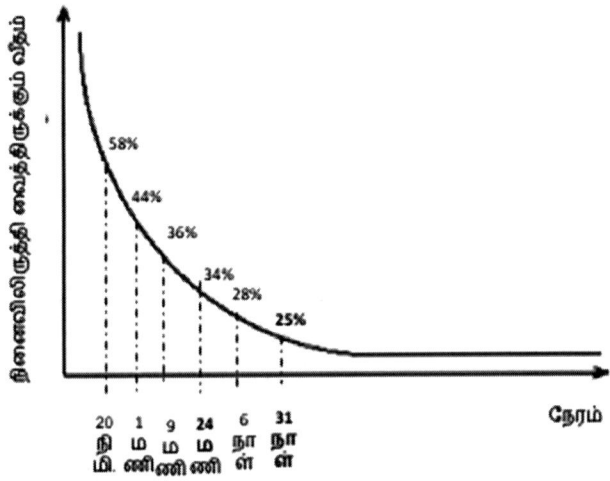

வரைபடம் 2.1 தலைப்பு: எபிங்க்ஹாஸ் பரிசோதனை: போலிச் சொற்களை நினைவுபடுத்திக்கொள்ளும்போது காணப்படும் மறதி

இந்தப் பரிசோதனை குறுகிய கால நினைவாற்றல் பற்றியது. இதில், சில எண்கள் எந்த ஒழுங்குமின்றிக் கூறப்படும், இவற்றுள் எத்தனை எண்களை ஒருவர் உடனடியாகத் திருப்பிக் கூற முடியும் என்று அறிவதே இந்தப் பரிசோதனையின் குறிக்கோள். இதை நீங்களும் செய்து பார்க்கலாம். முதலில் பின்வரும் எண்களை ஒரு முறை வாசிக்கவும்:

74918051

அடுத்து, கண்களை மூடிக்கொண்டு இந்த எண்களைத் திருப்பிக் கூறவும். இந்த எண்களில் 5 முதல் 9 எண்களையே, அதாவது 7 ± 2 எண்களையே ஒருவரால் நினைவுபடுத்திக்கொள்ள முடியும் என்று பரிசோதனைகள் எடுத்துக்காட்டுகின்றன. இது 'மாய எண் 7' (Magic number seven) என்று அறியப்படுகிறது.[2] ஆனால், சில எண்களை ஓர் உருப்படியாக ஒன்று சேர்த்தால் ஏழு உருப்படிகளை நினைவுபடுத்திக்கொள்ள முடியும் என்றும் ஆராய்ச்சிகள் கூறுகின்றன. காட்டாக, மேலே கூறப்பட்ட எண்களில் இந்தியா சுதந்திரம் பெற்ற நாள் எதிர்முறையில் தரப்பட்டுள்ளது (7491 – 80 – 51) என்பதைப் புரிந்துகொண்டால் இந்த எண்கள் மூன்று உருப்படிகளாக குறைந்துவிடுகின்றன. எனவே இதை நினைவில் நிறுத்திக்கொள்வது சுலபமாகிறது. மனிதர்களின் குறுகிய கால நினைவாற்றலில் 7 எண்கள் அல்லது

7 உருப்படிகளையே தக்கவைத்துக்கொள்ள முடியும் என்பதையே இந்த ஆராய்ச்சிகள் எடுத்துக்காட்டுகின்றன. அதாவது, ஒரு கணினியால் ஒரு குறிப்பிட்ட அளவு தரவுகளை மட்டுமே கணக்கிட முடியும் என்பது போல நமது மூளையால் இந்த 7 உருப்படிகளை மட்டுமே சமாளிக்க முடியும். உளவியலில் இந்தப் பரிசோதனை ஒரு மைல்கல்லாகக் கருதப்படுகிறது. (இந்தப் பரிசோதனை ஃபிராய்டு வாழ்ந்த காலத்தில் நடத்தப்பட்டது அல்ல என்பதையும் குறிப்பிட்டாக வேண்டும். ஆனாலும் இதன் மூலம் உளவியல் ஆராய்ச்சிகள் பற்றிப் பல தகவல்களை அறிந்துகொள்ள முடியும் என்பதனால் இங்கே தரப்படுகிறது).

இவ்வாறு, ஒரு புறம் உளவியல், இயற்பியல், உயிரியல் போன்ற துறைகளில் மகத்தான கண்டுபிடிப்புகளும் தனிச் சிறப்புடைய மாற்றங்களும் நிகழ்ந்துகொண்டும், மறு புறம் உள்ளத்தின் செயல்பாடுகளான நடத்தை, உணர்ச்சி, சிந்தனை, அறிவுத்திறன், ஆளுமை போன்ற கூறுகளைக் கற்றறிய உளவியலாளர்கள் கடும் முயற்சி செய்துகொண்டும் இருந்த வேளையில்தான் சிக்மண்ட் ஃபிராய்டு என்ற இளம் மருத்துவர் உளவியல் துறையில் காலடி எடுத்துவைத்தார்.

ஆனால், ஃபிராய்டின் ஆய்வுமுறை வித்தியாசமாக இருந்தது. தனி ஒரு நபருடன் பேசி அவரது வரலாறு, நோய்க்குறிகள், குழந்தைப் பருவ அனுபவங்கள் போன்ற விவரங்களை அறிந்து கொண்டு அவரது உள்ளம் எவ்வாறு செயல்படுகிறது என்பதை அறிந்துகொள்வதே அவர் கையாண்ட ஆய்வு முறை. இது மருத்துவர்கள் நோய்களை அறிய மேற்கொளும் ஒரு முறையாகும். இது தனியாள் ஆய்வுமுறை என்றும் அறியப்படுகிறது. (காண்க: பெட்டிச் செய்தி 14.1). இந்த முடிவுக்கு அவர் வர காரணமாக இருந்தது, முந்தைய இயலில் கூறப்பட்டது போல 1885இல் அவர் பாரிஸ் சென்று ஜீன் – மார்ட்டீன் சார்கோவின் கீழ்ப் பணிபுரிந்ததும் பின் அவர் நண்பரான புரூவருடன் இணைந்து இசிப்பு நோயினால் பாதிக்கப்பட்டவர்களுக்குச் சிகிச்சை அளித்ததால் பெற்ற அனுபவங்களுமே. ஃபிராய்டின் வாழ்க்கையில் பெரும் தாக்கத்தை ஏற்படுத்திய இந்த இரண்டு நிகழ்ச்சிகளையும் ஓரளவு விரிவாகப் பார்ப்பது ஃபிராய்டின் சிந்தனை வளர்ச்சியைக் அறிந்துகொள்ள ஏதுவாக இருக்கும்.

இரண்டு திருப்பு முனைகள்

ஜீன் – மார்ட்டீன் சார்க்கோ (*Jean-Martin Charcot 1825–1893*) என்பவர் பிரான்ஸ் நாட்டைச் சேர்ந்த மிகப் பிரபலமான நரம்பியல் மருத்துவர். நரம்பியல் மருத்துவத்தை ஒரு சிறப்புத்

துறையாக ஆக்கியமைக்காக இவர் நரம்பியல் மருத்துவத்தின் தந்தை என்று அறியப்படுகிறார். 15 நரம்பியல் நோய்களுக்கு இவர் பெயர் சூட்டப்பட்டுள்ளது. இசிப்பு நோய் பற்றி இவர் செய்த ஆய்வுகள் சாதாரண மக்களின் கவனத்தையும் ஈர்த்தன. சார்க்கோ பல நோயாளிகளை அறிதுயில் (Hypnosis) வழியாகக் குணமாக்கி வந்தார். சில நோயாளிகளை மேடையில் வைத்து அறிதுயில் நிலைக்கு உட்படுத்தி அவையோர் பார்க்கும்படிக் குணமாக்கிக் காட்டினார். இக்காட்சிகள் ஓவியங்களாகக்கூட வரையப்பட்டன. இத்தகைய புகழ்பெற்ற சார்க்கோவின் கருத்துகளால் ஃபிராய்டு ஈர்க்கப்பட்டார். உள்ளத்தில் ஏற்படும் பாதிப்புகள் உடல் சார்ந்த நோய்க்குறிகளாக வெளிப்படலாம் என்ற கருத்து அவர் மனதில் விதைக்கப்பட்டது இந்தக் காலக்கட்டத்தில்தான். அதன்பின் அவர் பார்வை உளவியல் பக்கம் திரும்பியது.

அன்றைய நாளில் மருத்துவர்களுக்கு இசிப்பு நோய் (Hysteria) ஒரு புரியாத புதிராகவே இருந்தது. இந்த நோயால் பாதிக்கப்பட்டவர்கள் பெரும்பாலும் இளம் பெண்களாகவே இருந்தார்கள். திடீரென பலர் முன்னிலையில் மயக்கமடைவது, பேசும் திறனை இழப்பது, கை கால் சுண்டிச்சுண்டி இழுப்பது போன்ற மிகையுணர்ச்சி சார்ந்த அறிகுறிகளை விளக்க முடியாமல் மருத்துவர்கள் திணறினார்கள். சில சமயங்களில் ஒரு நோய்க்குறி குணமாகி அதனிடத்தில் இன்னொரு நோய்க்குறி தோன்றியது. ஆனால் மருத்துவர்கள் சோதித்துப் பார்த்தபோது எந்த விதமான மூளை சார்ந்த பாதிப்பும் இருந்ததாகத் தெரியவில்லை. சார்க்கோ போன்ற உலகப் புகழ்பெற்ற மருத்துவர்களுக்குக் கூட இதன் காரணம் புரியாத புதிராக இருந்தது. சார்க்கோவும் பிற மருத்துவர்களும் இதை ஒரு நரம்பு மண்டல நோய் என்றே எண்ணிவந்தார்கள். எனவே. நரம்பியல் வல்லுநரான ஃபிராய்டு இந்த நோய் பற்றி அறிந்துகொள்ள ஆர்வம் கொண்டதில் வியப்பில்லை. சார்க்கோ இந்த நோய் உள்ளவர்களுக்கு அறிதுயில் சிகிச்சை முறையில் (காண்க: பெட்டி 2.2) குணமாக்கப் பரீட்சித்து வந்தார். இருபத்தொன்பது வயதான ஃபிராய்டுக்கு மனித மனதின் விசித்திரங்கள் பற்றி ஆராய வழி வகுத்தது சார்க்கோவின் மருத்துவமனையில் அவர் கண்ணுற்ற நோயாளிகளே. சார்க்கோவுடன் பணி புரிந்த காலத்தில் ஆழ் மனதின் செயல்பாடுகள் எத்துணை வலிமையானவை என்பதை அவர் உணரத் தொடங்கினார்.

இசிப்பு நோய்க்கான காரணங்களை நரம்பியல் மருத்துவ ஆராய்ச்சிகள் வழியாகக் கண்டறிய முடியாது என்பது அப்போது அவருக்குத் தெரியவந்தது. இந்த நோயின் காரணங்களை

பெட்டி 2.2 அறிதுயில் நிலை (Hypnotism)

சுயஉணர்வு நிலை, தூக்க நிலை ஆகிய இரண்டு உணர்வு நிலைகளுக்கும் இடையே உள்ள ஒரு சிறு நிலையே ஹிப்னோசிஸ் என்ற அறிதுயில் நிலை. அறிதுயில் நிலையை உண்டாக்க சில கட்டளைகள் வழங்கப்படும். அவர் தன் கவனத்தை ஒரு குறிப்பிட்ட எண்ணம், பிம்பம் அல்லது பொருள் மீது ஆழ்ந்து குவிக்க வேண்டப்படுகிறார். இந்த நிலையை அடைந்தபின் புற உலகம் பற்றிய பிரக்ஞை குறைகிறது, உடல் தளர்ச்சியடைகிறது, வேறொருவர் கூறுவதை ஏற்றுக்கொள்ளும் தன்மை (Suggestability) அதிகரிக்கிறது. இந்த நிலையில் அவருக்குச் சில யோசனைகள் கூறப்படும். அவர் இதன்படி நடந்துகொள்வார். காட்டாக, நாய் போலக் குரைக்கச் சொன்னால் அதுபோலச் செய்துகாட்டுவார். இது சில சமயங்களில் மேடையில் கேளிக்கைக்காகச் செய்துகாட்டப்படுவது உண்டு. ஆனால் எல்லோரையும் அறிதுயில் நிலைக்கு ஆட்படுத்த முடியாது. குறிப்பாக ஒருவரின் விருப்பத்துக்கு மாறாக அவரை அறிதுயில் நிலைக்கு ஆட்படுத்த இயலாது. ஒருவர் தன்னைத் தானே அறிதுயில் நிலைக்கு ஆட்படுத்திக் கொள்ளவும் இயலும் (காண்க: இயல் 19)

அறிதுயில் சிகிச்சை முறை என்பது வேறு. இதில் ஒருவரை அறிதுயில் நிலைக்கு உட்படுத்தப்பட்டு அவருக்குச் சில நோய்க் குறி அற்றுப்போகும் வகையில் சில கட்டளைகள் இடப்படும். இந்த முறை வழியாகவே புரூவர் இசிப்பு நோயால் பாதிக்கப்பட்ட 'அன்னா ஓ'வுக்குச் சிகிச்சை செய்தார். ஃபிராய்டு பிற்காலத்தில் இதைக் கைவிட்டார். இன்றைய நாளில், உடல் வலி, தூக்கமின்மை, ஆஸ்துமா, மனப்பதற்றம், புகைபிடித்தல் ஆகிய பாதிப்பு களுக்கு அறிதுயில் சிகிச்சை பயன்படுத்தப்பட்டு வருகிறது. காட்டாக, புகைபிடிப்பதைக் கைவிட விரும்பும் ஒருவர் அறிதுயில் நிலைக்கு உட்படுத்தப்பட்டு அடுத்த முறை புகைபிடிக்கும்போது வாய் கசக்கும், குமட்டல் உண்டாகும் என்று கட்டளையிடப்படும். இதன் பின் அவர் புகைபிடித்தால் இந்த உணர்வுகள் ஏற்படும். எனவே அவர் புகைபிடிப்பதை நிறுத்திவிடுவார் என்று கூறப்படுகிறது. பலருக்கு இந்தச் சிகிச்சைமுறையில் நம்பிக்கை இருந்தாலும் அறிதுயில் சிகிச்சை முறை பலனளிக்கிறது என்று கூறப் போதுமான சான்றுகள் இல்லை.[4]

உளவியல் அடிப்படையில், அதுவும் உள்ளத்தில் நாம் அறியாத ஒரு பகுதியிலேயே தேட வேண்டியுள்ளது என்ற கருத்து அவர் மனதில் வேரூன்றியது இந்தக் காலப் பகுதியில்தான். எனவே, வியன்னாவில் தனியாகத் தொழில் தொடங்கியபோது இசிப்பு நோய் போன்ற உளநரம்பு நோய்களுக்கு (காண்க: இயல் 12) அறிதுயில் முறையைப் பயன்படுத்தத் தொடங்கினார். கை, கால் செயலிழப்பு போன்ற நோய்க்குறிகள் கொண்ட இசிப்பு நோய் உள்ளவர்கள் பலர் ஃபிராய்டிடம் சிகிச்சை பெற வந்தார்கள். ஏற்கெனவே சார்க்கோ இந்த நோய் உள்ளவர்களுக்கு அறிதுயில் சிகிச்சை முறையைப் பயன்படுத்தியதை ஃபிராய்டு நேரடியாகக் கண்டிருந்தார். எனவே, தானும் அறிதுயில் முறையைக் கற்றுக் கொண்டார். தான் பார்த்த நோயாளிகளில் இந்தச் சிகிச்சை முறையைப் பயன்படுத்திப்பார்த்தார். ஆனால் அவர் எதிர்பார்த்த அளவுக்குக் அந்த நோயாளிகள் குணமடையவில்லை.

இந்தச் சமயத்தில்தான் ஃபிராய்டின் வாழ்க்கையைப் புரட்டிப் போட்ட அடுத்த நிகழ்வு நடந்தது. இயல் 1இல் கூறப்பட்டது போல, இந்தச் சந்தர்ப்பத்தில் புரூவர் என்ற மருத்துவர் அவருக்கு நண்பரானார். புரூவர் ஃப்ரொயிடைவிட இருபது வயது மூத்தவர். தான் நூதனமான ஒரு சிகிச்சை மூலம் இசிப்பு நோய் உள்ள ஒரு பெண் நோயாளியைக் குணப்படுத்தியதைப் பற்றி அவர் ஃபிராய்டுக்கு எடுத்துக் கூறினார். இந்தப் பெண்ணின் பெயர் பிற்காலத்தில் உளவியல் வரலாற்றில் மிகப் பிரசித்தி பெற்றது. புரூவரும் ஃபிராய்டும் அவளுக்குச் சூட்டிய பெயர் 'அன்னா ஓ'.

'அன்னா ஓ'

'அன்னா ஓ' என்ற புனைப் பெயரால் அழைக்கப்பட்ட இவள் 21 வயதான ஓர் இளம் பெண். காச நோயினால் பாதிக்கப் பட்டிருந்த தன் தகப்பனாருக்குப் பல மாதங்களாகப் பணிவிடை செய்துவந்தாள். இந்த நிலையில் அவளுக்குப் பல பலதரப்பட்ட நோய்க்குறிகள் உண்டாகத் தொடங்கின. எந்தக் காரணமுமின்றி அவளுக்கு அடிக்கடி ஒருவகை இருமல் ஏற்பட்டது; சில சமயங்களில் திடீர்திடீரென ஒருபக்கத்தில் கை கால்கள் செயலிழந்தன. இந்தக் கட்டத்தில் அவள் தந்தை காலமானார். இதன் பின் அவளுக்கிருந்த நோய்க்குறிகள் அதிகரித்தன. அவள் அடிக்கடி மயக்கமானாள். சில வேளைகளில் கண்பார்வையும் இழந்தாள்; அவ்வப்போது மாயத் தோற்றங்கள் தென்பட்டன; தன் தாய்மொழியான ஜெர்மன் மொழியில் பேச முடியாமல் சில வேளைகளில் வேற்று மொழிகளில் பேசினாள் (அவள் பல மொழிகள் அறிந்தவள்). காலையில் மயக்க நிலையிலும் மாலை நேரங்களில் பதற்றமுற்றும் கூச்சலிட்டாள். இந்த

நோய்க்குறிகள் மருத்துவர்களுக்குப் பெரும் குழப்பத்தை அளித்தன. சோதித்துப்பார்த்ததில் அவளுக்கு எந்த உடல் சார்ந்த நோய்களும் இருந்ததாகத் தெரியவில்லை. புரியாப்புதிராக இருந்த இந்த நோய்க்குறிகள் இசிப்பு நோயினால் ஏற்பட்டவை என்று ப்ரூவர் கருதினார். அன்றைய தினத்தில் இசிப்பு நோய்க்கு உகந்த சிகிச்சையாகக் கருதப்பட்ட அறிதுயில் சிகிச்சை மூலம் அவளைக் குணப்படுத்த முற்பட்டார். ஒவ்வொரு நாளும் அறிதுயில் முறைப்படிச் சிகிச்சையளித்து வந்தார். அதே நேரத்தில் அவள் நோய்க்குறிகளின் போக்கையும் உன்னிப்பாகக் கவனித்துவந்தார்.

போகப்போக ப்ரூவருக்கு ஒரு விஷயம் தென்படத் தொடங்கியது. அவளுக்கிருந்த ஒவ்வொரு நோய்க்குறியும் எப்போது தோன்றியது, எந்தச் சந்தர்ப்பத்தில் ஆரம்பித்தது என்பதை மனம் திறந்து கூறும்போதும் அவள் பெரும் உணர்ச்சிவசப்பட்டாள். ஆனால், அவ்வாறு மனம்விட்டுப் பேசிப் புலம்பிய பின் அந்த நோய்க்குறி அற்றுப்போனது. இதை ப்ரூவர் பலமுறை காணக் கூடியதாக இருந்தது. உதாரணமாக, ஒரு கட்டத்தில் அவளுக்குத் தண்ணீர் பற்றிய அச்சம் (*Hydrophobia*) ஏற்பட்டு நீர் குடிக்க முடியாமல் திணறினாள். ப்ரூவர் அதைப் பற்றி ஆழமாக விசாரித்தபோது ஒரு முறை தான் நீர் அருந்திக்கொண்டிருந்த கண்ணாடிப் பாத்திரத்தில் அவள் வீட்டுப் பணிப்பெண்ணின் நாய் வாய் வைத்து நக்கியதைக் கண்டதாகவும் அதனால் தனக்குக் கடும் அருவருப்பு ஏற்பட்டதாகவும் கூறினாள். இதைக் கூறிய பின் அவளுக்கு இருந்த தண்ணீர் பற்றிய அச்சம் நீங்கியது.

எனவே, இந்த ஒரு நோயாளி மூலம் பெற்ற அனுபவத்தில் இருந்து ப்ரூவருக்கு ஓர் எண்ணம் தோன்றியது. மனச் சஞ்சலங்களுக்கும் மன அமைதி கெடுவதற்கும் காரணமாக இருந்த மூலச்சம்பவத்தைக் கண்டுபிடித்து அதை உணர்வுபூர்வமாக எதிர் கொண்டால் இசிப்பு நோயின் நோய்க்குறிகள் அற்றுப்போய் விடுகின்றன என்று தான் கண்ட அனுபவத்தை ஃபிராய்டுக்குக் கூறினார் (நோய்க்குறிக்கும் அதற்கு மூலமாக அமைந்துள்ள சம்பவத்தையும் 'அன்னா ஓ' தானாகவே தொடர்புபடுத்தி ப்ரூவருக்குக் கூறினாள் என்பது கூடுதல் தகவல்). ப்ரூவர் இரண்டு ஆண்டுகள் அன்னா ஓவுக்குச் சிகிச்சை அளித்தார். ஆனால் சிகிச்சையின்போது ப்ரூவர் மீது அன்னா காதல் கொண்டாள். இதனால் மனக்கலக்கம் அடைந்த ப்ரூவர் சிகிச்சை செய்வதைத் திடீரெனக் கைவிட்டார். இதுவே 'அன்னா ஓ'வின் கதை.

இந்தக் கதையைக் கேட்ட ஃபிராய்டு அந்தச் சிகிச்சை முறையை மீண்டும் பயன்படுத்தினால் என்ன என்ற கருத்தை முன்வைத்தார். ப்ரூவரும் அதற்கு இணங்கினார். எனவே இருவரும்

தனித்தனியாக இந்தப் 'புதிய' சிகிச்சைமுறையை இசிப்பு நோய் உள்ள தத்தம் நோயாளிகள் மீது பரீட்சித்துப் பார்க்கலானார்கள். தாங்கள் பெற்ற அனுபவத்தை புரூவரும் ஃப்ராயிடும் ஒரு நூலாக எழுதினார்கள். இவர்கள் கூட்டாக 1885இல் எழுதிய 'இசிப்பு நோய் ஆய்வுகள்' என்ற நூல் பிற்காலத்தில் மிகப் பிரசித்தி பெற்றது. இந்த நூலில் ஐந்து நோயாளிகளின் விவரங்கள் கூறப்பட்டன. இதில் 'அன்னா ஓ'வின் நோயும் அதன் சிகிச்சையும் விரிவாக விளக்கம் பெறுகின்றன. இந்த நூலின் மூத்த ஆசிரியராக புரூவராகவே இருந்தபோதிலும் இந்த நூல் ஃபிராய்டுக்குப் பெரும் புகழைத் தேடித் தந்தது (படம் 2.2).

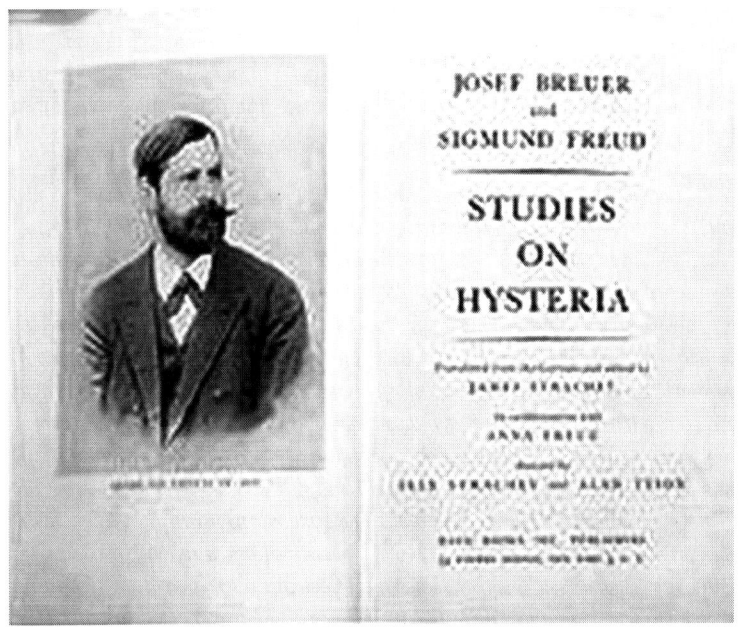

படம் 2. 2 புரூவரும் ஃபிராய்டும் எழுதிய
"இசிப்பு நோய் ஆய்வுகள்" என்ற நூல்

'இசிப்பு நோய் ஆய்வுகள்'

எனவே, உடம்பில் ஏற்பட்டுள்ள சீழ் பிடித்த ஒரு கட்டியைக் கீறிச் சீழை அகற்றியபின் அது குணப்படுவதுபோல மனதில் உள்ள மனக் காயங்கள் எவ்வாறு ஏற்பட்டன என்பது பற்றிப் பேசுவதன் வழியாகக் அவற்றைக் குணப்படுத்த முடியும் என்ற

உண்மை புலனாகியது. இது உளச் சுத்திகரிப்பு (*Catharsis*) என்று அழைக்கப்பட்டது. இதில் இருந்து மனதைக் காயப்படுத்திய அனுபவங்களை உணர்வுபூர்வமாக வெளிக்கொணர்வது (*Abreaction*) ஒரு சிகிச்சை முறையாக உருவெடுத்தது. இதை வெறும் வாயளவில் பேசுவது மட்டும் போதாது, அதை உணர்வு பூர்வமாக நினைவுபடுத்திக்கொள்வது முக்கியம் என்பதை புரூவரும் ஃபிராய்டும் வற்புறுத்திக் கூறுகிறார்கள். இதை இந்த நூலில் பின்வருமாறு கூறுகிறார்கள்[3]:

> **"இசிப்பு நோயின் ஒவ்வோர் அறிகுறியும் ஏற்படக் காரணமாக இருந்த நிகழ்ச்சியையும் அதோடு இணைந்திருக்கும் உணர்ச்சிகளையும் சரிவர நினைவுபடுத்திக்கொண்டால் அந்த நோய்க்குறி உடனே நீங்கியது, நிரந்தரமாக அற்றுப்போய்விட்டது என்பதை வியப்புடன் கண்டறிந்தோம். ஆனால், நிகழ்ச்சியை உணர்ச்சியின்றி நினைவு கூர்வது மட்டும் எந்தவிதமான பலனும் அளிக்கவில்லை."**

அன்றைய அறிவுச் சூழலில் ஃபிராய்டும் புரூவரும் கூட்டாக எழுதிய 'இசிப்பு நோய் ஆய்வுகள்' என்ற இந்த நூல் புரட்சிகரமான பல கருத்துகளை முன்வைத்தது. இதன் முக்கியக் கூறுகளாவன: மனதுக்குக் கடும் துன்பம் விளைவிக்கும் நிகழ்ச்சிகள் உடல் நோய்களின் அறிகுறிகளாக மாற்றம் பெறலாம்; கடும் அதிர்ச்சி, அச்சம், அவமானம், அருவருப்பு போன்ற உணர்ச்சி களை உண்டுபண்ணும் அனுபவங்கள் பற்றிய நினைவுகள் உடல் சார்ந்த நோய்க்குறிகளாக வெளிப்படுகின்றன; மனம் விரும்பாத இந்த நினைவுகள் நனவு மனதிலிருந்து அகற்றப்பட்டு நனவிலி மனதுக்குள் அமுக்கப்பெறுகின்றன (பிற்காலத்தில் இந்தச் செய்முறைக்கு ஒடுக்கம் (*Repression*) என்று ஃபிராய்டு பெயரிட்டார்). ஒடுக்கப்பட்ட இந்த நினைவுகள் உருமாற்றம் பெற்று இசிப்பு நோயின் அறிகுறிகளாக வெளிப்படுகின்றன; இசிப்பு நோயில் காணப்படும் நோய்க்குறிகள் வேறு ஓர் அனுபவத்தின் குறியீடுகளாக அமைகின்றன. எடுத்துக்காட்டாக, கை கால் செயலிழப்பு போலத் தோன்றும் பக்கவாதம் தன் இயலாமையைக் குறிப்பதாக, அதன் பதிலியாக அமைகிறது; நோயுற்றவர் தனக்கு நோய்க்குறி ஆரம்பித்த தருணத்தையும் அதோடு தொடர்புடைய உணர்ச்சிகளையும் மனவெழுச்சிகளையும் உணர்ச்சிபூர்வமாக நினைவுபடுத்திக்கொள்ளும்போது இந்த நோய்க்குறிகள் குணமாகின்றன.

இந்த ஆய்வு முடிவுகள் மருத்துவ உலகில் ஒரு மாபெரும் தாக்கத்தை உண்டுபண்ணின. இன்றும்கூட இது வரலாற்று முக்கியத்துவம் பெற்ற ஓர் ஆய்வாகக் கருதப்படுகிறது. அன்றைய

நாளில் உடல் வேறு, உள்ளம் வேறு என்று நிலவி வந்த கருத்தை இந்த நூல் தவிடுபொடியாக்கியது. இன்று மருத்துவ உளவியலில் பெருமளவில் பயன்படுத்தப்படும் பேச்சுவழிச் சிகிச்சைகளின் *(Talking cure)* ஆரம்பம் இதுவே. அன்னா ஓவுக்கு புரூவர் அளித்த சிகிச்சையே ஃபிராய்டின் பல கோட்பாடுகளுக்கு அடித்தளமாக அமைந்தது. பிற்காலத்தில் அவர் கண்டுபிடித்த சிகிச்சைமுறையான உளப்பகுப்பாய்வுக்கு முன்னோடியாகவும் அமைந்தது இதுவே.

அன்னா ஓ கதைக்கு ஒரு பின்குறிப்பும் உண்டு. அவளின் உண்மையான பெயர் பெர்த்தா பெப்பன்ஹைம் *(Bertha Pappenheim, 1859 – 1936)* ஆகும். அவரது வாழ்க்கை வரலாற்றைப் பலர் ஆராய்ந்து எழுதியிருக்கிறார்கள். புரூவர் சிகிச்சையைக் கைவிட்டபின் அவள் நோய் குணமாகவில்லை. அதன்பின் அன்னா ஒரு மனநலக் காப்பகத்தில் பல ஆண்டுகள் சிகிச்சை பெற்றார். பிற்காலத்தில் அவர் ஒரு கவிஞராகவும் ஒரு சிறந்த சமூகசேவகியாகவும் பெண்ணியவாதியாகவும் பெரும் பெயர் பெற்றார். அனாதைக் குழந்தைகளுக்கும் பாலியல் தொழிலாளிகளுக்கும் இவர் ஆற்றிய சேவைக்காக 1964இல் ஜெர்மன் அரசு இவர் பெயரில் ஓர் அஞ்சல்தலையை வெளியிட்டது. இவர் தன் சொந்த முயற்சியினாலேயே குணமாகினார் என்றும் கூறப்படுகிறது. ஆனால் அன்னா ஓ என்ற பெயர் உளப்பகுப்பாய்வுத் துறையில் நிலைப்பேறு பெற்றுவிட்டது. புரூவரும் ஃபிராய்டும் எழுதிய ‘இசிப்பு நோய் ஆய்வுகள்’ என்ற புத்தகம் இப்போது ஒரு செவ்வியல் நூலாக, மனநல மருத்துவத் துறையில் சாகாவரம் பெற்ற நூலாக இடம்பிடித்துக்கொண்டது,

இதுவே உளப்பகுப்பாய்வின் ஆரம்பம். இவ்வாறாக, நரம்பு நோய் மருத்துவராகத் தன் பணிவாழ்க்கையைத் தொடங்கிய ஃபிராய்டு ஒரு தற்சிந்தனை வாய்ந்த உளவியலாளராகவும் மனநோய் மருத்துவராகவும் பரிணமித்தார். அடுத்துவரும் இயல்களில் ஃபிராய்டு முன்வைத்த முக்கியக் கோட்பாடுகளை ஆராய்வோம். முதலில் அவரது கோட்பாட்டின் அடிநாதமாக விளங்கும் நனவிலி மனம் பற்றி அறிந்துகொள்வோம்.

இயல் 3

நாம் அறிந்த நனவு மனமும் நாம் அறியாத நனவிலி மனமும்

இந்த புத்தகத்தை நீங்கள் வாசிக்கும்போது இதில் உள்ள செய்திகளை உள்வாங்கிக்கொள்கிறீர்கள், நீங்கள் உட்கார்ந்திருக்கும் நாற்காலி, வெளியிலிருந்து வரும் ஒளி, ஒலி ஆகியவற்றையும் உணர்கிறீர்கள். உங்கள் மனதில் பல எண்ணங்கள் வந்துபோகின்றன. இவ்வாறு நீங்கள் காண்பதை, கேட்பதை, உணர்வதை, எண்ணுவதை நீங்கள் அறிவீர்கள். அதேபோல உங்களுக்கு உள்ள நினைவுகள், நம்பிக்கைகள், ஆசைகள் அச்சங்கள் ஆகியவற்றையும் நீங்கள் அறிவீர்கள். இவை அனைத்தையும் உள்ளடக்கியதுதான் நாம் அறிந்த மனம். இது நனவு மனம் (Conscious mind) என்று அழைக்கப்படுகிறது. நனவு மனம் என்பது நம் சிந்தைக்கு எட்டும் எண்ணங்கள், உணர்ச்சிகள், நினைவுகள், ஆசைகள், விருப்புவெறுப்புகள், எண்ணிச் செய்யும் செயல்கள் ஆகியவற்றையும் உள்ளடக்கும். புற உலகுடன் இடைவினை புரிவதும் யதார்த்த வாழ்க்கையில் செயல்படுவதும் மனதின் இந்தப் பகுதியே. பொதுவாக நாம் மனம் என்று குறிப்பிடுவது இந்த நனவு மனதையே. இது வெளிப்படையாகத் தொழிற் படும் மனதின் பகுதி. இதில் உள்ள விஷயங்கள் ஒருவர் பெரு முயற்சியின்றி நினைவுகூரக் கூடியதாக இருக்கும். இதேபோல, நாம் மட்டுமே அறிந்த, பிறர் அறியாத, அந்தரங்க எண்ணங்கள், கற்பனைகள், விருப்பு வெறுப்புகள், இரகசியங்கள் ஆகியவை இந்த நனவு மனதில் அடங்கும்.

நனவிலி மனம்

ஃபிராய்டின் சமகால உளவியலாளர்கள் யாவரும் கண்கூடாக உற்றுநோக்கக் கூடிய நடத்தை மட்டுமே, அதாவது நனவு மனதில் இயக்கங்கள் மட்டுமே அறிவியல்பூர்வமாக ஆராயத் தகுந்தவை என்று கருதினார்கள். இதுவே அறிவியல்பூர்வமான அணுகுமுறை என்று வாதிட்டார்கள். ஆனால் ஃபிராய்டு மனித மனதின் செயல்பாடுகளை அவன் நடத்தையின் வழியாக மட்டும் பார்ப்பது மேலோட்டமானது, அதன் ஆழங்களைத் துழாவி ஆராய்ந்தால் மட்டுமே மனித மனதைப் புரிந்துகொள்ளவும் அதன் வெவ்வேறு கோலங்களை விளக்கவும் முடியும் என்று கருதினார். நமது மனதின் எல்லா உந்தல்கள், விருப்பங்கள், நினைவுகள், ஆசைகள் ஆகியவை நனவு மனதுக்கு எட்டக்கூடியவை அல்ல என்பது அவரது வாதம். மனதின் ஆழத்தில் உள்ள சக்திகள் நம்மை அறியாமலே நம்மை ஆட்டிப்படைக்கின்றன, நமது மனத் துன்பங்களுக்கும் உளநோய்களுக்கும் காரணமாக அமைவதும் இவைதான் என்று கருதினார். ஃபிராய்டு கூறுகிறார்: **“ரோம் நகரத்தின் நிலத்தின் கீழ் எத்தனையோ இடிபாடுகள் உள்ளது போல நமது மனதில் அடிஆழத்தில் நாம் அறியாத உணர்ச்சிக் கொந்தளிப்புகள், மனப்பதிவுகள், நினைவுகள் ஆகியவை உறை கின்றன . . . பழையவை மடிவது இல்லை, நாம் ஏற்றுக்கொள்ள மறுத்தாலும் மனதின் அடிஆழத்தில் உள்ளவை மேலே உள்ளவை மீது ஆதிக்கம் செலுத்துகின்றன.”** நமது அறிவுக்குப் புலப்படாத உள்ளத்தின் இந்தப் பகுதிக்கு நனவிலி மனம் *(Unconscious mind)* என்று பெயரிட்டார். நனவிலி மனதை நாம் அறிய மாட்டோம் என்பது மட்டுமல்ல, அது வலிமையானதும்கூட என்கிறார் ஃபிராய்டு. “எமது மனதுக்குப் புலப்படாத சக்திகளுக்குச் சிறை பட்டிருக்கும் கைதிகள் நாம்” என்பது அவரது புகழ்பெற்ற வாசகம். நனவிலி மனம் பற்றிய கோட்பாட்டைக் ‘கனவுகளின் பொருள் விளக்கம்’ (1900) என்ற நூலில் ஃபிராய்டு விளக்கிக் கூறினார்.[1] இரு பாகங்களாக வெளியிடப்பட்ட இந்த நூல் அறிவியல் உலகத்தில் பெரும் பரபரப்பை ஏற்படுத்தியது. அதுவரை அவரை உதாசீனப்படுத்தியவர்களைத் திரும்பிப் பார்க்கச்செய்தது.

ஆனால் நனவிலி மனதைக் ‘கண்டுபிடித்தவர்’ ஃபிராய்டு அல்லர். இதை அவரே கூறியிருக்கிறார். அவர் காலத்துக்கு முன்னிருந்தே நனவிலி பற்றிய கருத்துகள் மதங்களிலும் மெய்யியலிலும் இலக்கியங்களிலும் கூறப்பட்டுவந்திருக்கின்றன. ஃபிரீடரிக் ஷெலிங் *(Friedrich Schelling, 1775–1854)*, பிரீட்ரிக் நீட்சே *(Friedrich Nietzsche 1844–1900)* போன்ற மெய்யியலாளர்களும் வில்லியம் ஜேம்ஸ், வில்லியம் வுண்ட் போன்ற உளவியலாலர்களும்

ஏற்கவே நனவிலி மனம் பற்றி பேசிவந்துள்ளார்கள். இதை ஃபிராய்டு ஏற்றுக்கொள்கிறார். "எனக்கு முன்னரே கவிஞர்களும் தத்துவ ஞானிகளும் நனவிலி மனம் பற்றி ஏற்கெனவே கூறிவந்திருகிறார்கள். நான் கண்டுபிடித்தது அறிவியல்பூர்வமாக அதை ஆய்வுசெய்யும் வழிமுறையை மட்டுமே" என்று அவர் தன்னடக்கத்துடன் கூறுகிறார்.[2]

ஃபிராய்டு கூறும் நனவிலி என்பது மனதின் அமைப்பின் ஒரு பகுதியை மட்டுமன்றி மனதின் செயல்பாடுகளையும் குறிக்கும் என்பதையும் கவனிக்கவும். அதாவது, நனவிலி என்ற சொல்லை ஒரு பெயர்ச் சொல்லாக மட்டுமல்லாமல் நனவிலி மனதின் செயல்பாடுகளைக் குறிக்கும் ஒரு பெயரடையாகக் கருதுவதே சிறந்தது என்பது ஃபிராய்டின் ஆக்கங்களை வாசிக்கும்போது தெரியவருகிறது. இந்த நூலிலும் பெரும்பாலும் அவ்வாறே அது பயன்படுத்தப்படுகிறது. (அன்றாட வழக்கில் நாம் கூறும் 'ஆழ்மனம்' என்பதற்கும் ஃபிராய்டு கூறும் நனவிலி மனம் என்பதும் வெவ்வேறானவை என்பதைக் கவனிக்கவும்.)

நனவிலி மனதின் பண்புகளைச் சில எடுத்துக்காட்டுகளைக் கொண்டு விளக்கலாம்:

- *நமது உணர்ச்சிகளின் மூலத்தை நாம் தெளிவாக அறிவது இல்லை, அல்லது அதற்கு நாம் கூறும் காரணங்கள் தவறானவையாக இருக்கும்.* காட்டாக, உளவியலாளர் ஒருவரைப் பார்க்க வந்த ஒரு பெண் அவர் தாயின் மேல் கடும் கோபம் கொண்டிருக்கிறார். ஆனால் இதற்கு அவர் கூறும் காரணங்கள் தன் தாய் மீது ஒருவர் கோபப் படுவதற்குப் போதுமானவை அல்ல. அதற்கு வேறு ஏதோ காரணம் இருக்க வேண்டும் என்று உளவியலாளருக்குத் தோன்றுகிறது. அதைச் சுட்டிக்காட்டிய பின் அந்தப் பெண்ணும் அதை ஒப்புக்கொள்கிறாள்.
- *சில மன அச்சங்களுக்கான காரணத்தை நாம் அறிவது இல்லை.* இளைஞர் ஒருவர் தன் வயதை ஒத்தவர்களுடன் பழக அச்சப்படுகிறார், தான் அவர்ளைவிட எல்லா வகையிலும் தாழ்ந்தவர் என்ற எண்ணத்தில் அவர்களைக் கண்டாலே ஒதுங்கிப் போகிறார். அவருக்கு உள்ளது சமூக அச்சம் (Social phobia) என்று மனநல மருத்துவர்கள் கூறுகிறார்கள். ஆனால் இதற்கான அடிப்படைக் காரணத்தை அவர் அறியவில்லை.
- *பல எண்ணங்களுக்கான காரணத்தை நாம் அறிவது இல்லை.* ஓர் இளம் பெண் தான் அழகாக இல்லை,

எனவே தன்னை எவரும் விரும்புவது இல்லை என்று திடமாக நம்புகிறாள். அது உண்மையில்லை, அவள் தோற்றமும் நடத்தையும் எந்த வகையிலும் மற்றவர்களுக்குக் குறைவானது இல்லை என்று பலர் எடுத்துச் சொன்னாலும் ஏற்றுக்கொள்ள மறுக்கிறாள்.

- *நமது செயல்களுக்கான காரணத்தை நாம் அறிவது இல்லை.* காட்டாக, ஒரு பணியாளர் மேலாளரிடம் அடிபணிந்து எல்லாவற்றுக்கும் 'ஆமாம் சாமி' என்று கூழைக்கும்பிடு போடுகிறர், ஆனால் தனக்குக் கீழ் உள்ள பணியாளர்களை அடக்கி ஒடுக்கி அதிகாரம் பண்ணுகிறார். இது மற்றவர்களுக்கு வெளிப்படையாகவே தெரிகிறது. ஆனால் இதை அவர் உணர்ந்துகொண்டதாகத் தெரியவில்லை.

ஆக, நமது எண்ணங்கள், செயல்கள், உணர்ச்சிகள், அச்சங்கள், குற்ற உணர்வுகள் ஆகியவற்றுக்கான காரணங்கள் சிக்கலானவை, நனவு மனம் அவற்றை முழுமையாக அறிவதில்லை அல்லது வேறு காரணங்கள் கூறி நம்மை ஏமாற்றிவிடுகிறது என்பதே ஃபிராய்டிய கோட்பாட்டின் முதன்மையான கூற்று. ஃபிராய்டிய உளவியலின் அடித்தளமாக உள்ளது இந்த நனவிலிக் கோட்பாடே. நனவிலி மனம் என்று ஒன்று இல்லை என்று வாதிடுகிறவர்கள் ஃபிராய்டைப் புரிந்துகொள்ள இயலாது, இவர்கள் இந்த நூலை மேற்கொண்டு படிப்பதில் பயன் இல்லை.

நனவிலியுள் அடங்கியுள்ள விஷயங்களை நாம் உணராத நிலைலேயே நாம் செயல்படுகிறோம். நனவு மனம் ஏற்றுக்கொள்ள மறுக்கும் உந்தல்கள், நினைவுகள், உணர்வுகள் ஆகியவை நனவிலி மனதுக்குள் தள்ளப்படுகின்றன. கசப்பான கடந்த கால அனுபவங்கள், நிறைவேறாத ஆசைகள், அறிவுபூர்வமற்ற விருப்புகள், நமக்கு வெட்கத்தையும் துன்பத்தையும் அளிக்கின்ற நினைவுகள், நாம் அறிய விரும்பாத பாலியல் இச்சைகள் முதலியன உட்பதிவுகளாக நனவிலியினுள் உறைகின்றன. இவை நம் பிரக்ஞைக்கு அப்பாற்பட்டவை. இவ்வாறு மனதின் அடி ஆழத்தில் ஒடுக்கப்பட்டு உறையும் உணர்வுகளில் பெரும்பாலானவை பாலியில் சார்ந்தவையே என்பது ஃபிராய்டின் கருத்து. இந்தப் பாலுணர்வு வெறும் காமத்தைக் குறிக்கும் சொல்லாக மட்டுமன்றி காதல், அன்பு, மகிழ்ச்சி ஆகியவற்றையும் உள்ளடக்கும் என்று ஃபிராய்டு கருதினார். எனவே, பாலியல் இச்சைகள் என்று கூறும்போது அதனை அதன் பரந்த பொருளில் விளங்கிக்கொள்ள வேண்டும் (ஃபிராய்டைப் புரிந்துகொள்ளவதில் உள்ள சிரமங்களில் இதுவும் ஒன்று. இதைப் பின்னர் ஆராய்வோம்).

“நமக்கு நனவிலி மனதைப் பற்றிய விழிப்புணர்வு இருக்குமானால் உலகத்தை மூன்றாவது ஒரு கண் கொண்டு பார்க்க உதவும்” என்று கூறுகிறார் ஃபிராய்டு. அதாவது, நம் நனவிலி மனதின் உள்ள உணர்வுகள், உந்தல்கள், குழப்பங்கள் ஆகியவற்றைப் புரிந்துகொள்வதால் மனிதர்களின் வாழ்வு வளம் பெற முடியும். இது மனக்கோளாறுகளுக்கு மருந்தாகவும் அமையும்.

காட்டாக, தன் தமையனை ஒரு விபத்தில் இழந்த ஒருவர் பல வருடங்களாக மனச்சோர்வினால் துன்பப்படுகிறார். பின் அவர் ஒரு மனநல மருத்துவரைப் பார்க்கிறார். காலம்சென்ற தன் தமையனைப் பற்றிப் பேசும்போது அவரால் தன் அழுகையைக் கட்டுப்படுத்த முடியவில்லை. சாதாரணமாக, இழப்புத் துயரம் *(Bereavement)* என்பது சுமார் ஒரு வருடமே நீடிக்கும். எனவே இவருக்குள்ள துயரம் இத்தனை காலம் நீடிப்பதற்கு காரணம் என்ன என்பதை மருத்துவர் அவரை யோசித்துப் பார்க்கச் சொல்கிறார். ஆனால் அவரால் எந்தக் காரணத்தையும் கண்டுபிடிக்க முடியவில்லை. பின் அந்த மனநல மருத்துவர் அவருக்கும் அவர் தமையனுக்கும் குழந்தைப் பருவத்தில் நிலவிய உறவைப் பற்றி விசாரிக்கிறார். தாம் சிறுவர்களாக இருந்தபோது பெற்றோர்கள் தன் தமையனையே சீராட்டிப் பாராட்டினார்கள் என்றும் தன்னை உதாசீனம் செய்தார்கள் என்றும் கூறுகிறார். ஆனால் அதற்கு ஒரு காரணமும் கூறுகிறார். தன் பெற்றோர்களுக்குப் பல ஆண்டுகளாகக் குழந்தை பிறக்கவில்லை. பல மருத்துவச் சோதனைகளின் பின் பத்து ஆண்டுகளாக அவன் பெற்றோர்கள் தவமாய் தவமிருந்த பின்னரே. எனவே, அவர்கள் அவனுக்கு முன்னிடம் கொடுத்ததில் வியப்பில்லை என்று கூறுகிறார். இதைக் கேட்ட மருத்துவர் அவருக்குத் தன் தமையன் மீது எந்த அளவு பொறாமை இருந்தது என்று கேட்கிறார். அவரோ இதை எண்ணிப் பார்த்ததும் இல்லை. இந்தக் கேள்வி அவரைப் பல வாரங்களாக வருத்துகிறது. இறுதியில் மருத்துவர் இதை விளக்குகிறார். தன் தமையன் மீது அவர் அன்பு மட்டும் கொண்டிருக்கவில்லை. மாறாகப் பொறாமையும் கொண்டிருந்தார். ஆனால் சமுதாய நடைமுறைகளின்படி நாம் நமது அன்புக்குரியவர்களை வெறுக்கக் கூடாது. அனால் நமது அன்புக்குப் பாத்திரமானவர்கள் மேல் உள்ள வெறுப்பை நாம் நனவிலி மனதுக்குள் தள்ளிவிடுகிறோம். இந்த அன்பும் வெறுப்பும் கலந்த இருமுகப் போக்கே *(Ambivalence)* இழப்புத் துயரம் இத்தனைக் காலம் நீடிக்கக் காரணம் என்று விளக்குகிறார். இதை நிதானமாக எண்ணிப்பார்த்தபோது இது ஓரளவு உண்மையே என்பது அவருக்குப் புலப்படுகிறது. அதன்பின் அவருக்கிருந்த

மனச்சோர்வு நீங்கியது. இதை இரத்தினச் சுருக்கமாக ஃபிராய்டு இவ்வாறு கூறுகிறார்: **"வெளிப்படுத்தப்படாத மன உணர்வுகள் ஒருபோதும் மரணிப்பது இல்லை. அவை உயிரோடு (நனவிலிக்குள்) புதைக்கப்படுகின்றன. பிற்காலத்தில் கோரமான கோலங்களாக வெளிப்படுகின்றன."**

நனவிலியில் உள்ளதை எவ்வாறு கண்டறியலாம்? ஒன்று, இவை கனவுகள், சொற்தடுமாற்றம் போன்றவையாக வெளிப்படலாம். இதை இனிவரும் இயல்களில் ஆராய்வோம். இரண்டாவதாக, நனவிலி மனதில் உள்ளவற்றை உளப்பகுப்பாய்வு வழியாகக் கண்டறிந்து உணர்த்த முடியும். உளப்பகுப்பாய்வின் குறிக்கோளும் அதுவே.

முன்நனவு மனம்

உள்ளத்தின் வெளிப்பகுதியான நனவு மனதுக்கும் அதன் ஆழத்தில் உள்ள நனவிலி மனதுக்கும் இடையே இன்னொரு பகுதி உள்ளது என்று ஃபிராய்டு கருதினார். இதை முன்நனவு மனம் *(Preconscious mind)* என்று அழைத்தார். முன்நனவு மனதில் பதிந்து கிடக்கும் செய்திகளை உடனே நினைவுபடுத்திக்கொள்ள முடிவதில்லை எனினும் எண்ணிப்பார்க்கும்போது அல்லது வேறொருவர் ஞாபகப்படுத்தும்போது எளிதாக நினைவுகூர முடியும். காட்டாக, பள்ளிக்கூட நாட்களில் நடந்த நிகழ்ச்சிகள் மறந்துபோகலாம் ஆனால் நண்பன் ஒருவன் அதை நினைவுபடுத்தும்போது அது நம் மனதுக்குப் புலப்படலாம் இதேபோல, நாம் சில வேளைகளில் அறிவுப் புறம்பாகவும் தாறுமாறாகவும் நடந்துகொள்வதுண்டு. அதற்கான காரணத்தை இன்னொருவர் சுட்டிக்காட்டும்போது நாம் நம் தவறை உணர்கிறோம். இவ்வாறாக நமக்கு உடனடியாகப் புலப்படாத ஆனால் நமது நனவு மனதுக்கு எட்டக்கூடிய எண்ணங்கள் உள்ள மனதின் பகுதியே முன்நனவு மனம். சாதாரணமாக நாம் ஆழ்மனம் என்று அழைப்பது இந்த பகுதியையே. ஆங்கிலத்தில் சிலர் இதை *Subconscious mind* என்று அழைப்பதுண்டு. ஆனால் ஃபிராய்டிய அகராதியில் இந்தச் சொல் இல்லை.

மனதின் மூன்று அடுக்குகள்

ஆக, ஃபிராய்டின் கருத்துப்படி மனம் மூன்று அடுக்குகளைக் கொண்டது. ஒரு பெரிய மண்டபத்தின் அமைப்பை விவரிப்பது போல அவர் மனதைச் சித்திரித்தார்[3]. மண்டபத்தின் தலை வாயிற் கூடமே *(Entrance hall)* நனவிலி மனம். இதுவே மண்டபத்தின்

மிகப் பெரிய பகுதி. ஆதி உணர்ச்சிகள், இச்சைகள், ஆசைகள், நினைவுகள் ஆகியவை இங்கே குடிகொண்டுள்ளன. அடுத்ததாக உள்ளது வரவேற்பு அறை. இதை முன்நனவு மனத்தோடு ஒப்பிடுகிறார். இவை இரண்டுக்குமிடையே ஒரு காவல்காரன் நிற்கிறான். வாயிற்கூடத்தில் குடிகொண்டுள்ள உணர்ச்சிகள், இச்சைகள், நினைவுகள் ஆகியவற்றைத் தடுத்துநிறுத்தி அவற்றை வரவேற்பு அறைக்குள் நுழைய அனுமதிக்கலாமா வேண்டாமா என்பதை முடிவு செய்பவன் அவனே. அவன் அனுமதிக்க மறுக்கும் நினைவுகளும் இச்சைகளும் நனவிலிக்குள் தள்ளப்படுகின்றன. அதாவது வலுக்கட்டாயமாக வாயிற்கூடத்துக்கு (அதாவது நனவிலிக்கு) திருப்பி அனுப்பப்படுகின்றன. இந்தச் செயல்பாட்டை ஃபிராய்டு ஒடுக்கம் (*Repression*) அன்று அழைத்தார் (பார்க்க இயல் 6). நனவு மனம் என்பது வரவேற்பு அறைக்கு அடுத்ததாக உள்ள பின்கட்டை ஒத்தது. மண்டபத்தின் இந்தப் பகுதியில்தான் அன்றாட வாழ்க்கை நடைபெறுகிறது, இதுதான் நனவு மனம். வரவேற்பு அறையிலிருந்து, அதாவது முன்நனவிலியில் இருந்து அவ்வப்போது எந்தத் தடையுமின்றி இங்கே வந்து போக இயலும்.[3]

ஒரு நாட்டின் மலைகளையும் வெளிகளையும் படமாகச் சித்திரிப்பது போல மனதின் இந்த அமைப்பை ஒரு வரைபடமாகச் சித்திரித்துக் காட்டலாம். எனவே, இது மனதின் இடவமைப்பு வடிவம் (*Topographical model of the mind*) என்று வழங்கப்படுகிறது (வரைபடம் 3.1). இதுவே அவர் ஆரம்பத்தில் முன்வைத்த மனம் பற்றிய கோட்பாடு. இதில் மனதின் அமைப்பு, கடலில் மிதக்கும் ஒரு பனிப்பாறையோடு ஒப்பிடப்படுகிறது. பனிப்பாறையின் 90% பகுதி கடல் நீர் மட்டத்தில் கீழே இருக்கும். 10% மட்டுமே வெளியே தெரியும். மனமும் இத்தகையதுதான், பெரும்பாலான பகுதி நனவிலி நிலையில் உள்ளது, நமக்குப் புலப்படுவது இல்லை. நனவு மனம் கடல் நீருக்கு மேல் தெரியும் பனிக்கட்டி போன்றது. இதுதான் நாம் அறிந்த நனவு மனம். நீரில் அமிழ்ந்திருக்கும் பகுதியே நனவிலி மனம்.

நனவிலி மனம்: விமர்சனங்கள்

இதுவரை இந்த இயலில் கூறப்பட்டவை யாவும் நனவிலி மனம் பற்றி ஃபிராய்டு முன்வைத்த கோட்பாடு பற்றியவை. நனவிலி மனம் என்ற கருத்தாக்கத்தை எண்ணிப் பார்க்கும்போது சில அடிப்படையான சில கேள்விகள் எழுகின்றன: நனவிலி மனம் என்ற ஒன்று உள்ளது என்பதைக் கண்டுபிடிப்பது எப்படி? நனவிலி மனம் என்பது நம்மால் அறிந்துகொள்ள முடியாத ஒன்று

படம் 3.1: ஃபிராய்டு கூறும் நனவு மனமும் நனவிலி மனமும். இவை இரண்டுக்கும் இடையே முன்நனவிலி மனம் அமைந்துள்ளது

என்று வரையறை செய்யப்படுகிறது. எனவே, அறிந்துகொள்ள முடியாத ஒன்றை ஆராய்வது எப்படி?

உளப்பகுப்பாய்வு வழியாகவே ஒருவரின் நனவிலி மனதை அறிந்துகொள்ள முடியும் என்பது ஃபிராய்டின் வாதம். ஆனால் ஒரு நபரை உளப்பகுப்பாய்வு செய்யும் எல்லா ஆய்வாளர்களும் ஒரே முடிவுக்கு வருவதில்லை. அதாவது, ஆய்வாளர்களுக்கிடையே கருத்தொற்றுமை இருப்பதில்லை. இது உளப்பகுப்பாய்வில் உள்ள ஓர் அடிப்படைச் சிக்கல். ஃபிராய்டு கூட நனவிலி மனம் என்பது நாம் உருவாக்கிய ஒரு கற்பிதமே *(Fiction)* என்று கூறுகிறார்.[4] அதாவது, அது ஓர் உடல்சார் பொருள் அல்ல. அதை ஒரு கருத்து நிலையாகவே *(Abstract)* புரிந்துகொள்ள வேண்டும். மனம் என்பதே ஒரு செயற்பாட்டு விளக்கம்தான் *(Functional concept)*. எனவே, ஃபிராய்டு கூறிய மூன்று பாகங்களையும் மனதின் மூன்று பரிமாணங்களாகவே கொள்ள வேண்டும். தற்போதைய கருத்துப்படி மூளைதான் மனதின் உறைவிடமாகக் கருதப்படுகிறது. ஆனால், மூளையில் நனவிலி மனம் என்று சொல்லக்கூடிய ஒரு பாகம் இல்லை. எனவே, மனசாட்சி, ஒழுக்கம், மதம் என்ற கருப்பொருள்கள் போல நனவிலி மனம் என்பதையும் ஒரு கருத்துநிலையாகவே புரிந்துகொள்ள வேண்டும்.

இன்றைய ஆராய்ச்சிகள் இது குறித்து என்ன கூறுகின்றன? நனவிலி மனம் என்ற கருத்தை ஃபிராய்டு பிரபலப்படுத்திய நாள் தொடக்கம் அறிவியல் ஆய்வாளர்கள் அதை ஆராய முயற்சி செய்துவந்திருக்கிறார்கள். மேலே கூறிய காரணங்களினால் அதை முழுமையாக ஆராய இயலாதபோதிலும் அதன் சில

கூறுகளைப் பரிசோதித்துப் பார்க்க முடிகிறது. இதிலிருந்து சில உண்மைகள் தெரியவந்துள்ளன. காட்டாக, கடந்த காலத்தில் நமக்கு ஏற்பட்ட சில அனுபவங்கள், அதனால் ஏற்பட்ட உணர்ச்சிகள் ஆகியவற்றை நாம் மறந்துவிடுகிறோம், எவ்வளவு தான் எண்ணிப் பார்த்தாலும் இவை நம் நினைவுக்கு எட்டுவது இல்லை. இதற்குப் பல ஆராய்ச்சிச் சான்றுகள் உள்ளன.[5]

இரண்டாவதாக, பல காலம் மறந்துபோன சில ஆற்றல்களை நாம் மீட்டெடுக்கலாம் என்பதும் உண்மையே. காட்டாக, ஒருவர் மிதிவண்டி ஓட்டக் கற்றுக்கொண்ட பின் பல ஆண்டுகளாக மிதிவண்டி ஓட்டாமலே இருக்கிறார் என்று வைத்துக்கொள்வோம். ஆனாலும் திடீரெனெ மிதிவண்டி ஓட்ட வேண்டிய கட்டாயம் ஏற்படும்போது அவரால் அதைச் செய்ய முடிகிறது. அதாவது அதை அவர் மறக்கவில்லை. அவர் மனதின் ஏதோ ஒரு மூலையில் அது புதைந்துகிடந்திருக்கிறது. இதேபோல, ஓர் இசைக் கருவியை மீட்டக் கற்றுக்கொண்ட ஓர் இசைக்கலைஞன் பல ஆண்டுகளாக அதைத் தொடாமல் இருந்தாலும் அதைப் பயன்படுத்த வேண்டிய சந்தர்ப்பம் வரும்போது முன்போல அதை இசைக்க முடிகிறது. இன்றைய உளவியலில் இது உள்ளடக்கமான நினைவாற்றல் *(Implicit memory)* என்று அழைக்கப்படுகிறது.[6] இது போலவே, தன்னிச்சையாக உணர்வுகள், பழக்கங்கள், எதிர்வினைகள் ஆகியவை மனிதனுக்கு உள்ளன என்பதும் உண்மையே. ஆனால் ஃபிராய்டு கூறுவது போல ஒடுக்கப்பட்டவையா அல்லது இது இயல்பான மறதியினால் ஏற்படுகிறதா என்பதில் தெளிவு இல்லை.

மூன்றாவதாக, பல காரியங்களை நாம் எண்ணிச் செய்வ தில்லை. காட்டாக, நாம் சந்தித்த ஒரு மனிதரின் முகத்தை அடுத்த முறை காணும்போது பார்த்த மாத்திரத்திலேயே அடையாளம் கண்டுகொள்கிறோம். இது நாம் எண்ணிச் செய்யும் ஒரு செயல் அல்ல, இது தன்னிச்சையாகவே நடைபெறுகிறது. உளவியலில் இது தன்னியக்கம் *(Automaticity)* என்று அறியப் படுகின்றது.[7] இம்மாதிரியான தன்னியக்கங்கள் நனவிலி மனதின் செயல்பாடுகள் என்று கூறுகிறவர்களும் உண்டு.

அறிவியலா? மெய்யியலா?

இவ்வாறு சில உதிரியான ஆதாரங்கள் இருந்தபோதிலும் இவைதாம் ஃபிராய்டு கூறும் நனவிலி மனதின் செயல்பாடுகளா என்று அறிந்துகொள்ள வழி இல்லை.

நனவிலி மனதை நேரடியாக ஆராய வழிகளும் இல்லை, உறுதியான, அறிவியல் பூர்வமான சான்றுகள் இல்லாத நிலையில் நனவிலி மனக் கோட்பாட்டை ஏற்றுக்கொள்ள முடியாது என்ற முடிவுக்கே வரவேண்டி உள்ளது.

அடுத்து இன்னொரு கேள்வி எழுகிறது. நனவிலி மனம் என்ற கருத்தாக்கம் பயனுள்ள ஒன்றா? சில விஷயங்களுக்கு அறிவியல் சான்றுகள் இல்லாதபோதிலும் அவை பயனுள்ளவையாக இருக்கக்கூடும். கடவுள் என்றொருவர் இருக்கிறார் என்பதை எவ்வாறு நிரூபிக்க முடியாதோ அதேபோல நனவிலி மனதையும் நிறுவ இயலாத ஒரு கருத்தாக்கமாகவே கொள்ள வேண்டும். எனவே, நனவிலி மனம் என்பதை அறிவியல் சார்ந்த கருத்தாகப் பார்க்காமல் அதை ஒரு மெய்யியல் கோட்பாடாக நோக்கினால் அதை மெய்ப்பிக்க வேண்டிய கட்டாயம் இல்லை. பல மெய்யியல் கோட்பாடுகள் இம்மாதிரியானவையே. உண்மை என்றால் என்ன? மனித வாழ்க்கையின் குறிக்கோள் என்ன? போன்ற கேள்விகளை எழுப்பி அவற்றை விவாதிப்பதே மெய்யியல். சாக்ரடீஸ். அரிஸ்டாடல். பிரீட்ரிக் நீட்சே போன்ற மெய்யியலாளர்கள் கூறிய தத்துவங்களுக்கு அறிவியல் ஆதாரங்கள் இல்லை. ஆனாலும் மனித குலத்தின் சிந்தனை வளர்ச்சியில் அவை பெரும் பங்கு வகிக்கின்றன. மெய்யியலில் விவாதங்களுக்கே முக்கியத்துவம் கொடுக்கப்படுகிறது. ஒருவர் ஒரு கருத்தைக் கூறுவார், மற்றவர் ஒரு எதிர் கருத்தை முன்வைப்பார். இவ்வாறு தர்க்கத்தின் வழியாகக் கருத்துகள் முட்டிமோதிக்கொள்ளும்போது புதுக் கருத்துகள் உருவாகும் என்பதே மெய்யியல் ஆய்வு முறை. எதையும் மெய்ப்பிக்க வேண்டிய கட்டயம் இல்லை. எனவே, நனவிலி என்பது ஒரு மெய்யியல் சார்ந்த கோட்பாடே தவிர அறிவியல் பூர்வமான கருத்து அல்ல என்று கூறுவதில் தவறில்லை. ஆகவே, நனவிலி மனம் என்ற கோட்பாட்டை ஒரு மெய்யியல் சார்ந்த கோட்பாடாகக் கொண்டால் அதை ஏற்றுக்கொள்வதில் தடை இருக்காது. மேலும், நாம் அறியாத ஆழ் மனம் என்று ஒன்று உண்டு என்ற கருத்தைப் பெரும்பாலானோர் மனதளவில் ஏற்றுக்கொள்வார்கள். அது அர்த்தமுள்ள ஒரு கருத்து என்று கருத இடமுண்டு. உளவியலில் இது முக ஏற்புடைமை *(Face validity)* என்று அழைக்கப்படுகிறது. இம்மாதிரியான ஏற்புடைமையைக் குறைத்து மதிப்பிடக் கூடாது.

இதுவரை கூறப்பட்ட மனதின் அமைப்பு பற்றிய கோட்பாட்டைக் 'கனவுகளின் பொருள் விளக்கம்' என்ற நூலில் ஃபிராய்டு விளக்கிக் கூறினார். சில காலத்துக்குப் பின் இந்தக் கருத்தை மேலும் விரிவுபடுத்தி மனமானது இட், ஈகோ, அதிமனம் என்ற மூன்று பாகங்களைக் கொண்டது என்ற கருத்தாக்கத்தை உருவாக்கினார். அடுத்த இயலில் மனதின் இந்த மூன்று கூறுகளையும் ஆராய்வோம்.

இயல் 4

மனதின் அமைப்பு: இட், அகம் [ஈகோ], அதிமனம்

1900இல் 'கனவுகளின் பொருள்விளக்கம்' என்ற நூலில் உள்ளத்தை நனவு மனம், நனவிலி மனம் என்று இரண்டாக வகுத்த ஃபிராய்டு மனித மனதை விளக்க இது போதுமானது அல்ல என்பதை உணர்ந்தார். எனவே. 1923ஆம் ஆண்டில் அவர் எழுதிய 'அகமும் இட்டும்' (The Ego and the Id) என்ற நூலில் தன் கருத்துகளை விரிவுபடுத்தி ஒரு புதிய ஒரு கோட்பாட்டை உருவாக்கினார். இதன்படி, மனதின் அமைப்பானது இட், அகம் (ஈகோ), அதிஅகம் என்ற மூன்று அடுக்குகளைக் கொண்டதாகப் பார்க்கப்படுகிறது. இவை மனித மனதின் மூன்று கூறுகளாகக் கருதப்படுகின்றன. இதுவே ஃபிராய்டு கூறும் மனதின் கட்டமைப்பு (Structural model).[1]

இந்த இட், அகம், அதியகம் என்ற சொற்கள் மொழிபெயர்ப்பினால் பிற்காலத்தில் வழக்குக்கு வந்தவை. ஃபிராய்டு ஜெர்மன் மொழியில் முறையே 'அது' (The It), 'தான்' (The I), 'தனக்கும் மேலே' (Over-I) என்றே குறிப்பிடுகிறார். ஆனாலும் இட், அகம், அதிஅகம் ஆகிய சொற்களே இன்று புழக்கத்தில் உள்ளன. இனி, இவற்றை விரிவாகப் பார்ப்போம்.

இட் (Id) என்ற உணர்ச்சிப் பிழம்பு

இட் என்ற சொல் லத்தீன் மொழியில் 'அது' என்பதைக் குறிக்கும். இட் முழுக்க முழுக்க

நினைவிலி மனதில் அமைந்துள்ளது, நினைவுக்கும் அறிவுக்கும் எட்டாதது. புவியின் அடிஆழத்தில் கனன்றுகொண்டிருக்கும் தழல் போல வலிமை மிக்க சக்திகளைக் கொண்டது. இது மனிதனின் அடிப்படைத் தேவைகளுக்கான முழு உருவமாகும். ஆதிமன உந்தல்கள், தூண்டல்கள், இச்சைகள், நினைவுகள் ஆகியவற்றை உள்ளடக்கியது. நமது ஆசைகள், இச்சைகள், உந்துதல்கள், பாலியல் உணர்வுகள் ஆகியவற்றின் ஊற்றுக்கண் இதுவே. இவற்றுள் ஃபிராய்டு பாலியல் உந்தல்களுக்கே முதலிடம் அளித்தார். பிற்காலத்தில், மூர்க்கம், வன்முறை ஆகிய மூல உணர்ச்சிகளையும் இதில் சேர்த்துக்கொண்டார் (பார்க்க இயல் 20).

இட் ஆதி உள்ளுணர்வுகளால் உந்தப்பட்டு அவற்றின் தேவைகளைப் பூர்த்திசெய்ய முனைகிறது, இன்பம் ஒன்றையே விழைகிறது. அதையும் உடனடியாகப் பெற முனைகிறது. ஆனால் இன்பம் அடைவதில் உள்ள இடர்களைப் பற்றி அறிவதில்லை. ஃப்ராய்டின் கூற்றுப்படி இட் 'இன்ப நிலைக் கொள்கையின்' *(Pleasure principle)* அடிப்படையில் இயங்குகிறது; விருப்பங்களை உடனடியாக நிறைவேற்றிக்கொள்ள விழைகிறது *(Instant gratification)*; விளைவுகளைப் பொருட்படுத்தாதது; இடம், நேரம், காலம் அறியாதது. ஆனால் மிகவும் சக்தி வாய்ந்தது. அதன் செயல்பாடுகள் தர்க்கரீதியாக இருப்பதில்லை. நன்மை, தீமை, மதிப்பு, மரியாதை அறியாதது. சமுதாய ஒழுங்கு, நேர்மை ஆகியவற்றைப் புறக்கணித்து இன்ப நெறியால் மட்டும் இயக்கப்பட்டுச் செயல்படும் தன்மை கொண்டது. ஃபிராய்டு இதைத் தொடக்கநிலை நிகழ்முறை *(Primary process)* என்றார்.

இட் அணுக முடியாத ஆழத்தில் அமைந்துள்ளது. தம் அறிவுக்கும் புலன்களுக்கும் எட்டாதது; அதாவது அது முழுமையாக நனவிலி மனதில் உள்ளது.

பிறக்கும்போது சிசுவின் மனமானது இட் ஆல் மட்டுமே ஆனது. இட் மரபு ரீதியாகப் பெறப்பட்ட அனைத்தையும் கொண்டது. குழந்தைப் பருவத்தின் வளர்ச்சிப் போக்கில் மனதின் அடுத்த அமைப்பான ஈகோ உருவாகிறது. **"வெளி உலகத்தி லிருந்து பெறப்படும் நேரடி அனுபவங்களின் தாக்கத்தால் இட் மாற்றியமைக்கப்படும்போது அகம் உருவாகிறது"** என்று அவர் கூறுகிறார்.

அகம் (Ego) என்னும் நடைமுறை வழிகாட்டி

இரண்டாவது அமைப்பாக விளங்குவது ஈகோ *(Ego)*. இந்தச் சொல் ஜெர்மன் மொழியில் 'நான்' *(Ich)* என பொருள்படும்

அடிச்சொல்லிலிருந்து பெறப்படுகிறது. இதைத் தமிழில் அகம் என்று அழைக்கலாம் (ஈகோ என்ற சொல் சில சமயங்களில் செருக்கு, ஆணவம், இறுமாப்பு என்று பொருள்படப் பயன் படுத்தப்படுவதுண்டு. ஆனால் உளவியலில் அது மனதின் ஒரு பகுதியைக் குறிக்கும்). அகமானது சூழ்நிலைக்கு ஏற்றவாறு நடந்துகொள்ள வேண்டிய தேவையின் காரணமாக எழுகிறது. இட் பெற்றிருக்கின்ற உணர்ச்சிக் கொந்தளிப்புகளையும் இயல்புணர்வுகளையும் புற உலகுக்குக்கு ஏற்றவகையில் நெறிப் படுத்தி சரியான பாதையில் செல்ல ஈகோ வழி காட்டுகிறது, சந்தர்ப்பச் சூழ்நிலைக்கு ஏற்றவாறு செயல்படுகிறது. உண்மை நிலையை அறிந்து. ஒவ்வொரு நடத்தையும் எப்படி வெளிப்பட வேண்டும் என்பதை இது தீர்மானிக்கிறது. புற உலகுடன் தொடர்புகொள்கிறது, எண்ணங்களையும் செயல்களையும் ஒழுங்குபடுத்துகிறது. தான் என்று உணரக்கூடிய மனதின் பகுதி இதுவே. இட்டுக்கும் அகத்துக்கும் உள்ள தொடர்பை ஃபிராய்டு ஒரு தேரை இழுக்கும் குதிரைகளுக்கும் தேரோட்டிக்கும் ஒப்பிடு கிறார். தேரை இழுக்கத் தேவையான சக்தியை அளிப்பது குதிரை களே (இட்). ஆனால் தேர் எந்தத் திசையில் செல்ல வேண்டும் என்று முடிவு செய்வது அகம் என்ற தேரோட்டியே (அகம்).[2]

இட்டினுடைய தேவைகளை நிறைவேற்றிக்கொள்ள சூழல் இடமளிக்காதபோது அகம் அவற்றைச் சீர்தூக்கிப் பார்த்து நெறிப்படுத்தி யதார்த்த நிலைமைக்கு ஏற்றவாறு நடந்துகொள்ள அகம் வழி சமைக்கிறது. புற உலகத்தோடு அன்றாட நடவடிக்கைகளில் பங்கெடுக்கும் மனதின் பகுதி இதுவே. இதனால் அகம் 'மெய்ம்மை நிலைக் கொள்கையைக்' (Reality principle) கடைப்பிடிக்கிறது, சந்தர்ப்பச் சூழ்நிலைகளுக்கு ஏற்றவாறு மனதைச் செயல்படச் செய்கிறது. அதாவது அகமானது இட்டுக்கும் யதார்த்த உலகுக்குமிடையே மத்தியஸ்தம் செய்கிறது. இட் விடுக்கும் கட்டளைகளை நெறிப்படுத்துகிறது. காட்டாக, பசித்தவன் ஒருவன் கடையில் உள்ள வாயூறும் உணவைக் காணும்போது அதை உடனே எடுத்துச் சாப்பிடு என்று ஏவுகிறது இட். அதை எடுத்தால் கடைக்காரன் விடமாட்டான் என்று கூறுகிறது அகம். எனவே பசியைத் தற்காலிகமாகவேனும் தாங்கிக்கொள்ள வேண்டும் என்று கட்டளையிடுகிறது. இவ்வாறு அகம் மெய்ம்மையானதும் நடைமுறைக்கு ஏற்றபடியும் நடக்க மனதை வழிநடத்துகிறது. இடம், நேரம், காலம் நடைமுறை ஆகியவற்றுக்கு ஏற்றபடிச் செயல்படுகிறது. எனவே நாகரிகமான பண்பட்ட வழியில் மனதைச் செலுத்துகிறது. யதார்த்த நிலைக்கு ஏற்றவாறு நடந்துகொள்கிறது, சந்தர்ப்பத்துக்குப் பொருந்தாத நடத்தை தவிர்க்கப்படுகிறது. விவேகமாகவும் அறிவார்த்தமாகவும்

நடந்துகொள்கிறது. இதை இரண்டாம் நிலை நிகழ்முறை (Secondary processing) என்று ஃபிராய்டு கூறுகிறார்.

எனவே, அகம் இருதலைக் கொள்ளி எறும்பு நிலையில் உள்ளது. ஒரு பக்கம் இட், மறுபக்கம் யதார்த்த நிலவரம். இவை இரண்டுக்கும் இடையே அகப்பட்டுக்கொள்கிறது. **"அகம் தன் வீட்டுக்கே எஜமானனாக இல்லை"** என்கிறார் ஃபிராய்டு.[3]

அதியகம் எனும் நீதிபதி

மனதின் மூன்றாவது கூறு அதிமனமாகும் (Super ego). இது ஒரு மனிதனின் நடத்தையை நீதி, சமுதாய விழுமியங்கள், சட்டத்திட்டங்கள் ஆகியவற்றுக்கு ஏற்றவாறு சீரமைக்கிறது. மனசாட்சியை இதன் ஒரு கூறு என்று கூறலாம். சமுதாயம் தீயது என்று சொல்வதைத் தடைசெய்வதும் நல்லது என்று கருதுவதை ஏற்றுக்கொள்வதும் அதிமனம்தான். அதிமனமானது குழந்தைப் பிராயம் முதல் பெற்றோர் மற்றும் பெரியோர்களது கண்டிப்புகளையும் சமுதாயம் விதிக்கும் தடைகளையும் உள்வாங்கி உருவாகிறது. மேலே கூறப்பட்ட பசித்தவன் வாயூறும் உணவைக் காணும் உதாரணத்தில் பணம் கொடுக்காமல் உணவை எடுப்பது சட்டத்துக்கு முரணானது என்ற எண்ணமும் கடைக்காரனின் அனுமதியின்றி உணவை எடுப்பது களவெடுப்பதாகும் என்ற அறவுணர்வும் அதியகத்திலிருந்தே எழுச்சி பெறுகின்றன. எனவே, அதியகம் நம் மனதினுள் இருந்துகொண்டு ஒரு நீதிபதி போல நடந்துகொள்கிறது. பெற்றோர்களாலும் சமுதாயத்தாலும் எடுத்துரைக்கப்படும் அறநெறிகளே அதியகத்தை உருவாக்கு கின்றன. அகத்தின் (ஈகோவின்) விருப்பு வெறுப்புகளைத் தணிக்கை செய்யும் அதிகாரி போல அதிமனம் செயல்படுகிறது. எனவே, அதியகமானது அறநெறிக் கொள்கையைப் (Morality principle) பின்பற்றுகிறது என்று ஃபிராய்டு கூறுகிறார். மனிதனுக்குக் குற்ற உணர்வு ஏற்படுவதற்கு அதியகமே முக்கியக் காரணம் என்று கூறுகிறார் ஃபிராய்டு. அதியகத்தின் வளர்ச்சி குழந்தைப் பருவத்திலேயே உருவாகிவிடுகிறது (காண்க: இயல் 6). ஒருவனின் அதியகம் சரிவர வளர்ச்சியடையாதபோது அவன் மனசாட்சி அற்றவனாக நடந்துகொள்கிறான். இது ஆளுமைப் பிறழ்வுகளில் ஒரு வகை. ஆங்கிலத்தில் *Psychopathy* என்று அழைக்கப்படும் ஆளுமைப் பிறழ்வுக்கு ஃபிராய்டு கூறும் விளக்கமும் இதுவே.

ஃபிராய்டு விவரித்த இந்த இட் – அகம் – அதியகம் என்ற கோட்பாட்டை முன்பு கூறிய அவரது நனவு மனம் – நனவிலி மனம் என்ற கோட்பாட்டுடன் பொருத்திப் பார்க்கும்போது இட் முழுமையாக நனவிலி மனதில் அமைந்துள்ளது என்பது

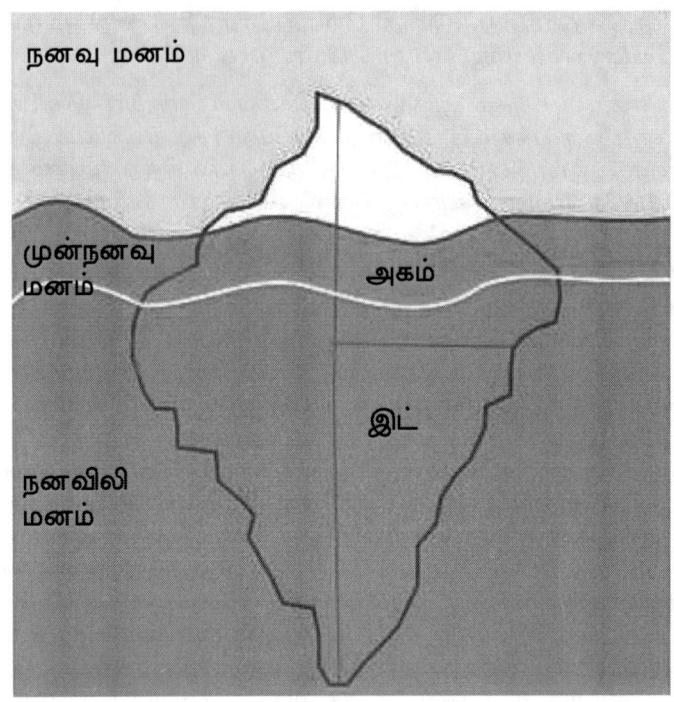

வரைபடம் 4.1
மனதின் மூன்று கூறுகள்: பனிப்பாறை உவமை

தெளிவாகும். இதன்படி மனமானது கடலில் மிதக்கும் ஒரு பனிப்பாறையோடு ஒப்பிடப்படுகிறது. அதன் பெரும் பகுதி (90%) கடல்நீருக்குக் கீழ் உள்ளது (வரைபடம் 4.1), ஒப்பீட்டளவில் இதுவே பெரியது, ஆனால் கண்களுக்குப் புலப்படுவது இல்லை. இட் உறைவது இங்கேதான். அதாவது இட் முற்றிலும் நனவிலி மனதைச் சார்ந்தது. அகமும் முன்அதியகமும் நனவு மனதில் உள்ளன; அதியகத்தின் ஒரு பகுதி நனவு மனதிலும் இன்னொரு பகுதி நனவிலி மனதிலும் உள்ளன. வரைபடம் 4.2 இதை விளக்கிக் காட்டுகிறது. அதியகத்தின் ஒரு பகுதி நமக்குப் புலப்படுவது இல்லை என்பதையும் கவனிக்கவும். அதாவது அதியகம் விதிக்கும் சில தடைகளை நாம் அறிவது இல்லை. இதனால்தான் சில குற்ற உணர்வுகளும் கடமை உணர்வுகளும் நம்மை அறியாமலே நம் மேல் ஆதிக்கம் செலுத்துகின்றன.

தானும் புறப்பொருளும்

மேலே கூறப்பட்ட ஃபிராய்டின் மனம் பற்றிய கோட்பாடு தனிமனிதனின் உளவியல் குறித்து மட்டுமே பேசுகிறது என்பதைக்

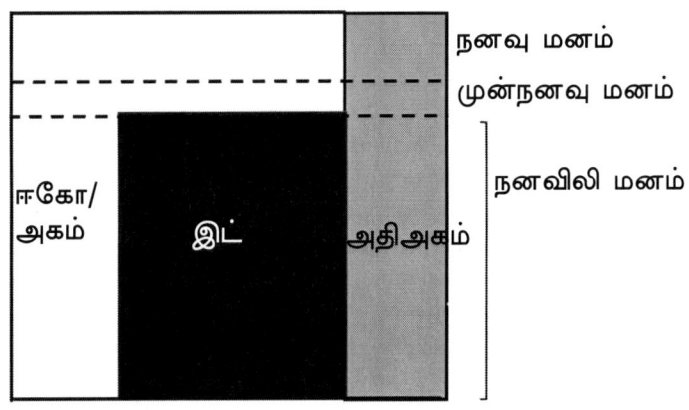

வரைபடம் 4.2

கவனிக்கவும். அதாவது, தனியொருவனுக்குள்ள குடும்பப் பந்தங்கள், சமுதாய உறவுகள் ஆகியவற்றை இது கணக்கில் கொள்ளவில்லை. எனவேதான் ஃபிராய்டிய உளவியல் தனியாள் உளவியல் (Individual psychology) என்று அறியப்படுகிறது. ஆனால் ஃபிராய்டு வெளி உலகத்தையும் அதில் வாழும் மற்றவர்களையும் முற்றாகப் புறக்கணித்துவிடவில்லை.

'தான்' (Self) என்பதற்கு எதிர்ப்பதமாக ஃபிராய்டு ஒரு சொல்லை உருவாக்கினார். இதைப் 'புறப்பொருள்' (Object) என்று அழைக்கிறார். ஃபிராய்டு உருவாக்கிய சொற்களில் குழப்பம் தரக்கூடிய சொற்களில் இதுவும் ஒன்று. எனவே, புறப்பொருள் என்ற சொல்லின் விளக்கத்தைச் சரிவரப் புரிந்துகொள்வது முக்கியம். ஃபிராய்டின் அகராதியில் 'தான்' என்பதில் அடங்காத எதுவும் புறப்பொருள்தான். தமிழ் இலக்கிய மரபில் அக வாழ்வு, புற வாழ்வு என இருவகை உண்டு. அதேபோல, இலக்கணத்தில் தன்னிலை, முன்னிலை என்ற பகுப்பு உண்டு. ஃபிராய்டு கூறும் 'தான்' என்பதும் 'புறப்பொருள்' என்பதும் இது போன்றதே.

பிறப்பு முதற்கொண்டே புதிதாகப் பிறந்த குழந்தைக்குப் புறப்பொருளாக அமைவது தாய்தான் (தன் கருத்துகளை விளக்கும் போது ஃபிராய்டு எப்போதுமே குழந்தைகளின் உளவியலில் இருந்துதான் தொடங்குவார்). பின், குழந்தை வளரும்போது தந்தை, உடன்பிறந்தவர்கள், குடும்பத்தில் உள்ள மற்றவர்கள், நண்பர்கள், ஆசிரியர்கள் என்று அதன் உலகம் விரிவடைந்துகொண்டே போகிறது. ஃபிராய்டிய மொழியில் இவர்கள் எல்லோருமே புறப்பொருள்களே. அந்தப் புறப்பொருளானது அன்பு செலுத்து வதாக, அரவணைத்துக்கொள்வதாக இருக்கலாம். அல்லது தீய எண்ணம் கொண்டதாக, பகைமை பாராட்டுவதாக,

பொறாமைப்படுவதாக இருக்கலாம். சுருங்கச் சொன்னால் புறப்பொருளின் தன்மை வேறுபடும். தனியாள் ஒருவர் அதை எவ்வாறு உள்வாங்கிக்கொள்கிறார் என்பதைப் பொறுத்தே அதன் குணாம்சம் அமையும். இதை ஃபிராய்டு அகப்படுத்துதல் (Introjection) என்று அழைக்கிறார். ஆனால், அகம் உள்வாங்கிக்கொள்ளும் பிம்பம் புறப்பொருளின் அச்சுப் பிரதியாக இருப்பதில்லை. எனவே, ஒரு தாய் தன் மகன் மீது அன்பைச் சொரியலாம். ஆனால் சில வேளைகளில் அவள் அவனைத் தண்டிக்கவும் கூடும். இதை அவன் – அவனது அகம் – தாய் தன்னைக் கொடுமைப்படுத்துகிறாள் என்று அர்த்தப்படுத்திக்கொள்ளலாம். அதாவது, உள்ளது உள்ளவாறு அல்லாமல் உணர்ந்தவாறே மனதில் பதிவுசெய்யப்படுகிறது. ஒருவனின் மனதில் புறப்பொருள் உள்வாங்கப்படும்போது அது அதன் அச்சுப் பிரதியாக இருப்பது இல்லை. அவன் அதை எப்படி விளங்கிக்கொள்கிறான் என்பதைப் பொறுத்தே அதன் தன்மை அமையும் [வரைபடம் 4.3].

புறப்பொருளானது முழுமையானதாகவோ முழுமையற்ற பாகமாகவோ இருக்கலாம் என்கிறார் ஃபிராய்டு. முன்னே கூறியது போல குழந்தை ஆரம்பத்தில் தாய் என்ற முழுமையான புறப்பொருளை உணர்வது இல்லை. மாறாக, தாயின் ஒரு பாகம், குறிப்பாக முலை மட்டுமே அதன் அறிவுக்கு எட்டுகிறது. இதைப் பாகப் புறப்பொருள் (Part object) என்கிறார் ஃபிராய்டு.

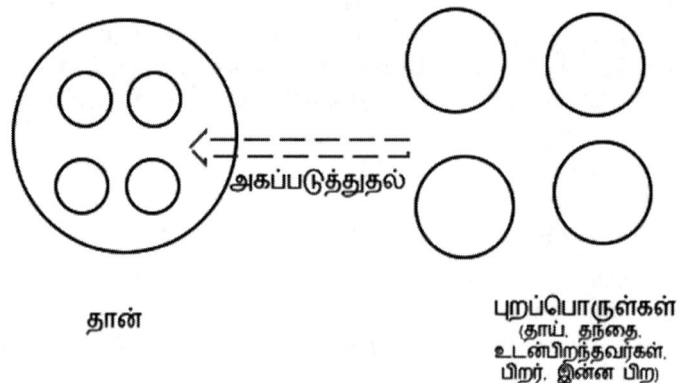

வரைபடம் 4.3 தானும் புறப்பொருளும்.

தான் புறப்பொருட்களை அகவயப்படுத்திக்கொள்கிறது. ஆனால், இவை அந்தந்த புறப்பொருட்களின் உண்மையான நகலாக இருப்பது இல்லை. உள்ளவை உள்ளவையாக இருப்பது இல்லை, உணர்ந்தவையாகவே அமைகின்றன.

இது வயதுவந்தவர்களுக்கும் பொருந்தும். இதைச் சில எடுத்துக் காட்டுகள் மூலம் விளக்கலாம். உயர் அதிகாரி ஒருவர் தன் கீழ் பணிபுரியும் ஒருவரிடம் கடுமையாக வேலை வாங்குகிறார், ஆனால் அந்தப் பணியாளரைப் பற்றியோ அவருக்கு உள்ள பிரச்சினைகள் குறித்தோ அறிந்துகொள்வதில் ஆர்வம் காட்டுவது இல்லை. பணியாளரின் உழைப்பைப் பகுதிப் புறப்பொருளாகவே பார்க்கிறார். இதேபோல, விலைமாது ஒருத்தியிடம் போகும் ஒருவன் அவளிடமிருந்து பெறும் பாலியல் சுகத்தை அனுபவிக்கிறான், ஆனால் அவள் யார், அவள் ஏன் இந்தத் தொழில் செய்கிறாள் என்பது பற்றி எதுவும் அறிந்து கொள்வதில் அக்கறை காட்டுவதில்லை. அதாவது தன் பாலியல் வேட்கையைத் தீர்க்கும் ஒரு பகுதிப் புறப்பொருளாகவே அவளை உணர்கிறான். உளப்பகுப்பாளர்கள் அவன் அவளது யோனி என்ற பகுதிப் புறப்பொருளை மட்டுமே விரும்புகிறான் என்று கொச்சையாகவே கூறுவார்கள்.

இவ்வாறாக, தனிமனிதனின் மனதில் பல புறப்பொருள்கள் இடம்பிடித்துக்கொள்கின்றன. ஃபிராய்டிய உளவியலானது தனியாள் ஒருவனின் பார்வையில் இந்தப் புறப்பொருள்கள் எப்படித் தோற்றமளிக்கின்றன என்பதைப் பற்றியே பேசுகின்றன, அவர்களுக்கிடையே உள்ள உறவைப் பற்றி அல்ல என்பதைக் குறித்துக்கொள்ளவும். பிற்காலத்தில் சில உளவியலாளர்கள் புறப்பொருளையும் உள்ளடக்கிய ஒரு கோட்பாட்டை உருவாக்கினார்கள். இது பிறிதொரு சிந்தனைப் பள்ளியைத் தோற்றுவித்தது. (காண்க: இயல் 16).

இன்றைய இளநிலைப் பட்டப்படிப்பு உளவியல் பாடப் புத்தகங்கங்களில் மேலே கூறப்பட்ட இட் – அகம் – அதியகம் ஆகிய கருத்தாக்கங்கள் மனித ஆளுமை என்ற தலைப்பின் கீழ் இடம் பெறுகின்றன. இது அவர் கூறிய கருத்துகளிலிருந்து விலகிச் செல்வதாகும். உண்மையில் ஃபிராய்டு கூறும் மனதின் மூன்று கூறுகளும் உள்ளத்தின் அமைப்பு பற்றியவை, ஆளுமை பற்றியது அல்ல. எனவேதான் இது உள்ளம் பற்றி ஃபிராய்டின் அமைப்புக் கோட்பாடு *(Freud's structural theory of mind)* என்று அறியப்படுகிறது. ஃபிராய்டு கூறியவை எந்த அளவுக்குத் திரித்துக் கூறப்படுகின்றன என்பதற்கு இது ஒரு சிறந்த எடுத்துக்காட்டு. இதுவரை மனதின் அமைப்பு பற்றிப் பார்த்தோம். அடுத்து மனதை இயக்கும் சக்திகள் பற்றி ஃபிராய்டு என்ன கூறினார் என்பதைக் காண்போம்.

இயல் 5

மனதை இயக்கும் சக்திகள்

பிற விலங்குகள் போலவே மனிதனுக்கும் பல இயல்புணர்ச்சிகள் உள்ளன என்பது யாவரும் ஒப்புக்கொண்ட உண்மை. ஆங்கிலத்தில் Instinct என்று அறியப்படும் இந்த இயல்பு தமிழில் இயல்புணர்ச்சி (இயல்பான+உணர்ச்சி) அல்லது இயல்பூக்கம் (இயல்பான+ஊக்கம்) என்று மொழியாக்கம் செய்யப்படுகிறது. இந்த நூலில் இயல்புணர்ச்சி என்ற சொல்லே பயன்படுத்தப்படுகிறது. இயல்புணர்ச்சி என்பது எல்லா உயிரினங்களுக்கும் உள்ள உடன்பிறந்த பிறவிப் பண்பு; ஒவ்வோர் உயிரினமும் உயிர்வாழ இவை இன்றியமையாதவை; இவை இயற்கையாகவே அமைந்த பண்புகள், கற்றுக்கொண்டவை அல்ல. காட்டாக, பறவைகளுக்குக் கூடு கட்டும் இயல்புணர்ச்சி தானாகக் கைவருகிறது, காட்டு விலங்குகளுக்கு உள்ள மூர்க்கத்தனமும் ஓர் இயல்புணர்ச்சிதான். இதேபோல, மனிதனுக்கும் பல இயல்புணர்ச்சிகள் உள்ளன என்பதை உளவியலாளர்கள் ஏற்றுக்கொண்டாலும் எத்தனை இயல்புணர்ச்சிகள் உள்ளன, அவை யாவை என்பதில் கருத்தொற்றுமை இல்லை. ஒவ்வோர் இயல்புணர்ச்சியும் மனிதனிடத்து மன வெழுச்சிகளையும் உந்தல்களையும் உருவாக்குகிறது; அதுவே நடத்தையையும் தோற்றுவிக்கிறது. மனிதனின் செயல்களுக்கு இயல்புணர்ச்சிகள் உந்தல்களாக அமைகின்றன. காட்டாக, ஆபத்தைக் கண்டவுடன் ஏற்படும் அச்ச இயல்புணர்ச்சி தன்னைப் பாதுகாத்துக்கொள்ள நடவடிக்கை எடுக்கத் தூண்டும் உந்தலாக அமைகிறது. இவ்வாறாக

எதிர்த்துத் தாக்க அல்லது தப்பியோடத் துணை புரிகிறது. இது எதிர்ப்பு அல்லது தப்பித்தல் எதிர்வினை *(Fight or flight reaction)* என்று இன்றைய உளவியலில் அழைக்கப்படுகிறது.

உயிரியலிலும் உளவியலிலும் இந்தக் கருத்து ஃபிராய்டின் காலத்துக்கு முன்னரே அறியப்பட்டுவந்தது. ஆனால், விலங்குகள் போலவே மனிதனுக்கும் சில உடன்பிறந்த இயற்கைக் குணங்கள் உள்ளன, இதன் அடிப்படையிலேயே மனிதன் இயங்குகிறான் என்பதை ஃபிராய்டு ஆணித்தரமாக முன்வைத்தது போல வேறு எவரும் வற்புறுத்திக் கூறியது இல்லை. ஃபிராய்டியக் கோட்பாடுகளில் நனவிலிக் கோட்பாடு ஒரு தூண் என்றால் அதன் அடுத்த தூணாக விளங்குவது இந்த இயல்புணர்ச்சிக் கோட்பாடு தான். எனவேதான் உளப்பகுப்பாய்வுக் கோட்பாடானது ஓர் இயல்புணர்ச்சி சார்ந்த கோட்பாடாகக் *(Instinct theory)* கருதப் படுகிறது. மனிதனின் இயல்புணர்ச்சிகள் பற்றி அவர் என்ன கூறினார் என்பதை விளக்குவதற்கு முன் இன்றைய உளவியலில் இயல்புணர்ச்சிகள் எவ்வாறு பார்க்கப்படுகின்றன என்பதை நினைவுபடுத்திக் கொள்வது நல்லது (காண்க: பெட்டி 5.1).

பெட்டி *5.1* இயல்புணர்ச்சிகள் (Instincts)

இயல்புணர்ச்சிகள் உடன் பிறந்தவை, கற்றுக்கொண்டவை அல்ல. மனிதனுக்கு எத்தனை இயல்புணர்ச்சிகள் உள்ளன என்பதில் அறிஞர்களிடையே ஒத்த கருத்து இல்லை. ஆனாலும், மனிதனுக்கு உள்ள முக்கியமான இயல்புணர்ச்சிகள் தற்போது பின்வருமாறு பட்டியலிடப்படுகின்றன:

1. பேணிக்காக்கும் இயல்புணர்ச்சிகள் *(Self-preservation instincts)*:

   தற்காப்பு
   தப்பித்தல்
   மூர்க்கம்
   ஆக்ரோஷம்
   போர்க்குணம்
   பகைமை

2. சமூக இயல்புணர்ச்சிகள் *(Social instincts)*

   அன்பு, பாசம், ஒட்டுறவு, காதல்
   குழு உணர்வு, சமூக பந்தங்கள்
   கூட்டுறவு மனப்பான்மை
   போட்டி மனப்பான்மை

பொதுநலப் பண்பு (*Altruism*)
ஆதிக்கம் செலுத்தும் பண்பு

3. பாலியல் இயல்புணர்ச்சிகள் (*Sexual instincts*)
காமம்
பாலியல் இச்சை
இன்ப விழைவு

இனி, ஃபிராய்டு இயல்புணர்ச்சிகள் பற்றி என்ன கூறுகிறார் என்பதைப் பார்ப்போம். 1915இல் அவர் எழுதிய 'இயல்புணர்ச்சிகளும் அவற்றின் திருப்பங்களும்' என்ற நூலில் இதைப் பின்வருமாறு கூறுகிறார்[1]:

> **"இயல்புணர்ச்சிகள் வெளித் தூண்டுதல்கள் அல்ல, ...அவை நரம்பு மண்டலத்தின் எல்லையற்ற திறன்களுக்கான உண்மையான உந்து சக்திகள்"**

ஆரம்பத்தில் ஃபிராய்டு இரண்டு வகையான இயல்புணர்ச்சிகள் இருப்பதாகக் கருதினார். ஒன்று அகம் சார்ந்த இயல்புணர்ச்சிகள் (*Ego instincts*). இது தன்னைப் பேணிக்காக்க உதவும் (*Self-preservation*)இயல்புணர்ச்சி, மற்றது பாலியல் சார்ந்த இயல்புணர்ச்சி (*Sexual instinct*). இது இனப்பெருக்கத்துக்கான இயல்புணர்ச்சி. "பாலுணர்வு என்பது மனித வாழ்வின் உந்து சக்தி" என்பது ஃபிராய்டின் புகழ்பெற்ற வாசகம். ஆனாலும் 'பாலியல்' என்று அவர் கூறும்போது உடலிலிருந்து பெறப்படும் எல்லா இன்பங்களையும் பாலியல் இன்பங்கள் என்றே கருதுகிறார்.

ஃபிராய்டின் இந்தப் பாகுபாடு அன்றைய நாளில் பொதுவாக உயிரியல் துறையில் ஏற்றுக்கொள்ளப்பட்ட கருத்தாகவே இருந்தது. குறிப்பாக, இயல்புணர்ச்சி பற்றி சார்லஸ் டார்வின் முன்வைத்த கருத்துக்கு ஒத்ததாகவே இருந்தது. ஆனால் ஃபிராய்டு ஓர் படி மேலே போய் எந்த ஒரு இயல்புணர்ச்சியும் அதன் குறிக்கோளை அடைய முடியாதபட்சத்தில் உள்ளார்ந்த ஒரு விரக்தி ஏற்படுகிறது என்றும், இதனால் உண்டாகும் மன உளைச்சலைக் குறைக்க அகமானது சில நடவடிக்கைகளை எடுக்கவேண்டி உள்ளது என்று கூறுகிறார் (காண்க: இயல் 4). இது சாத்தியப்படாதபோது மனதின் தற்காப்பு முறைகள் முடுக்கிவிடப்படுகின்றன (காண்க: இயல் 7) என்றும் கூறுகிறார். காட்டாக, கடையில் உள்ள ஓர் அணிகலனைக் கண்டு அதை வாங்க ஆசைப்படும் ஒரு பெண் அதன் விலையைப் பார்த்தவுடன் அந்த எண்ணத்தைக் கைவிடு

கிறாள், அல்லது, "இது எனக்குத் தேவையில்லாத ஒன்று" என்று மனதைத் தேற்றிக்கொள்கிறாள். முன்னதில் உண்மை நிலைக்கு ஏற்றவாறு அகம் செயல்படுகிறது, பின்னதில் பகுத்தறிவாக்கம் என்ற தற்காப்பு முறை முடுக்கிவிடப்படுகிறது. (காண்க: இயல் 8). இயல்புணர்ச்சிகளை அடக்கி ஒடுக்குவதில் இந்தத் தற்காப்பு முறைகள் தோல்வி அடையும்போது அது மனக்கோளாறுகளாக வெளிப்படுகின்றன என்றும் கூறுகிறார். காட்டாக, அது இசிப்பு நோயாக உருமாற்றம் பெறலாம். உண்மையில் ஃபிராய்டின் இயல்புணர்ச்சி பற்றிய கருத்து இசிப்பு நோய் ஆய்வுகளில் இருந்தே பெறப்பட்டது (காண்க: இயல் 3 பக். 37).

தொடக்கத்தில் பாலியல் சார்ந்த உள்ளுணர்ச்சிகளை முதன்மைப்படுத்திய ஃபிராய்டு, பிற்காலத்தில் மனித இயல்புணர்ச்சிகளில் மூர்க்கமும் (Aggression) முக்கியமானதோர் இயல்புணர்ச்சி என அடையாளம் காண்கிறார். குறிப்பாக, முதலாம் உலகப் பெரும்போரின்போது (1914–1918) ஏற்பட்ட கொடுமைகளையும் அவலங்களையும் கண்ணுற்ற அவர் மூர்க்கம் என்பது மனிதனுக்கு உடன்பிறந்த ஒரு பண்பு என்பதை வலியுறுத்தத் தொடங்கினார். பிற்காலத்தில் மனிதக் குழுக்கள் பற்றி (காண்க: இயல் 18): அவர் எழுதிய கட்டுரைகளில் இதை அழுத்தமாகவே கூறுகிறார்[2]:

> **"நாம் நினைப்பது போல மனிதன் அமைதியை விரும்பும் ஒரு சாதுவான பிராணி அல்ல . . . மாறாக, அவனுக்குள்ள இயல்புணர்ச்சிகளில் ஒன்று . . . . . . மூர்க்கமாகும். எனவே, அவனைச் சுற்றியுள்ளவர்களை அவன் தனக்கு உதவி செய்யக் கூடியவர்களாக மட்டும் பார்ப்பதில்லை, ... அவர்களை இகழ்ந்தும், கொடுமைப்படுத்தியும், கொன்றும் தனக்குள்ள மூர்க்கத்தைத் தணித்துக்கொள்கிறான். . ."**

மனிதன் விலங்கில் இருந்து தோன்றினான் என்ற டார்வினின் கருத்தின் நீட்சியாகவே ஃபிராய்டு மனித இயல்பைப் பார்க்கிறார். பண்படாத மிருக உணர்ச்சிகள் மனிதனின் ஆழ்மனதில் குடிகொண்டுள்ளன என்ற உயிரியல் அணுகுமுறையை ஃபிராய்டு கொண்டிருந்தார். மனிதன் பெற்றிருக்கும் இந்த இயல்புணர்ச்சிகளுள் பாலியல் இயல்புணர்ச்சிக்கே சிறப்பிடம் கொடுக்கிறார். குறிப்பாகக் குழந்தைப் பருவத்திலேயே பாலியல் உந்தல்கள் உருவாகிவிடுகின்றன் என்ற அவரது கருத்து பலருக்கு வியப்பையும் மலைப்பையும் ஏற்படுத்தியது (காண்க: இயல் 6).

அடுத்து, எல்லா இயல்புணர்ச்சிகளையும் இரண்டு வகையானவை என்று பிரித்துக் கூறுகிறார். 1920இல் அவர் எழுதிய 'இன்பக் கொள்கைக்கு அப்பால்' என்ற நூலில் மனிதனுக்கு உள்ள

இயல்புணர்ச்சிகளை இரு பெரும் கூறுகளாக வகைப்படுத்துகிறார்.[3] ஒன்று வாழ்வதற்கு உந்து சக்தியாக விளங்கும் ஆக்கபூர்வமான சக்திகள். இதை கிரேக்க காதல் தெய்வத்தின் பெயரான ஈரொஸ் *(Eros)* என்று அழைக்கிறார். வாழ்க்கையைப் பேணிக் காக்கும் சக்தியே வாழ்வாதார இயல்புணர்ச்சிகள் *(Life instinct)*. இது பாலியல் சார்ந்த வேட்கைகளையும் அன்பு, கருணை போன்ற விழைவுகளையும் உள்ளடக்கும். மற்றது, அழிவையும் மரணத்தையும் விழையும் இயல்புணர்ச்சி *(Death instinct)*. இதை கிரேக்க மரண தெய்வத்தின் பெயரால் தெனொடஸ் *(Thanatos)* என்று அழைக்கிறார். இந்தக் கோட்பாட்டைப் பின்வருமாறு விளக்குகிறார்:

> **. . . . . . நாம் இரண்டு வகையான இயல்புணர்ச்சிகளை இனம்காண வேண்டியுள்ளது: ஒன்று வாழ்வை அழித்து அதன் மூல வடிவமான சடப்பொருளுக்கு இட்டுச்செல்லும் மரண விழைவு; மற்றது வாழ்க்கையை பேணிக்காத்து அதை மீண்டும் உயிர்ப்பிக்கும் வகையில், அதாவது இனப்பெருக்கம் செய்யும் வகையில் செயல்படும் வாழ்வாதார இயல்புணர்ச்சி.**

இந்த இரு வகையான இயல்புணர்ச்சிகளும் இட் எனப்படும் ஆழ்மனதில் குடிகொண்டுள்ளன என்கிறார் ஃபிராய்டு. மனிதனுக்குள் வாழ வேண்டும் என்ற விழைவு உள்ளதுபோலவே மரண விருப்பமும் உண்டு என்பது ஃபிராய்டின் கூற்று. மரண விழைவு தன்னைத் தானே அழித்துக்கொள்வதைக் குறிக்கோளாகக் கொண்டது. தற்கொலை மரண விழைவால் ஏற்படுகிறது. அதே போல, மரணம் விளைவிக்கக்கூடும் என்று அறிந்தும் மனிதன் மேற்கொள்ளும் ஆபத்தான செயல்களான போதை மருந்துப் பழக்கம், மதுப்பழக்கம் ஆகியவையும் கவனக் குறைவாக வாகனம் ஓட்டுதல், ஆபத்தான விளையாட்டுகளில் ஈடுபடுவது ஆகியவற்றையும் மரண விழைவுகள் என்று வரையறுக்கலாம். மனிதனுக்குள்ள கொலை வெறி, போர்க்குணம் ஆகியவையும் இதனுள் அடங்கும்.

இந்த இரண்டு இயல்புணர்ச்சிகளும் ஒன்றுக்கொன்று முரணாகச் செயல்படுகின்றன. ஆனால் சில சந்தர்ப்பங்களில் இணைந்தும் செயல்படுகின்றன என்றும் கூறுகிறார்.

லிபிடோ

ஃபிராய்டு 'லிபிடோ' என்ற ஒரு சொல்லையும் தன் படைப்புகள் நெடுகிலும் பயன்படுத்துகிறார். லிபிடோ என்ற சொல் உள்ளத்தின் சக்தியைக் குறிக்கிறது. ஆனால் இதை ஃபிராய்டு பாலியல்

சார்ந்த சக்தியாகவே பார்க்கிறார். இயற்பியலில் கூறப்படும் சக்தி அல்லது ஆற்றல் போல இதை மனித மனதில் உள்ள ஒரு சக்தியாகக் கருதுகிறார். ஒவ்வொருவருக்கும் ஒரு குறிப்பிட்ட அளவு சக்தி பிறப்பில் இருந்தே காணப்படுகிறது என்றும் இது மனதிலும் உடலின் பாகங்களின் மீதும் புறப்பொருள்கள் மீதும் செலுத்தப்படுகிறது என்றும் கூறுகிறார். இதை அளவிட முடியாது, ஆனால் ஏதோ ஓர் அளவு உள்ளதாகக் கொள்ளலாம் என்கிறார்.[3]

லிபிடோ என்ற உள்ளத்துச் சக்தியே *(Psychic energy)* மனித மனதின் செயல்பாடுக்குக் காரணமாக உள்ளது, அதுவே மனிதனின் ஆளுமையைத் தீர்மானிக்கிறது என்கிறார். எனவே, இந்த உள்ளத்துச் சக்தியில் ஏற்படும் இயக்கங்கள், மாற்றங்கள், தடைகள் ஆகியவை மனிதனின் ஆளுமையை எவ்வாறு உருவாக்குகின்றன, அதை எவ்வாறு வடிவமைக்கின்றன என்பதே ஃபிராய்டின் உளப்பகுப்பாய்வுக் கொள்கையின் மையச் சரடாக அமைந்துள்ளது.

விமர்சனங்கள்

இந்த இயலில் கூறப்பட்ட செய்திகளில் இருந்து மனதை இயக்கும் சக்திகள் பற்றி ஃபிராய்டு கூறும் கருத்துகள் தெளிவற்றவை, குழப்பமானவை என்பது தெரியவரும். மனதின் அமைப்பைப் பற்றி உறுதிப்பாட்டுடன் பேசும் ஃபிராய்டு மனதை இயக்கும் சக்திகள் பற்றிக் கூறும்போது அத்துணைத் தெளிவுடன் பேசத் தவறுகிறார். குறிப்பாக, லிபிடோ என்பது என்ன என்பதில் பல குழப்பங்கள் உள்ளன. அன்றைய நாளில் நீராவியின் சக்தியைக் கொண்டு இயங்கும் இயந்திரங்கள் இயற்பியலில் பிரபலமாக இருந்தன. இந்த நீரழுத்தக் கொள்கையை அவர் வரித்துகொண்டார். லிபிடோ பற்றி அவர் கூறும் கருத்துகள் நீரழுத்தக் கொள்கைக்கு இணையானவையாகத் தோன்றுகின்றன.

பொதுவாகவே, உளப்பகுப்பாய்வு சார்ந்த கருத்துகளிலும் கோட்பாடுகளிலும் இம்மாதிரியான மயக்கங்கள் பல உள்ளன. இதனால்தான் ஃபிராய்டின் கருத்துகளைப் புரிந்து கொள்வது கடினமாக உள்ளது. அவரது ஆதரவாளர்கள் தரும் வியாக்கியானங்களிலும் பல குழப்பங்கள் உள்ளன. அவரது கோட்பாடுகள் சிலவற்றில் இருண்மையையும் *(Obscurity)* தெளிவற்ற தன்மையையும் காணலாம். அவரது மூல நூல்களை வாசிக்கும்போது அவர் ஒரு மெய்யியலாளர் போல விவாதிக்கிறாரே தவிர அறிவியல் முறைகளின்படி

அணுகவில்லை என்பது புலப்படுகிறது. அவரது தலையாய நூல் என்று கூறப்படும் 'கனவுகளின் பொருள் விளக்கம்' என்ற நூலில் இது துலக்கமாகப் புலப்படுகிறது.

ஆனாலும், இயல்புணர்ச்சிகள் பற்றி ஃபிராய்டு கூறும் ஒரு விஷயத்தை நாம் கவனித்தாக வேண்டும். மனிதனை அவனது இயல்புணர்ச்சிகள் ஆட்டிப்படைக்கின்றன என்பதையும் இதை அவன் பெரும்பாலும் உணர்வது இல்லை என்பதையும் நாம் ஏற்றுக்கொள்ளவே வேண்டும்.

இயல்புணர்ச்சிகள் பற்றிப் பேசிய ஃபிராய்டு பாலுணர்ச்சியையே முதன்மைப்படுத்தினார் என்று முன்னர் கூறினோம். மனித வாழ்வில் பாலுணர்ச்சி வகிக்கும் பாத்திரம் பற்றியும் அது சிசுப்பருவத்தில் தோன்றி இளமைவரை நீடிக்கிறது என்பது பற்றியும் ஃபிராய்டு கூறும் கருத்துகளை அடுத்த இயலில் காண்போம்.

இயல் 6

குழந்தைப் பருவப் பாலுமையும் இடிபஸ் சிக்கலும்

மனிதனுக்குப் பல இயல்புணர்ச்சிகள் உள்ளன என்பதை இயல் 5இல் பார்த்தோம். இவற்றுள் எவை முதன்மையானவை என்ற கேள்வி அடுத்து எழுகிறது. இங்கேதான் ஃபிராய்டு மற்ற உளவியலாளர்களிடம் இருந்து மாறுபடுகிறார், ஏன் முரண்படுகிறார் என்றே கூற வேண்டும். ஃபிராய்டைப் பொறுத்தவரை பாலுணர்வு என்பதே மனிதனின் முழுமுதலான இயல்புணர்ச்சி. 1905இல் அவர் எழுதிய 'பாலுமை பற்றி மூன்று கட்டுரைகள்' என்ற நூலில் இதை அவர் அழுத்தம் திருத்தமாகக் கூறுகிறார்.[1] **பாலுணர்வு என்பது மனித வாழ்வின் உந்து சக்தி** என்பது ஃபிராய்டின் புகழ்பெற்ற வாசகம். எனவே, ஃபிராய்டு பாலுணர்வுக்கே முதலிடம் வழங்கினார் என்பது தெளிவு. மட்டுமன்றி, பாலியல் இயல்புணர்ச்சிகள் அடக்கி ஒடுக்கப்படும்போது அவை உளநரம்பு நோய்க்குறிகளாக வெளிப்படுகின்றன என்றும் கூறுகிறார். (அவர் பார்த்த இசிப்பு நோய் உள்ள பல இளம் பெண்கள் பாலியல் வன்கொடுமைக்கு ஆளாக்கப்பட்டவர்களாக இருந்தது இதற்கு ஒரு காரணமாக இருக்கலாம்). எனவே, ஃபிராய்டின் கருத்துப்படி மனதை இயக்கும் சக்திகளில் பாலியல் இயல்புணர்ச்சிக்கு ஒரு சிறப்பிடம் உண்டு.

ஆனால், பழமை வாய்ந்த இருபதாம் நூற்றாண்டு வியன்னா சமுதாயத்தில் இந்தக் கருத்து வியப்பையும் வெறுப்பையும் ஏற்படுத்தியது. சிலர் அவருக்கு 'பாலியல் மருத்துவர்' என்ற பட்டப்பெயர் சூட்டினார்கள். அவர் குழாமைச் சேர்ந்த உளப்பகுப்பாளர்கள் பலரும்கூட அவரின் பால்சார்ந்த கோட்பாடுகளை ஏற்றுக்கொள்ள மறுத்தனர். ஆனால் ஃபிராய்டு இதில் விடாப்பிடியாக இருந்தார். அவர் குழாமைச் சேர்ந்த பல உளப்பகுப்பாளர்கள் அவரை விட்டுப் பிரிய இதுவும் ஒரு காரணமாக இருந்தது (காண்க: இயல் 15).

ஆனால், ஃபிராய்டு கூறும் பாலுணர்வு என்னவென்பதைச் சரிவர புரிந்துகொள்வதும் முக்கியம். ஃபிராய்டிய மொழியில் **உடம்பிலிருந்து பெறப்படும் அல்லது பெறக்கூடிய எல்லா இன்ப உணர்வுகளும் பாலுணர்வு சார்ந்தவையே**. எனவே, ஃபிராய்டு கூறும் இயல்பூக்கங்களும் உந்தல்களும் பிறப்பிலிருந்தே உடல் சார்ந்த இன்பங்களை அடைய விழையும் சக்திகளைக் குறிக்கின்றன. பாலுமை *(Sexality)* என்ற சொல்லை அவர் இந்தப் பரந்த பொருள்படவே பாவிக்கிறார். ஃபிராய்டின் கருத்துப்படி, பாலியல் சார்ந்த உந்தல்கள் இனப்பெருக்க உறுப்புகளில் மட்டும் உறைவதில்லை, இன்பமளிக்கும் உடலில் பாகங்கள் யாவும் பாலியல் சார்ந்தவை என்று கருதுகிறார்.

விலங்குகளுக்கும் மனிதனுக்கும் உள்ள பாலியல் உணர்வானது வித்தியாசமானது இந்த இடத்தில்தான் என்று ஃபிராய்டு கூறுகிறார். இதை விளக்க அவர் மனிதன் பிறக்கும்போது, அதாவது சிசுவாக இருக்கும்போது உருவாகும் உடல்இன்ப நிலைக்கு நம்மை அழைத்துச்செல்கிறார். சிசுவானது பசி எடுக்கும்போது அன்னையின் மார்பை உறிஞ்சி மகிழ்வான அனுபவத்தைப் பெறுகிறது. அதன் பசி அடங்குகிறது. அதே நேரத்தில் தாயின் அரவணைப்பில் மகிழ்ச்சியான உடல்இன்பத்தையும் பெறுகிறது. அடுத்த முறை பசி எடுக்குபோது அல்லது ஏதாவது துன்பம் ஏற்படும்போது இதே அனுபவத்தைப் பெற சிசு விழைகிறது. ஆனால் ஒவ்வொரு முறையும் அரவணைப்பும் தாயின் உடல் இன்பமும் கிடைப்பதில்லை. தாயின் மார்புக்கு பதிலியாக விரல் சூப்புவதால் அல்லது காம்பு போன்ற ரப்பர் சூப்பியை உறிஞ்சுவதால் அதற்கு இணையான இன்பத்தைப் பெற முடிகிறது. அதாவது இல்லாத ஒரு பொருள் மூலம் மனநிறைவைச் சிசுவே உண்டாக்கிக்கொள்கிறது. இது கற்பனை நிலையில் நிகழ்கிறது. இதைத் தற்புனைவு *(Phantasy)* என்று ஃபிராய்டு அழைக்கிறார். எடுத்துக்காட்டாக, குழந்தை விரல் சப்பும்போது அன்னையின்

மார்பைச் சப்பும் அதே இன்பத்தை கற்பனை செய்துகொள்கிறது. இதனால் அமைதி காண்கிறது. இதற்கு முன் தாயின் அரவணைப்பு தேவைப்பட்டது. இப்போது தாய் இல்லாமல் மனதளவில் நிறைவு காண முடிகிறது. இவ்வாறு வயதுவந்த பின்னரும் மனிதனின் பாலியல் சார்ந்த நடவடிக்கைகளில் கற்பனையும் புனைவும் ஒரு முக்கிய பாகம் வகிக்கின்றன. இதுவே விலங்குகளுக்கும் மனிதனுக்கும் உள்ள பாலியல் சார்ந்த வித்தியாசம். விலங்குகள் இம்மாதிரியான கற்பனை புனைவுகளில் ஈடுபடுவது இல்லை. இன்னும் சொல்லப்போனால், இம்மாதிரியான தற்புனைவுகள் வழியாக மனிதனால் மட்டுமே இன்பம் பெற முடிகிறது. எனவே, ஃபிராய்டு கூறும் பாலியல் இன்பம் என்பது சாதாரணமாகக் கூறப்படும் பாலுணர்வுகளிலிருந்து வித்தியாசமானது என்பதைப் புரிந்துகொள்வது முக்கியம்.

பாலுணர்வே மனிதனின் பிரதான உந்துசக்தி என்று கூறிய ஃபிராய்டு அடுத்ததாக இன்னொரு புதிய கருத்தையும் முன்வைக்கிறார். குழவிப் பருவத்திலிருந்தே குழந்தைகளுக்குப் பாலியல் உணர்ச்சிகளும் உந்தல்களும் உருவாகிவிடுகின்றன என்று வலியுறுத்திக் கூறுகிறார். அதுமட்டுமல்லாமல் பசி, தாகம், தற்காப்புணர்ச்சி போலவே பாலியல் உணர்வுகளும் குழந்தைகளுக்கு இன்றியமையாதவை என்றும் கூறுகிறார். இதற்குக் குழந்தைப்பருவப் பாலுமை (Infantile sexuality) என்று பெயரிட்டார்.

சாதாரணமாக இளம்குழந்தைகளுக்குப் பால் சார்ந்த உணர்ச்சிகளும் எண்ணங்களும் குமரப்பருவத்தில், அதாவது பருவம் அடையும் வயதளவில், தோன்றுகின்றன என்பதே நாம் அறிந்த உண்மை; உளவியல் கூறும் செய்தியும் இதுவே. ஆனால், ஃபிராய்டு இதைத் தலைகீழாக மாற்றிக் கூறுகிறார். இளம் குழந்தைகளுக்கும் பாலுமை உண்டு என்பது ஃபிராய்டியக் கோட்பாட்டின் ஒரு தூணாக விளங்குகிறது. அவர் கூறும் பாலுமைக் கோட்பாட்டைப் பின்வருமாறு சுருக்கிக் கூறலாம்[2]:

1. பாலியல் வாழ்க்கை என்பது குமரப்பருவத்தில்தான் ஆரம்பமாகிறது என்பது தவறு, (குழந்தை) பிறந்த உடனேயே அதன் வெளிப்பாடுகளைக் காணலாம்.

2. பாலியல் (Sexual) என்ற சொல்லுக்கும் பிறப்புக் குறி (Genital) என்ற சொல்லுக்குமிடையே பெரும் வேற்றுமை உள்ளது.

3. இனப்பெருக்க உறுப்புகளில் மட்டுமல்லாமல் உடலின் பல பாகங்களில் இருந்தும் பாலியல் இன்பம் பெறப்படுகிறது. வயதுவந்தபின் இது இனப்பெருக்கத்துக்கு வழிவகுக்கிறது.

அடுத்து, குழந்தையின் வளர்ச்சியின்போது பாலுணர்வு உடலின் வெவ்வேறு பாகங்களில் உறைவதாகக் கூறுகிறார். இதை ஐந்து **சமூகப் பாலியல்** (Psycho - social developmental stages) **வளர்ச்சிக் கட்டங்களாகப்** பிரித்துப் பார்க்கிறார்.

ஃபிராய்டு கூறும் ஐந்து சமூகப் பாலியல் வளர்ச்சிக் கட்டங்கள்

பிறந்த நாள் தொடக்கம் குழந்தையானது உடல்இன்பத்தை விரும்புகிறது. அதன் வழியாக தன் மனஉந்தல்களை நிறைவு செய்துகொள்கிறது. தாயின் காம்பை உறிஞ்சி இன்பம் பெறுகிறது, தாயின் அரவணைப்பிலும் பாலருந்துவதிலும் இன்பம் காண்கிறது. பின், கையில் கிடைக்கும் எல்லா பொருள்களையும் வாயில் போட்டுக்கொள்கிறது. விரலைச் சூப்புவதிலும் உணவு உட்கொள்வதிலும் இன்பம் காண்பது மாத்திரமன்றி பாலியல் இன்பத்தையும் பெறுகிறது. இந்தக் கட்டத்தில் இன்பத்தை வழங்கும் உறுப்புகளாக இருப்பவை உதடுகளும் வாயுமாகும். இந்த முதல் வளர்ச்சிக் கட்டத்தை வாய்ப் பருவம் (Oral phase) என்று அழைக்கிறார். இது சுமார் இரண்டு வயது வரை நீடிக்கிறது. இந்த வயதில் இட் மட்டுமே செயல்படுகிறது. இட்டிலிருந்து அகமானது (ஈகோ) உருவாகுவது இந்தக் கட்டத்தில்தான்.

இத்தகைய வாயின்பம் பெறுவதில் சில சமயங்களில் இடையூறு ஏற்படுவதுண்டு. காட்டாக, சில குழந்தைகளுக்குத் தாயின் அரவணைப்பும் உடல்சுகமும் கிடைக்காமல் போகலாம். இதனால் பாலுமை வளர்ச்சியானது தடைப்படுகிறது. இந்த வாய் நிலைக் கட்டத்தில் ஏற்படும் மனவளர்ச்சித் தடை (Oral fixation) ஒருவரின் ஆளுமையைப் பாதிக்கிறது என்று கூறுகிறார் ஃபிராய்டு.

அடுத்த கட்டத்தில் பாலியல் உந்தல்கள் யாவும் குதத்தைச் சுற்றி அமைகின்றன. மலம் கழிப்பதிலும் மலத்தைத் தக்கவைத்துக் கொள்வதிலும் குழந்தைகள் இன்பம் காண்கின்றன. இது குதக் கட்டம் (Anal phase). இந்தக் கட்டத்தில் குழந்தைகள் விரும்பிய நேரத்தில் விரும்பிய இடத்தில் மலம், சிறுநீர் கழித்துத் தம் பாலியல் உந்தல்களைப் பூர்த்தி செய்துகொள்கிறார்கள். இது சுமார் இரண்டு வயது முதல் மூன்று வயதுவரை நீடிக்கிறது. இந்தக் கட்டத்தில் தடை ஏற்பட்டால் பிற்காலத்தில் ஒழுங்கு, சிக்கனம், நேரம் தவறாமை போன்ற ஆளுமைப் பண்புகள்

மிதமிஞ்சிய அளவில் உண்டாகிறது என்கிறார் ஃபிராய்டு. இது குதநிலைப் பண்பு *(Anal character)* என்று அழைக்கப்படுகிறது.

மூன்று வயது முதல் ஐந்து அல்லது ஆறு வயதுவரை குழந்தைகள் தங்கள் பாலியல் உறுப்பில் நாட்டம் கொள்கின்றன. இது லிங்கக் கட்டம் *(Phallic phase)*. இந்தக் கட்டத்தில் குழந்தைகள் தமது பால் உறுப்புகளைத் தொட்டுத் தடவி இன்பம் பெறுகின்றன. குழந்தைகள் ஆண் – பெண் வேறுபாட்டை உணர்ந்துகொள்வதும் இந்தக் கட்டத்தில்தான். (இந்த வயதில்தான் ஒரு குழந்தை தான் ஆணா அல்லது பெண்ணா என்பதை உணர்கிறது. அதாவது பாலியல் அடையாளம் உருவாவதும் நிலைபெறுவதும் இந்தக் கட்டத்தில்தான். பிற்காலத்தில் இது மாறுவதில்லை). இந்தக் கட்டத்தில் ஆண் குழந்தைகள் தாயின் முழு அன்பையும் பெற ஏங்குகின்றன, தன் தாய் மேல் காதல் கொள்கின்றன, அவளை மணந்துகொள்ள விழைகின்றன என்று கூறுகிறார் ஃபிராய்டு. இதை ஒரு முக்கிய நிகழ்வாகப் பார்க்கிறார். இதிலிருந்து முகிழ்த்தது தான் ஃபிராய்டின் பெயரோடு ஒன்றிப்போன இடிபஸ் சிக்கல் என்ற கோட்பாடு (கிரேக்க புராணக் கதையான இடிபஸ் கதை பெட்டி 6.1இல் கூறப்பட்டுள்ளது). இந்தக் கட்டத்தில்தான் அதியகம் உருவாகிறது என்று கூறுகிறார் ஃபிராய்டு. அடுத்த கட்டங்கள் என்னவென்று கூறிவிட்டு இடிபஸ் சிக்கல் பற்றி விரிவாகப் பேசுவோம். அடுத்ததாக, அதாவது ஐந்து முதல் குமரப்பருவம் வரை, பாலியல் வளர்ச்சி தேக்கமடைகிறது. இது மறைப் பருவம். *(Latency)* என்று அழைக்கப்படுகிறது. குழந்தைகள் வளர்ந்து பருவமடையும் தறுவாயில், அதாவது குமரப்பருவத்தில், பாலியல் வேட்கைகள் மீண்டும் தலைதூக்குகின்றன. இப்போது பாலியல் விழைவுகள் பாலுறுப்புகளில் சரிவர நிலைபெறுகின்றன. இதுதான் எல்லோரும் அறிந்த பாலுணர்வுப் பருவமாகும் *(Genital stage)*. இது முதுமை வரை நீடிக்கிறது.

ஃபிராய்டின் கருத்துப்படி, மேலே கூறப்பட்ட ஐந்து வளர்ச்சிப் படிகளும் வரிசைக்கிரமமாக முறைப்படி நடைபெறுகின்றன. வளர்ச்சியின்போது குழந்தை இந்த வளர்ச்சிக் கட்டங்களை வெற்றியோடு தாண்டிச் செல்ல வேண்டும். ஆனால், ஒவ்வொரு கட்டத்திலும் குழந்தை சிக்கல்களைச் சந்திக்க வேண்டி உள்ளது. இந்தச் சிக்கல்களுக்கு சரியான முறையில் தீர்வு காணப்படும் போது மனவளர்ச்சி ஆரோக்கியமாகவும் மனநலம் சிறப்பாகவும் அமைகிறது. ஃபிராய்டின் கருத்துப்படி, இந்தச் சிக்கல்கள் சரிவர தீர்க்கப்படாத பட்சத்தில் உளநரம்பு நோய்கள் ஏற்படுகின்றன. உளநரம்பு நோய்களின் தோற்றுவாயைத் தீர்வு காணப்படாத குழந்தைப் பாலுமைச் சிக்கல்களிலேயே தேட வேண்டும் என்று கூறுகிறார்.[3]

ஃபிராய்டு கூறும் இந்த வளர்ச்சிப் படிகள் சமூக – உளப் பாலுமை வளர்ச்சி நிலைகள் (Psycho - sexual developmental stages) என்று அறியப்படுகின்றன. இது மனிதனின் மனவளர்ச்சியின் ஒரு சில கூறுகளை மட்டுமே உள்ளடக்கியது என்பதைக் கவனிக்கவும். மொழி வளர்ச்சி, அறிவு வளர்ச்சி, சமூக வளர்ச்சி, அறநெறி வளர்ச்சி ஆகியவை இதில் இடம்பெறவில்லை.

இடிபஸ் சிக்கல்

ஆரம்பத்திலிருந்தே குழந்தைகள் பாலியல் சார்ந்த விஷயங்களில் ஆர்வம் காட்டுகின்றன. காட்டாக, குழந்தைகள் பிறப்பது எப்படி என்று அறிந்துகொள்ள விரும்புகின்றன, ஆண் – பெண் பாலுறுப்புகள் பற்றித் தெரிந்துகொள்ள விழைகின்றன. ஆண் குழந்தைகள் பால்குறிப் பருவத்தை அடையும்போது, அதாவது நான்கு அல்லது ஐந்து வயதில், தம் தாயின் மீது பாலியல் மோகம் கொள்கின்றன. தாயை மணந்துகொள்ள விழைகின்றன. தாயை முழுமையாகத் தனதாக்கிக்கொள்ள விரும்புகின்றன. அதாவது, லிங்கக் கட்டத்தில் ஆண் குழந்தைகள் தம் தாய் மேல் மோகம் கொள்கின்றன என்று கூறுகிறார் ஃபிராய்டு. ஆனால், தந்தை தன்னைவிடப் பெரியவர், வலிமையானவர், இதை அனுமதிக்க மாட்டார் என்பதை உணர்ந்து சிறுவன் அச்சம் கொள்கிறான். ஃபிராய்டு கூறுகிறார்:

> தன் பாலியல் விருப்பத்தை நிறைவேற்றிக்கொள்வதற்கு தன் தந்தை தடையாக இருக்கிறார் என்ற உணர்வு ஏற்படும்போது அவன் தன் தாய் மேல் கொண்ட பாலியல் விருப்பம் இன்னும் தீவிரமடைகிறது; இதுவே இடிபஸ் சிக்கல் உருவாகக் காரணமாகவும் அமைகிறது.[3]

இதனால் தனக்குப் போட்டியாக உள்ள தந்தை மீது அவனுக்குப் பொறாமையும் வெறுப்பும் ஏற்படுகிறது. தன் தந்தை மீது கோபம் கொள்கிறான். அதே நேரத்தில் அவன் அவரைக் கண்டு பயப்படுகிறான். குறிப்பாக, அவர் தன் ஆண்மையை நீக்கிவிடுவார் என்று அச்சம் கொள்கிறான். இது காயடிப்புப் பதற்றம் (Castration anxiety) என்று அறியப்படுகிறது. எனவே, தாயை மணப்பது சாத்தியப்படாது என்பதை அறிந்துகொள்கிறான். இந்தக் கட்டத்தில் தாய் மேல் உள்ள காதலும் தந்தை மேல் உள்ள வெறுப்பும் அவனுக்குப் பெரும் சவாலாக அமைகின்றன. இதுவே ஃபிராய்டு கூறும் இடிபஸ் சிக்கல் (Oedipus complex). இடிபஸ் என்ற பெயர் கிரேக்கப் புராணம் ஒன்றிலிருந்து பெறப்பட்டது (காண்க: பெட்டிச் செய்தி 6.1)

பெட்டிச் செய்தி 6.1 இடிபஸ் கதை

ஒரு கிரேக்கப் புராணத்தின்படி, வெகு காலத்திற்கு முன்பு தீபெஸ் *(Thebes)* என்ற நாட்டை ஓர் அரசன் ஆண்டு வந்தான். அவனுக்கு ஒரு மகன் பிறந்தான். அவன் பெயர்தான் இடிபஸ். அக்குழந்தை தன் தந்தையைக் கொன்று தாயை மணப்பான் என்று ஓரகல் (தொல் கிரேக்கத்தில் கடவுளின் பெயரால் வருவது உரைக்கும் நிமித்தகன்) உரைத்தது. இதைக் கேட்டு அரசன் மிகவும் மனவருத்தப்பட்டான். எனவே அக்குழந்தையைக் காட்டிற்கு எடுத்துச்சென்று கொன்றுவிடும் படி தன் பணி ஆட்களுக்கு ஆணையிட்டான். ஆனால் அவர்கள் காட்டுக்குப் போகும்போது மனம் இரங்கி அந்தக் குழந்தையை காட்டில் விட்டுவிட்டு வந்தார்கள். அக்குழந்தை ஓர் இடையனால் காப்பாற்றப்படுகிறது. பின் அடுத்த நாட்டு அரசன் ஒருவனால் கண்டெடுக்கப்பட்டு அவரது அரண்மனைக்கு எடுத்துச்செல்லப்பட்டு அங்கு வளர்க்கப் படுகிறது. தன் பிறப்பை அறியாத நிலையிலேயே வளர்ந்து பெரியவனானான் அவன். ஆனால் எப்படியோ ஒரு சமயம் அவனும் அவனுடைய தந்தை கேட்ட அதே நிமித்தகன் கூறிய அசரீரியைக் கேட்க வேண்டியவனானான். அசரீரி வாக்குபோல் ஏதும் நடந்துவிடக் கூடாது என்பதற்காக அவன் தன் நாட்டை விட்டுக் காட்டுக்குப் போகிறான். காட்டில் சுற்றித் திரிந்துகொண்டிருக்கையில் தீபெஸ் நாட்டின் அரசனைச் சந்திக்கிறான். அவனோடு பகை ஏற்படுகின்றது. இருவருக்கும் இடையே ஏற்பட்ட சண்டையில் அவனைக் கொன்றுவிடுகிறான். உண்மையில் அவன் தந்தைதான் அந்த அரசன், அதை அவன் அறியவில்லை, பிறகு தீபஸ் நாட்டிற்குச் சென்று, அங்கு சிங்கத்தின் உடலும் மனிதத் தலையும் கொண்ட சிபிங்ஸ் கூறும் ஒரு புதிரை விடுவித்து அந்நகரைப் பிடித்திருந்த தீமையினின்றும் விடுவிக்கிறான். அப்புதிரை விடுவிப்பவர் அந்நாட்டின் அரசனாவார் என்ற விதிப்படி தீபெஸ் நாட்டின் அரசனாகிறான். அந்நாட்டின் அரசியையும் மணந்துகொள்கிறான். இடிப்பசுக்கும் அவன் மனைவிக்கும் நான்கு குழந்தைகள் பிறக்கின்றன. பிறகு ஒருநாள் இடிபஸ் மன்னனுக்கு உண்மைப் புலப்படுகின்றது. காட்டில் தன்னால் கொல்லப்பட்ட அரசனே தன் தந்தை என்றும், தான் மணந்துகொண்டவள் தன் தாய்தான் என்றும் அறிகிறான். இக்கொடிய செயலைத் தாங்காத இடிபஸ் தன்னுடைய கண்களைத் தானே குத்திக்கொள்கிறான். மக்கள் அவனது வரலாற்றைக் கேட்டும், அவனது நிலையைக் கண்டும்

வருந்தினர். அவன் குற்றத்தை உணர்ந்து தன்னைத் தண்டித்துக் கொண்டதால் அவன் தூய்மையடைந்தான் என மக்கள் நினைக்கின்றனர். எனவே அவனைத் தெய்வத்திற்கு ஈடாக வைத்துப் போற்றுகின்றனர்.

இடிபஸ் போலவே தன் தாயை மணக்க விரும்பும் இயல்பு ஒவ்வோர் ஆண் குழந்தைக்கும் அமைந்துள்ளது என்பது ஃபிராய்டின் கருத்து. ஆனால் இடிபஸ் தன் தாயை மணப்பது தற்செயலாக நடக்கிறதே ஒழிய இடிபஸ் அவள் மீது கொண்ட மோகத்தினால் அல்ல. இது ஃபிராய்டு கூறும் இடிபஸ் சிக்கலுக்கு முரணானது என்பதையும் கவனிக்கவும்.

இந்தச் சிக்கலுக்குச் சிறுவன் எவ்வாறு விடை காண்கிறான்? தாயின் மேல் கொண்ட காதலும் தந்தை மேல் உள்ள வெறுப்பும் அவன் நனவிலி மனதுக்குள் ஒடுக்கப்படுகின்றன. தன் அன்னையை மணக்கும் எண்ணத்தைக் கைவிடுகிறான். அதே நேரம் வலிமையான தன் தந்தையை அவன் மனம் தன்னகப்படுத்திக்கொள்கிறது. அதாவது, தந்தையின் பண்புகளைத் தனதாக்கிக் கொள்கிறான். தந்தையுடன் தன்னை அடையாளப்படுத்திக் கொள்கிறான். இதை ஃபிராய்டு தன்னகப்படுத்தல் *(Introjection)* என்று அழைக்கிறார்.[4] போட்டியும் பொறாமையும் மறைகின்றன. இடிபஸ் சிக்கலுக்குத் தீர்வு காணப்படுகிறது. சாதாரணமாக இது நான்கு அல்லது ஐந்து வயதளவில் நடைபெறுகிறது.

ஃபிராய்டு பெண் குழந்தைகளின் பாலுமை பற்றி அதிகம் பேசவில்லை. பெண் குழந்தைகள் தம் தந்தை மீது அளவுக்கு அதிகமான பாசம் காட்டுவதை ஃபிராய்டு ஏற்றுக்கொள்கிறார். இடிபஸ் சிக்கலுக்கு நிகரான ஒரு நிலை சிறுமிகளுக்கு எப்படி ஏற்படலாம் என்பதைப் பிற்காலத்தில் பெண்மை பற்றிய கோட்பாடு *(1933)* என்ற விரிவுரையில் விளக்க முயற்சித்தார்[5]. பெண் குழந்தைகள் ஆண் குழந்தைகளின் ஆண்குறியைக் கண்டு அது தமக்கு இல்லையே என்று பொறாமை கொள்கின்றன. இதை ஆண்குறிப் பொறாமை *(Penis envy)* என்று அழைத்தார். ஆரம்பத்தில் பெண் குழந்தைகள் தன் தாயின் மீது மோகம் கொள்கின்றன. ஆனால் தன் அன்னைக்கு ஆண்குறி இல்லை என்பதை அறிந்தபின் அது ஒரு குறையாக அவள் மனதில் பதிந்துவிடுகிறது. தாழ்வுணர்ச்சி உண்டாகிறது. கூடவே, தாய் மீது கோபமும் வெறுப்பும் ஏற்படுகிறது. அவள் தாயைக் குற்றம் சாட்டுகிறாள். தந்தை மீது மோகம் கொள்கிறாள். இது நடைமுறையில் சாத்தியமில்லை என்பது நாளடைவில் தெரியவருகிறது. தன்னகப்படுத்தல் என்ற தற்காப்பு முறை வழியாக

அவள் தன் தாய் என்ற பிம்பத்தை மனதளவில் உள்வாங்கிக் கொள்கிறாள். தன்னைத் தாயோடு அடையாளப்படுத்திக் கொள்கிறாள். தாயின் பண்புகளைத் தனதாக்கிக் கொள்கிறாள். காட்டாக, தாயைப் போல அலங்காரம் பண்ணிக்கொள்ள பழகிக்கொள்கிறாள். அவளுடைய இடிபஸ் சிக்கலுக்கு ஒரு தற்காலிகத் தீர்வு கிடைக்கிறது. பிற்காலத்தில் வேறு ஓர் ஆண் மீது காதல் கொள்ளும்போதுதான் இந்தச் சிக்கலுக்கு ஒரு நிரந்தரத் தீர்வு காண முடிகிறது என்பது ஃபிராய்டின் கருத்து. (இதை கார்ல் யுங் இலெக்ட்ரா சிக்கல் *(Electra complex)* என்று அழைக்கிறார்).

ஃபிராய்டு இடிபஸ் சிக்கலுக்குப் பெருமளவு முக்கியத்துவம் அளித்தார் என்பது அவர் கட்டுரைகளிலிருந்து தெரியவருகிறது. 1914இல் எழுதிய ஓர் அடிக்குறிப்பில் அவர் கூறுகிறார்[6]:

> "........ உளநரம்பு நோய்களுக்குக் கருவாகவும் அவற்றின் இன்றியமையா உள்ளடக்கமாக இருப்பதும் இடிபஸ் சிக்கலே. அது குழந்தைப் பாலுமையின் உச்சநிலையாகும்; வயதுவந்தவர்களில் அது ஏற்படுத்தும் விளைவுகள் அவர்களின் பாலுமையைத் தீர்மானிக்கும் ஒரு காரணியாக உள்ளது. இந்த உலகில் காலடி எடுத்துவைக்கும் ஒவ்வொரு மனித உயிருக்கும் இடிபஸ் சிக்கலுக்கு வெற்றிகரமான ஒரு தீர்வைக் காண வேண்டிய கட்டாயம் உள்ளது. இதில் தோல்வி அடையும்போது அவர்கள் உளநரம்பு நோய்க்கு இரையாகிறார்கள். உளப்பகுப்பாய்வு ஆய்வுகள் அதன் முக்கியத்துவத்தை உறுதிப்படுத்துகின்றன; உளப்பகுப்பாய்வு முறையைக் கடைப்பிடிப்பவர்களையும் அதை எதிர்ப்பவர்களையும் வேறுபடுத்திக்காட்டுவதும் இதுதான்."

குழந்தைகளின் உளவளர்ச்சியில் இடிபஸ் சிக்கல் எவ்வளவு முக்கியமானது என்று அவர் கருதினார் என்பது இதிலிருந்து தெரியவருகிறது. இதற்குப் பல முக்கியக் காரணங்கள் உள்ளன. அதியகமானது அகத்திலிருந்து உருவாகிறது என்று முன்னர் கூறினோம் (காண்க: இயல் 4). இந்த நிகழ்வு இந்தக் கட்டத்தில்தான் நடைபெறுகிறது. குழந்தை எப்போது தன் தந்தை அல்லது தாய் மேல் கொண்ட மோகத்தைத் துறந்து அதை 'இட்'டுக்குள் ஒடுக்கத் தொடங்குகிறதோ அந்தத் தருணத்தில் அகத்திலிருந்து அதியகம் உருவாகிறது. இடிபஸ் சிக்கலுக்குத் தீர்வு காணும்போதுதான் எது சரி, எது தவறு என்ற அறஉணர்வு ஏற்படுகிறது. அதியகம் என்ற நீதிபதி நியமிக்கப்படுகிறார். மனசாட்சி உருவாகிறது. இந்தக் கட்டத்தில் குழந்தையின் அகம் தன் தந்தை அல்லது தாயை உள்வாங்கித் தன்னகப்படுத்திக்கொள்கிற முக்கிய உளவியல் நிகழ்வு நடைபெறுகிறது.

விமர்சனங்கள்

ஃபிராய்டு முன்வைத்த இந்தப் பாலுமைக் கோட்பாடு அந்தக் காலம் தொட்டு இன்றுவரை பெரும் சர்ச்சைக்குரிய பொருளாக விளங்கி வருகிறது. இந்த இயலில் கூறப்பட்டவற்றிலிருந்து ஃபிராய்டு மூன்று கருத்தாக்கங்களை முன்வைக்கிறார் என்பது தெரியவரும். ஒன்று, மனிதனுக்கு அமைந்துள்ள இயல்புணர்ச்சி களில் பாலியல் சார்ந்த இயல்புணர்ச்சிகளே முதன்மையானவை என்ற கருத்து. அடுத்தது, இளம் குழந்தைகளுக்கும் பாலியல் உணர்ச்சி உண்டு என்ற கூற்று. மூன்றாவதாக, உள்ளத்தின் (அகம், அதியகம் ஆகியவற்றின்) வளர்ச்சி பாலியல் வளர்ச்சியை யொட்டியே ஏற்படுகிறது என்ற கருத்தாக்கம். இந்த மூன்றாவது கோட்பாட்டுக்குள் இடிபஸ் சிக்கலும் அடங்கும். இந்த மூன்று எடுத்துரைப்புகளையும் ஒவ்வொன்றாக ஆராய்வோம்.

ஏற்கெனவே கூறியது போல, மனித உள்ளத்தின் வளர்ச்சியே பாலியல் அடிப்படையில்தான் அமைந்துள்ளது என்று அவர் கூறும் கருத்தை இன்றைய உளவியல் உலகம் ஏற்றுக்கொள்வது இல்லை. அவரைப் பின்பற்றும் இன்றைய உளப்பகுப்பாளர்கள் கூடப் பாலுணர்ச்சிக்குச் சிறப்பிடம் உண்டு என்ற கருத்தை ஆதரிப்பதில்லை. குழந்தைகளின் உளவியல் வளர்ச்சியில் அறிவு வளர்ச்சி, மொழி வளர்ச்சி, மனவெழுச்சி வளர்ச்சி போன்ற பல கூறுகள் உள்ளன, இதில் பாலியல் வளர்ச்சியும் ஒன்று என்பதே தற்போதைய உளவியல் கூறும் செய்தி.

நிறைவேறாத பாலியல் விழைவுகளினால் உளநரம்பு நோய்கள் ஏற்படுகின்றன என்ற கூற்றுக்கும் எந்த ஆதாரமும் இல்லை. இதேபோல, அவர் கூறும் ஐந்து சமூக – உளவியல் வளர்ச்சிக் கட்டங்களுக்கும் எந்த விதமான சான்றுகளும் இல்லை. எனவே, இன்றைய உளவியல் இதை ஒரு பொருட்டாகக் கருதுவது இல்லை. அடுத்து, இடிபஸ் சிக்கலுக்குச் சான்றுகள் உண்டா என்ற கேள்விக்கு வருவோம்.

உளப்பகுப்பாய்வில் 1930களில் பெரும் செல்வாக்கு செலுத்திய இடிபஸ் சிக்கல் கோட்பாடு பற்றி நாளடைவில் பல விமர்சனங்கள் எழுந்தன. ஏற்கெனவே கூறியது போல, அவர் பாலுமையை முதன்மைப்படுத்தினார் என்பது ஒரு குற்றச்சாட்டு. மற்றது, ஃபிராய்டு குழந்தைகளின் உள வளர்ச்சியில் தந்தையின் பாத்திரத்தை மிகைப்படுத்திக் கூறுகிறார் என்பது இன்னொரு விமர்சனமாக முன்வைக்கப்படுகிறது.

ஃபிராய்டின் கருத்துப்படி, நான்கு அல்லது ஐந்து வயதுச் சிறுவன் ஒருவன் தன் தந்தையைக் கண்டு அச்சப்படக் காரணமாக இருப்பது அவன் தன் தாய் மேல் கொண்ட பாலியல் இச்சையும் அதற்குத் தடையாக இருக்கும் தந்தையுமே.

ஆனால், நடுநிலை நின்று சிந்தித்துப் பார்க்கும்போது ஒரு சிறுவன் தன் தந்தையை பல காரணங்களுக்காக வெறுக்கலாம் அல்லது அவரைக் கண்டு அச்சப்படலாம். பொதுவாகவே, குடும்பங்களில் குழந்தைகளுடன் கண்டிப்பாகவும் கறாராகவும் நடந்துகொள்வது தந்தையே. அவர்களைத் தண்டிப்பதும் அவரே. குழந்தைகள் குறும்புத்தனம் பண்ணினால், "அப்பா வரட்டும்" என்று தாய்மார் மிரட்டுவதும் இதனால்தான். காலங்காலமாகக் குழந்தைகளைக் கட்டுப்படுத்துவதில் தந்தைக்கு உள்ள பங்கையே இது காட்டுகிறது. எனவே, சிறுவன் ஒருவன் தன் தந்தையைக் கண்டு அச்சப்படவும் வெறுக்கவும் அவரின் கண்டிப்பு ஒரு காரணமாக இருக்கலாம். இந்தச் சாதாரண நடைமுறைக் காரணத்தை ஃபிராய்டு எண்ணிப் பார்த்ததாகத் தெரியவில்லை.

மூன்று வயதுக்கும் ஆறு வயதுக்கும் உட்பட்ட குழந்தைகளை நேரடி அவதானிப்பு முறை வழியாக ஆய்வு செய்தவர்கள் ஃபிராய்டு கூறுவதுபோல ஆண் குழந்தைகளுக்குத் தாய் மீதும் பெண் குழந்தைகளுக்குத் தகப்பன் மீதும் கூடுதல் ஒட்டுதலோ, காதல் உணர்வோ ஏற்படுவது இல்லை என்பதை எடுத்துக் காட்டியுள்ளார்கள்.[7]

இதேபோல, புரொனிஸ்லோ மெலினொஸ்கி (*Bronislaw Malinowski, 1884–1942*) என்ற மானிடவியலாளர் இது குறித்து ஓர் ஆய்வை மேற்கொண்டார். பசுபிக் பெருங்கடலில் உள்ள பபுவா நியு கினி என்ற தீவில் 1927ஆம் ஆண்டு அவர் நடத்திய புகழ்பெற்ற கள ஆய்வு ஃபிராய்டின் கூற்றைக் கேள்விக்கு உள்ளாக்குகிறது. இந்தத் தீவில் வாழ்ந்துவந்த பழங்குடியினரின் குழந்தை வளர்ப்பு முறை வித்தியாசமாக இருந்தது. இந்த சமுதாயத்தில் குழந்தைகளைக் கண்டிப்பதும் தண்டிப்பதும் தகப்பனாரின் உடன்பிறந்த அண்ணனின் (பெரியப்பாவின்) கடமையாக இருந்துவந்தது. எனவே, சிறுவர்கள் பயப்படுவது தனக்குப் போட்டியாக உள்ள தகப்பனுடனா அல்லது கண்டிப்பான பெரிய தகப்பனுடனா என்று கண்டுபிடிக்க இது நல்லதொரு வாய்ப்பாக இருந்தது. இந்த ஆய்வில் இந்த சிறுவர்கள் பெரியப்பாவையே கண்டு அச்சப்பட்டார்கள் என்பது நிறுவப்பட்டது. அதாவது, ஃபிராய்டு கூறிய தந்தை பற்றிய காயடிப்பு அச்சம், இடிபஸ் சிக்கல் என்ற கோட்பாடுகளை இந்தக் கள ஆய்வு பொய்ப்பித்தது.[8]

இன்றைய நாளில் குழந்தைக்கும் தாய்க்கும் இடையே ஏற்படும் உணர்வுபூர்வமான பந்தமே (*Attachment*) முதன்மையானது என்று கருதப்படுகிறது. பிறந்த தருணத்திலிந்து சிசுவானது தன் தாயுடனேயே உறவுகொள்கிறது. தாயே அதன் (ஃபிராய்டிய மொழியில்) முதல் புறப்பொருள். பற்றுடைமைக் கோட்பாடும்

(பார்க்க: இயல் 16) இதையே கூறுகிறது. இந்தக் கோட்பாட்டுக்கு ஆராய்ச்சிச் சான்றுகளும் உள்ளன. குழந்தைக்கும் தாய்க்கும் இடையே உருவாகும் இந்தப் பந்தம் மனிதனின் உணர்வுபூர்வமான வளர்ச்சிக்கு முதல் படியாக அமைகிறது என்பதே இன்றைய கருத்தாக உள்ளது.

ஆக, ஃபிராய்டின் இடிபஸ் சிக்கல் என்ற கோட்பாட்டைச் சீர்தூக்கிப் பார்க்கும்போது இயல்பாகவே ஒரு வளர்ச்சிக் கட்டத்தில் ஆண் குழந்தைகள் தாயிடம் காட்டும் கூடுதல் அன்பையும் பெண் குழந்தைகள் தந்தையிடம் காட்டும் மிகையான பாசத்தையும் ஃபிராய்டு பெரிதுபடுத்தி ஒரு கோட்பாடையே உருவாக்கினார் என்றே கூறவேண்டும். இந்த கோட்பாடு அவரது சகாக்கள் பலருக்கு அபத்தமாகத் தோன்றியதில் வியப்பில்லை. ஃபிராய்டு தன்னைத் தானே உளப்பகுப்பாய்வு செய்துகொண்டபோதே அவருக்கு இடிபஸ் சிக்கல் பற்றிய கருத்து உதயமானது என்று அவரே கூறுகிறார். தன் தாய், தந்தையைப் படுக்கை அறையில் அரைகுறை ஆடையுடன் பார்த்ததை நினைவுபடுத்திக்கொள்கிறார்[9]. இதுவே இடிபஸ் சிக்கல் பற்றிய கோட்பாடு உருவாகக் காரணமாக அமைந்தது என்று விமர்சகர்கள் கருதுகிறார்கள். மற்றபடி, பெண்களுக்குத் தாழ்வுணர்ச்சி உண்டு என்றும் அதற்கு மேற்கூறிய ஆண்குறிப் பொறாமைதான் காரணம் என்ற அவரது கருத்து பிற்காலத்தில் பெரும் சர்ச்சையை உண்டாக்கியது (பார்க்க: இயல் 22).

ஆனாலும், ஃபிராய்டு கூறிய குழந்தைப் பருவ இடிபஸ் சிக்கலில் இரண்டு கூறுகள் உள்ளன என்பதைக் கவனிக்கவும். இளம் குழந்தைகளுக்குப் பாலியல் உணர்ச்சிகள் உண்டு என்பது ஒன்று. மற்றது, குழந்தைப் பருவ அனுபவங்கள் பிற்காலத்தில் பெரும் தாக்கத்தை ஏற்படுத்துகின்றன என்று அதில் உட்பொதிந்த கருத்து. ஒருவரின் ஆளுமை உருவாக்கத்தில் குழந்தைப் பருவ அனுபவங்கள் பெரும் பங்கு வகிக்கின்றன என்பது இப்போது உளவியலில் ஏற்றுக்கொள்ளப்படுகிறது. குழந்தைப் பருவத்தில் ஏற்படும் துயரங்களும் துன்பங்களும், குறிப்பாக பாலியல் கொடுமை போன்ற அனுபவங்கள், பிற்காலத்தில் மனதைப் பெரிதும் பாதிக்கின்றன என்பதில் ஐயத்துக்கு இடமில்லை, சில வகையான மனக்கோளாறுகள் ஏற்படவும் இவை ஒரு காரணமாக அமைகின்றன. இன்றைய ஆராய்ச்சிகள் இதை உறுதிப்படுத்துகின்றன. எனவே, ஃபிராய்டு கூறியதில் நுட்பமான ஓர் உண்மை அடங்கியுள்ளது என்பதை ஏற்றுக்கொள்ளவே வேண்டும். இதிலிருந்து ஃபிராய்டு கூறிய சில அபத்தமான கருத்துகளில்கூட ஓரளவு உண்மை பொதிந்துள்ளது என்பது தெரியவரும்.

இயல் 7

மனதின் அரண்கள்: தற்காப்பு முறைகள்

தற்காப்பு என்பது உயிரினங்களுக்கு உள்ள உடன்பிறந்த ஓர் இயல்பு. காயப்பட்ட மண்புழு கூட உடலைச் சுருக்கிச் சுருண்டு தன்னைப் பாதுகாத்துக்கொள்ளப் பார்க்கும். மனித இனத்துக்கு இந்த உணர்வு சற்று அதிகமாகவே அமைந்துள்ளது. அருகில் உள்ள ஒருவர் கையைத் உயர்த்தினால் நமது கையும் நம்மை அறியாமலேயே உயர்கிறது. அச்சுறுத்தப்படும்போதெல்லாம் மனிதன் தன்னைப் பாதுகாத்துகொள்ள ஒன்று எதிர்த்துப் போராடுகின்றான் அல்லது தப்பி ஓடுகிறான். உளவியலில் இது 'போராடும் அல்லது பின்வாங்கும் எதிர்வினை' *(Fight or flight response)* என்று அழைக்கப்படுகிறது. உடலுக்குள் கிருமிகள் ஊடுருவும்போது அவற்றை எதிர்க்க நம்மை அறியாமலே நம் உடல் எதிரிப்பொருள்களைச் சுரக்கிறது. இதேபோல நம் அகஉலகிலும் நம் மனதால் ஏற்றுக்கொள்ள முடியாத, நம்மைப் பற்றி நாம் கொண்டிருக்கும் நல்லுணர்வுக்குப் பங்கம் விளைவிக்கும் எண்ணங்கள், நிகழ்வுகள், உணர்வுகள், அனுபவங்கள் ஆகியவை ஏற்படும்போது மன அமைதி குலைகிறது. இதைப் போக்க மனம் தன்னை அறியாமலேயே சில தற்பாதுகாப்பு முறைகளை மேற்கொள்கிறது என்கிறார் ஃபிராய்டு.

மனதின் தற்பாதுகாப்பு முறைகள் என்பன மனதில் எழும் முரண்பாடுகளைச் சமாளிக்க அகம் (ஈகொ) மேற்கொள்ளும் உத்திகளைக்

குறிக்கும். இவை நனவிலி நிலையிலேயே நிகழ்கின்றன என்று விளக்கம் அளிக்கிறார் ஃபிராய்டு. அதாவது பெரும்பாலான தற்காப்பு முறைகளை நாம் அறிவது இல்லை. அதாவது, தற்காப்பு முறைகள் பெரும்பாலும் நனவு மனதுக்கு எட்டுவது இல்லை, நனவிலியிலேயே இயங்குகின்றன என்று ஃபிராய்டு கூறுகின்றார். இன்னொருவர் சுட்டிக்காட்டும்போதே அது நமக்குத் தெரியவருகிறது. ஃபிராய்டு பத்து தற்காப்பு முறைகளை விவரித்தார்[1], அவருக்குப் பின்னால் வந்தவர்கள் மேலும் சில தற்காப்பு முறைகளை எடுத்துக் கூறியுள்ளார்கள். சில தற்காப்பு முறைகள் நமக்கு ஏற்கெனவே பரிச்சியமானவைதாம். மக்களின் பழமொழிகளிலும் நீதிக் கதைளிலும் இவற்றைப் பரவலாகக் காணலாம். ஆனால் இதை ஆழமாகவும் விளக்கமாகவும் எடுத்துக் கூறியவர் ஃபிராய்டே.

இந்தத் தற்காப்பு முறைகள் மனிதனுக்குத் அவசியமானவை. அன்றாட வாழ்க்கைக்குத் தேவையானவை. பிரச்சினைகள் தலைதூக்கும்போது அவற்றைச் சமாளிக்கப் பாதுகாப்பு முறைகள் தானாக இயங்கத் தொடங்குகின்றன. அகத்தின் மனத் தற்காப்பு முறைகள் தோல்வியடையும்போது உளநரம்பு நோய் ஏற்படலாம் என்பது ஃபிராய்டின் நிலைப்பாடு. இவ்வாறான நோய் உள்ளவர்களில் மட்டுமல்லாமல் இயல்பான மனிதரிடத் திலும் தற்காப்புச் செயல்கள் நிகழ்வதால் உள்ளத்தின் முக்கிய இயக்கங்களாக இவற்றைக் காண்கிறார் ஃபிராய்டு.

தற்காப்பு முறைகளில் பல வகைகள் உள்ளன. பல தற்காப்பு முறைகள் ஆரோக்கியமானவை. இவை மனதைப் பாதுகாக் கின்றன. ஆனால் சில தற்காப்பு முறைகள் நீண்டகாலப் போக்கில் மனதுக்குத் தீங்கு விளைவிக்கலாம். இவற்றுள் இரண்டு முக்கியமான தற்காப்பு முறைகளை அடுத்துக் காண்போம்:

1. ஒடுக்கம் எனும் தற்காப்பு இயக்கம்

முந்திய இயல்களில் கூறப்பட்டதுபோல இட்டிலிருந்து உருவாகும் ஆதித் தூண்டல்களையும் இச்சைகளையும் அகத்திலிருந்து அகற்ற அகம் எத்தனிக்கிறது. இதில் அகம் ஒரு காவல்காரனாக நடந்துகொள்கிறது. இந்த ஆதித் நூண்டல்கள் யாவும் இட்டுக்குள் துரத்தியடிக்கப்பட்டு நனவிலி மனதுக்குள் அமுக்கப்படுகின்றன. இந்தத் தற்காப்பு முறைக்கு ஃபிராய்டு ஒடுக்கம் *(Repression)* என்று பெயரிட்டார் (சிலர் இதை அமுக்கம் என்றும் அழைக்கிறார்கள்) சில அரசுகள் மக்கள் மீது அடக்குமுறையை அவிழ்த்துவிடுவதைப்போல அகம் இந்த அடக்குமுறையைப் பயன்படுத்துகிறது. இந்தத் தற்காப்பு முறையை ஃபிராய்டு முதன்மையான தற்காப்பு இயக்கமாகக் கருதினார்.

இதனால் அகத்தின் அமைதியைக் குலைக்கும் மன உந்தல்கள், உணர்ச்சிகள், நினைவுகள் ஆகியவை நனவிலி மனதுக்குள் துரத்தியடிக்கப்படுகின்றன. இவ்வாறாக அகம் நிம்மதியாக இயங்க வழி வகுக்கப்படுகிறது. பாலியல் உந்துதல்கள் மட்டுமன்றி சில அருவருப்பான உணர்ச்சிகள், மனக் காயங்களை ஏற்படுத்திய நினைவுகள், தாம் அனுபவித்த அவமானம், வெட்கம், குற்ற உணர்வு போன்ற உணர்வுகளைத் தோற்றுவிக்கும் நினைவுகளும், தன்னைக் குறைத்து மதிப்பிடும் எண்ணங்களும் தலைதுக்கும்போது அவை நனவு மனதிலிருந்து அடக்கி ஒடுக்கப்படுகின்றன. இவ்வாறு மனஅமைதி நிலைநாட்டப் படுகிறது.

இதேபோல, குழந்தைப் பருவத்தில் ஏற்பட்ட தீய அனுபவங் களின் நினைவுகளும் ஒடுக்கப்படுகின்றன. இவை ஒடுக்கப்பட்ட நினைவுகள் *(Repressed memories)* என்று அழைக்கப்படுகின்றன. மனதுக்குப் பெரும் அதிர்ச்சியை ஏற்படுத்தும் சம்பவங்களையும் அனுபவங்களையும் சிலர் மறந்துபோவதற்குக் காரணம் இதுவே. காட்டாக, பாலியல் வன்முறைக்கு ஆளாகிய சில குழந்தைகளும் பெண்களும் சில நிகழ்வுகளை முற்றாக மறந்துவிடுகிறார்கள். அதேபோல, போர், ஆழிப்பேரலை போன்ற நிகழ்வுகளால் பேரதிர்ச்சிக்கு ஆளானவர்களும் சில நினைவுகளை முற்றாக மறந்துபோகிறார்கள். இவை நனவிலிக்குள் ஒடுக்கப்படுகின்றன.

ஆனால், இவை வெவ்வேறு வடிவங்களில் வெளிப்படுகின்றன. நரம்பு மனநோயின் அறிகுறிகளாகவும் கனவுக் காட்சிகளாகவும் உருமாற்றம் பெறுகின்றன. எனவே, உளப்பகுப்பாய்வின் முதன்மை நோக்கம் நனவிலி மனதில் உள்ளதை வெளிக்கொணர்வதே என்று ஃபிராய்டு கருதினார்.

சில சமயங்களில் நாம் சில எண்ணங்களை அல்லது உணர்ச்சிகளை முயற்சிசெய்து அடக்கிக்கொள்வதுண்டு. அடக்கம் *(Suppression)* என்பது மேலே கூறப்பட்ட ஒடுக்கத்தில் இருந்து வித்தியாசமானது என்பதைக் கவனிக்கவும். நல்லன, தீயன என ஆராய்ந்து ஓர் எண்ணத்தை அல்லது நடத்தையை அடக்கிக் கொள்ளும்போது அதைத் தற்காலிகமாக ஒதுக்கிவைக்கிறோம். அந்த எண்ணத்தையும் நடத்தையையும் நாம் அறிவோம். அதாவது அதைத் தெரிந்தே செய்கிறாம். ஆனால் ஒடுக்கம் நம் பிரக்ஞைக்கு அப்பாற்பட்டது. அதாவது ஃபிராய்டு கூறும் ஒடுக்கமும் நாம் அன்றாட வாழ்க்கையில் நம் எண்ணங்களையும் செயல்களையும் கட்டுப்படுத்திக்கொள்வதும் வெவ்வேறானவை.

2. இடப்பெயர்வு: புதுமைப்பித்தனின் ‘பால்வண்ணம் பிள்ளை’

ஃபிராய்டு கூறிய இன்னுமொரு தற்காப்பு முறை இடப்பெயர்வு *(Displacement)* என்பதாகும். ஒருவர் மேல் நாம் கொண்டுள்ள

உணர்ச்சிகளை இன்னொருவர் மீது சுமத்துவதே ஃபிராய்டிய உளவியலில் இடப்பெயர்வு என்று அழைக்கப்படுகிறது. இதை ஒரு சிறுகதையைக் கொண்டு விளக்கலாம்.

சிறந்த புனைகதை எழுத்தாளர்கள் வாழ்க்கையைக் கூர்ந்து உற்று நோக்கியும் மனித இயல்புகளை உள்ளது உள்ளபடி நுணுக்கமாகப் பிரதிபலிப்பதில் வல்லவர்கள்.

தமிழ்ச் சிறுகதை இலக்கிய உலகில் முடிசூடா மன்னனாகக் கருதப்படும் புதுமைப்பித்தன், 'பால்வண்ணம் பிள்ளை' என்ற அவரது சிறுகதையில் இதைக் கலைநயத்துடனும் சொற் சிக்கனத்துடனும் சிறப்பாகச் சித்திரித்துள்ளார்.[2] கதையில் வரும் பால்வண்ணம் பிள்ளை என்ற பாத்திரத்தைப் பு.பி. தன் பாணியில் பின்வருமாறு அறிமுகப்படுத்துகிறார்:

பால்வண்ணம் பிள்ளை கலக்டர் ஆபீஸ் குமாஸ்தா. வாழ்க்கையே தாஸ்தாவேஜிக் கட்டுகளாகவும், அதன் இயக்கமே அதட்டலும், பயமுமாகவும், அதன் முற்றுப்புள்ளியே 35 ரூபாயாகவும் அவருக்கு இருந்து வந்தது. அவருக்குப் பயமும், அதனால் ஏற்படும் பணிவும் வாழ்க்கையின் சாரம். அதட்டல் அதன் விதிவிலக்கு..
.... பால்வண்ணம் பிள்ளை ஆபீசில் பசு, வீட்டிலோ ஹிட்லர்......

கதையின்படி, ஒரு நாள் அவர் மனைவி அவரைக் கேட்காமலே குழந்தைகளின் பால் பிரச்சினையைத் தீர்க்கும் எண்ணத்தில் தன் வளையல்களை விற்று ஒரு பசுமாட்டை வாங்கிவிடுகிறாள். வீட்டில் பசுமாட்டைக் கண்டவுடன் பால்வண்ணம் பிள்ளைக்குக் கடுங்கோபம் வருகிறது. ஆனால் அவர் வாய் திறக்கவில்லை. இதைப் புதுமைப்பித்தன் இவ்வாறு விவரிக்கிறார்: "அன்று புதுப் பால்காப்பி கொண்டுவந்து வைத்துக்கொண்டு கணவரைத் தேடினாள். அவர் இல்லை. அதிலிருந்து பிள்ளையவர்கள் காப்பியும் மோரும் சாப்பிடுவதில்லை. அவர் மனைவிக்கு மிகுந்த வருத்தம்."

சில நாட்களின் பின் அவர் மாட்டை வாங்கிய விலையை விடக் குறைந்த விலைக்கு விற்றுவிடுகிறார். பின் என்ன நடந்தது என்பதை ஆசிரியர் இவ்வாறு கூறுகிறார்: "மனைவி, 'மாடு எழுபது ரூபாயில்லே. குழந்தைகளுக்குப் பாலாயிற்றே' என்று தடுத்தாள்... "என் புள்ளைகள் நீத்தண்ணி குடிச்சி வளந்துக்கிடும்" என்றார் பால்வண்ணம் பிள்ளை. கதை இத்துடன் முடிகிறது.

பால்வண்ணம் பிள்ளை ஏன் இவ்வாறு அறிவுக்குப் பொருந்தாத விதமாக நடந்துகொண்டார்? கதையைப் படிக்கும்

ஒரு வாசகன் இக்கதைக்குப் பல விளக்கங்கள் அளிக்கலாம். ஆனால் இதில் பொதிந்துள்ள உளவியல் அர்த்தம் என்ன? பால்வண்ணம் பிள்ளைக்குப் பணியிடத்தில் அடங்கி ஒடுங்கி நடக்கவேண்டிய நிர்ப்பந்தம், தன் அதிகாரத்தை வீட்டில் மட்டுமே காட்ட முடியும் என்ற நிலைமை. எனவே, பணியிடத்தில் அதிகாரிகள் மேலுள்ள கோபத்தைப் பசுவை விற்ற தன் மனைவியின் மீது காட்டுகிறார். அலுவகத்தில் இழந்த அதிகாரத்தை மாட்டை விற்றவளிடம் "நான்தான் குடும்பத் தலைவன்" என்பதை நிலைநாட்டுகிறார். இதுதான் ஃபிராய்டு கூறும் உணர்ச்சிகளின் இடப்பெயர்வு. இதை அன்றாட வாழ்க்கையிலும் காணலாம். சில உதாரணங்கள்:

- கூட்டுக் குடும்பங்களில் மாமியார் மேல் கொண்ட கோபத்தால் மருமகள் பாத்திரங்களைப் போட்டு உடைப்பது.

- பணி முடிந்து களைத்துப்போய் வீட்டுக்கு வந்த மனைவி தொலைக்காட்சியில் கிரிக்கட் பார்த்துக்கொண்டிருக்கும் தன் கணவன் மீது கொண்ட கடுப்பைத் தம் குழந்தைகள் மேல் காட்டுவது.

- வீட்டில் மனைவியுடன் சண்டை பிடித்துவந்த ஆசிரியர் மாணவர்கள் மேல் சீறிப் பாய்வது.

- குடும்பத்தில் ஏற்படும் அவலங்களுக்கு ஒரு பாவமும் அறியாத குழந்தையைப் "பீடை, தரித்திரம்" என்று சதா திட்டுவது.

ஆங்கிலத்தில் பூனையை உதைத்தல் (Kicking the cat) என்ற ஒரு சொல்லடைவு உண்டு, யார் மீதோ கொண்ட கோபத்தினால் ஒரு பாவமும் அறியாத வீட்டுச் செல்லப்பிராணியான பூனையை உதைத்தல் என்று இது பொருள்படும். அதாவது இடப்பெயர்வு என்பது ஒருவர் மேல் தான் கொண்டுள்ள உணர்ச்சிகளை இன்னொருவர் மேல் சுமத்துவதைக் குறிக்கிறது. இது பெரும்பாலும் மனதின் நனவிலி நிலையில் நடைபெறுகிறது. காட்டாக, நாம் மேலே கூறிய கதையில் பால்வண்ணம் பிள்ளை தான் ஏன் அவ்வாறு நடந்துகொண்டோம் என்ற காரணத்தை அறிவாரா? இல்லை என்றே தோன்றுகிறது அல்லவா? இதுதான் ஃபிராய்டு கூறும் இடப்பெயர்வு என்ற தற்காப்பு இயக்கம்.

உள்ளத்தின் தற்காப்பு முறைகளை முதன்முதலில் முறைப்படியாக விவரித்தவர் சிக்மண்ட் ஃபிராய்டு ஆவார். இவற்றை அவர் அகத்தின் தற்காப்பு இயக்கங்கள் (Ego defence mechanisms) என்று பெயரிட்டார். நூறு ஆண்டுகளுக்கு முன் அவர் கூறிய மனத் தற்பாதுகாப்பு முறைகள் பற்றிய

கருத்துகள் மனித நடத்தைகளுக்கு அர்த்தம் காண இன்றும் கூடப் பயனுள்ளவையாக இருக்கின்றன. ஃபிராய்டு கூறிய கருத்துகளில் நீடித்து நிலைப்பனவற்றில் இதுவும் ஒன்று. இந்த இயலில் ஒடுக்கம், இடமாற்றம் என்கிற இரண்டு தற்காப்பு முறைகள் கூறப்பட்டன. இவை இரண்டையும் இலகுவாகப் புரிந்துகொள்ளலாம், ஆனால் அவர் கூறும் வேறு சில தற்காப்பு முறைகள் சிக்கலானவை. அவற்றில் சிலவற்றை அடுத்த இயலில் காண்போம்.

இயல் 8

மனதின் தற்காப்பு முறைகள் 2

ஃப்ராய்டு விவரித்த பல தற்காப்பு முறைகள் சிக்கலானவை. ஃப்ராய்டு அவற்றுக்கு வழங்கிய பெயர்களைத் தமிழாக்கம் செய்யும்போது அது கொடுந்தமிழ் போலத் தோன்றலாம். ஆனால் இவற்றுள் பொதிந்துள்ள கருத்துகள் ஆழமானவை. முந்தைய இயலில் ஒடுக்கம், இடப்பெயர்வு என்ற இரண்டு தற்காப்பு இயக்கங்களைப் பார்த்தோம். இந்த இயல் இன்னும் சில தற்காப்பு முறைகளைப் பற்றிப் பேசுகிறது.

3. புறத்தெறிவு எனும் தற்காப்பு முறை

ஃப்ராய்டு விவரித்த ஒரு தற்காப்பு முறை புறத்தெறிவு (புறத்தே + எறிதல்; Projection) ஆகும். இது ஓரளவு சிக்கலான ஒரு கோட்பாடு. ஃப்ராய்டைக் கற்றவர்களுக்குக்கூட இதில் பல மயக்கங்கள் உள்ளன. இது ஒரு முக்கியமான தற்காப்பு முறையாகக் கருதப்படுகிறது.

தன் அகநிலை இயல்புகளைப் புறநிலையில், அதாவது மற்ற ஒருவர் மீது ஏற்றிப் பார்ப்பதே புறத்தெறிவு ஆகும். அதாவது, இது ஒருவர் தன் அகத்தே உள்ள விரும்பத்தகாத உணர்ச்சிகளையும் எண்ணங்களையும் பிறர் மீது பாய்ச்சுவதைக் குறிக்கும். நம்மிடம் உள்ள வெறுக்கத்தக்க இயல்புகளையும் குறைபாடுகளையும் பிறர் மீது திணிப்பதனால் தன் மனம் ஆறுதல் அடைகிறது.

எல்லோருக்கும் விரும்பத்தகாத சில தனிப் பண்புகள் இருப்பதுண்டு. காட்டாக, சிலர்

தற்பெருமை பேசுபவர்களாக இருப்பார்கள், சிலர் ஆணவம் கொண்டவர்களாக இருப்பார்கள், வேறு சிலர் கருமிகளாக இருப்பார்கள். ஆனால் நமக்கு இந்த மாதிரியான குணாம்சங்கள் உள்ளன என்று நாம் ஏற்றுக்கொள்வது இல்லை. ஏனென்றால் இதை ஒப்புக்கொண்டால் அது நம் தன்மதிப்பைப் பாதிக்கும், சுயபிம்பத்தைக் குலைக்கும். இதிலிருந்து நம்மைப் பாதுகாத்துக் கொள்ள நாம் பயன்படுத்தும் ஒரு தற்காப்பு முறையே புறத்தெறிவு. தீயிலிருந்து தெறித்து எறியப்படும் தீப்பொறி போல தன் மனதில் இருக்கும் ஓர் அம்சத்தை இன்னொருவர் மனதில் ஏற்றி அது அவர் மனதில் குடிகொள்வதாக உணரப்படும் நிலையை இது குறிக்கிறது. இதனால் தன் மனம் அமைதியடைகிறது. இப்போது அதன் சொந்தக்காரர் 'தான்' அல்ல என்று எண்ணி தன் மனம் ஆறுதலடைகிறது. இது நனவிலி நிலையில் நடைபெறுவதால் அதை உணர்வது இல்லை. இதையே புறத்தெறிப்பு என்று அழைக்கிறார் ஃபிராய்டு.

புறத்தெறிப்பு: வாஸந்தியின் 'பயணம்'

எழுத்தாளர் வாஸந்தி எழுதிய 'பயணம்' (1985) என்ற சிறுகதை புறத்தெறிப்பு என்ற மனத் தற்காப்பு இயக்கத்தைத் திறம்படச் சித்திரிக்கிறது[1]. இந்தக் கதையில் 98 வயதான மாமியார் நாகுப் பாட்டி ஒரு கைம்பெண். தன் மருமகளான பார்வதியுடன் வசித்துவருகிறாள். பார்வதியும் கணவனை இழந்தவள். பார்வதியின் பெண்களுக்கு மணமாகிப் தத்தம் குழந்தைகளுடன் பிற நகரங்களில் வசிக்கிறார்கள். பார்வதி தன் கணவனை மட்டுமல்லாமல் தன் மகன்கள் சிலரையும் இளவயதில் இழந்தவள். தன் துரதிர்ஷ்டங்களுக்கு அவள் நாகுப் பாட்டியைச் சதா குற்றம் கூறி வறுத்தெடுக்கிறாள். பூஜை அறையில் நாகுப் பாட்டி கடவுளை வணங்கும்போது, "அதாலே யாருக்கடி பிரயோசனம்? இத்தனை வயசு பூமிக்கு பாரமா உட்கார்ந்து என்ன லாபம்?. . . இது போயிருக்கலாமோ இல்லையோ?" என்றும் "...... பாபாத்மா! இது உசிரோட இருக்கிறவரை எல்லோரும் வயித்தில நெருப்பைக் கட்டிண்டு உட்கார்ந்திருக்கணும்" என்று நாகுப் பாட்டியைப் பழித்துப் பேசுகிறாள்.

கதையில், பாட்டி உணவு அருந்த உட்காரும் சமயம் பார்த்துத் தொலைபேசி அழைக்கிறது. பார்வதியின் 24 வயதான பேரக் குழந்தை மின்சாரம் தாக்கி இறந்துபோனதாகத் தகவல் வருகிறது. பார்வதி முதலில் 'லோகத்து துக்கமெல்லாம் பிரளயமா பொங்கினாப்பலே' அலறுகிறாள். பின் அடுப்படிக்குச் சென்று வெண்கலப் பானையை எடுத்து, "இந்தாங்கோ, கொட்டிக்குங்கோ" என்று கர்ஜித்தபடி நாகுப்பட்டியின் இலையில் தலைகீழாய்ச்

சோற்றுப் பாத்திரத்தைக் கவிழ்க்கிறாள். “சூடான அன்னப் பருக்கைகள் பாட்டியின் புறங்கையில் சிரீர் என்று தெறித்தன. பாட்டி விடுக்கென்று பின்னுக்கு நகர்ந்தாள்” என்று அந்தக் காட்சியை வர்ணிக்கிறார் வாஸந்தி.

“எல்லோரையும் வாரி வாரி அனுப்பத்தானே இப்படி ஆணி அறைஞ்சாப்பல உக்காந்திருக்கே! இன்னும் எத்தனை நாள் உனக்குக் கொட்டிக்கணும்? உன்னை அந்தச் சண்டாளப்பாவி எமன் தூக்கிண்டு போகமாட்டேங்கறானே. பிஞ்சையும், மொட்டையும் பறிச்சிண்டு போறானே!” என்று பெரும் சினத்துடன் கத்துகிறாள். அந்த ரௌத்திரமும் வெறுப்பும் கொலை வெறியும் மொத்த உருக்கொண்டு விசுவரூபமாய் (பாட்டியை) வருத்திற்று” என்று சொல்கிறார் வாஸந்தி. பின் கூறுகிறார்:

“... ‘என்னடி பண்ணட்டும்?’ என்றாள் (நாகுப் பாட்டி) பலவீனமாக, ‘என்னைக் கொண்டுபோக மாட்டேங்கறானே?’”

“எப்படிப் போவான்?” என்று பார்வதி சீறினாள். “இரும்புன்னா உன் மனசு? ராஜா மாதிரி இருந்த பிள்ளை போயி, பின்னாலே பொண்ணு, பேரன் – பேத்தி, இப்பக் கொள்ளுப் பேத்தி எல்லோரும் கிளம்பிப் போறதை ஜெருச்சுண்டு நீ உக்கார்ந்திருக்கேயே, நீ மனுஷிதானா?” என்று பாட்டியின் மேல் பாய்கிறாள்.

நாகுப் பாட்டி சமையல் அறைக்குச் சென்று பானையில் இருந்த அரிசியை எடுத்து வாயில் திணித்துத் திணித்துத் தொண்டை அடைத்து இறந்துபோகிறாள். அதாவது தற்கொலை செய்துகொள்கிறாள். இதுதான் கதை. இதை அசல் சமூகப் பண்பாட்டுப் பின்னணியில் கலை நயம் பிசகாமல் சித்திரிக்கிறார் வாஸந்தி. இன்றைய நாளில் இது முதியோர் வன்முறை என்று அழைக்கப்படுகிறது.

கதையில் வரும் நாகுப் பாட்டி, பார்வதி ஆகிய இருவருமே கைம்பெண்கள். ஆனால் குடும்பத்தில் ஏற்படும் துன்பியல் நிகழ்வுகள் எல்லாவற்றுக்கும் பாட்டியையே பார்வதி சாடுகிறாள். தன் மனதில் குடிகொண்டுள்ள கவலைகள், துன்பங்கள், கையறு நிலை யாவற்றையும் புறத்தெறித்து பாட்டி மேல் சுமத்துகிறாள். “நான் துரதிர்ஷ்டசாலி” என்பது “நீ துரதிர்ஷ்டசாலி” என்று மாற்றம் பெறுகிறது, இதுதான் ஃபிராய்டு கூறும் புறத்தெறிப்பு, தன் மனதில் உள்ள உணர்வுகளை இன்னொருவர் மேல் சுமத்தும் மனித சுபாவத்தை எடுத்துக் கூறுகிறது. இதனால் பார்வதியின் இதயத்தில் குடிகொண்டுள்ள ஆற்றாமை புறத்தே (நாகுப் பாட்டி மீது) எறியப்படுகிறது. பார்வதியின் ஆற்றாமை தணிகிறது.

புறத்தெறிவில் இரண்டு உளநிகழ்வுகள் உள்ளன என்பதைக் கவனிக்கவும். முதலாவதாக, தன் மனதில் உள்ள எண்ணங்கள் அல்லது உணர்வுகள் அவர் அகத்திலிருந்து துண்டிக்கப்படுகின்றன. எனவே அவை தனக்குச் சொந்தமானவை அல்ல என்ற உணர்வை நனவிலி ஏற்படுத்திக்கொள்கிறது. அடுத்து, அது மற்றவர் மனதில் புகுத்தப்படுகிறது. எனவே, அந்த எண்ணத்துக்குச் சொந்தக்காரர் இப்போது மற்றவரே என்று நினைக்கிறார். அதாவது தன்னிடம் உள்ள உணர்ச்சிகள், எண்ணங்கள் ஆகியவற்றை தன்னை அறியாமலே பிறர் மேல் சுமத்துகிறார். இதனால் அவர் அமைதி கொள்ள முடிகிறது.

மாணவர்களிடையே செய்யப்பட்ட பரிசோதனை ஒன்று புறத்தெறிவு என்ற தற்காப்பு முறைக்குச் சான்று பகர்வதாக உள்ளது. இது மாணவர்களின் கருமித்தனத்தை முன்வைத்து நடத்தப்பட்டது. முதலில் மாணவர்கள் பணம் செலவு செய்வதில் எந்தளவு கஞ்சத்தனமாக இருக்கிறார்கள் என்று கண்டறியப் பட்டது. பின் ஒவ்வொரு மாணவனையும் மற்றவர்களின் கஞ்சத்தனத்தை எடைபோடச் சொன்னார்கள். எல்லோரது முடிவுகளையும் வைத்துப் பார்த்தபோது கருமிகள் என்று அறியப்பட்டவர்கள் மற்றவர்களைக் கருமிகள் என்று கூறினார்கள் என்று தெரிய வந்தது. அதாவது தம்மிடம் உள்ள கருமித்தனத்தை மற்றவர்கள் மீது சுமத்தினார்கள்.

இவ்வாறாக, தனக்குள்ள குறைகளைப் பிறரில் காண்பதற்கு புறத்தெறிவு என்ற தற்காப்பு முறையே காரணம். "நம்மிடம் உள்ள குறைகள் பலவற்றை நாம் அறிவது இல்லை. ஆனால், இவற்றை நம் எதிரிகள் மீது சுமத்திவிடுகிறோம், இதனால் நம் மனம் ஆறுதல் அடைகிறது" என்று கூறுகிறார் ஃபிராய்டு. நமது அன்றாட வாழ்க்கையில், குறிப்பாகக் கணவன் மனைவி யிடையே, புறத்தெறிவு என்ற தற்காப்பு முறை செயல்படுவதை அடிக்கடிக் காணலாம். காட்டாக, ஒரு பெண்ணுக்குத் தன் கணவனின் உடன்பிறந்தவளைப் (நாத்தனாரை) பிடிக்கவில்லை என்று வைத்துக்கொள்வோம். ஆனால் அதை வெளியே காட்டிக்கொண்டால் கணவனும் அவன் குடும்பத்தினரும் தன்னைப் பற்றிக் குறைவாக நினைப்பார்கள் என்பதை அவள் அறிவாள். எனவே, அவளது வெறுப்பு அவளை அறியாமலேயே (அதாவது, நனவிலி நிலையில்) நாத்தனார் மீது சுமத்தப்படுகிறது. இப்போது அவள் நாத்தனார் தன்னை வெறுக்கிறாள் என்று எண்ணத் தொடங்குகிறாள். "நாத்தனாரை நான் வெறுக்கவில்லை, அவள்தான் என்னை வெறுக்கிறாள்" என்று கூறி கணவனை யும் நம்பவைக்கிறாள். அதாவது புறத்தெறிவு அவளுக்குக் கைகொடுக்கிறது, இதனால் அவள் மனம் சமாதானம் அடைகிறது.

மேலும் சில எடுத்துக்காட்டுகள்:

- மணமான ஒருவர் பணியகத்தில் இன்னொரு பெண் மீது காதல் உணர்ச்சி உண்டாகும்போது தன் மனைவி வேறோர் ஆணுடன் தகாத உறவு கொண்டுள்ளதாகக் குற்றம்சாட்டுகிறார்.

- எப்போதுமே மற்றவர்களுக்கு உதவ விரும்பாத ஒருவர் மற்றவர்கள் நன்றி கெட்டவர்கள் என்று கூறுகிறார்.

- ஒருவர் சக பணியாளர் ஒருவரை வெறுக்கிறார். ஆனால் அவர் தன்னை வெறுக்கிறார் என்று கூறுகிறார்.

- பணத்தைச் செலவழிப்பதில் கஞ்சத்தனமாக இருப்பவர் ஒருவர் வேறொருவரைக் கருமி என்று கூறுகிறார்.

- மிகையான காமஇச்சை உள்ள ஒருவர் சக பணியாளர் ஒரு நாள் விடுப்பு எடுத்ததைக் கண்டு, "எந்த பெண்ணை அறைக்கு அழைத்திருக்கிறீர்கள்" என்று நகைச்சுவையோடு கேட்கிறார்.

- தன் விளையாட்டுத்திறன் பற்றித் தன்னம்பிக்கை அற்ற ஒரு விளையாட்டுவீரன், போட்டிக்குத் தேர்ந்தெடுக்கப் படாதபோது, அணித் தலைவருக்குத் தன் மீது நம்பிக்கை இல்லை என்று கூறுகிறான்.

புறத்தெறிவு என்ற தற்காப்புச் செயல்பாட்டைத் தனி மனிதனில் மட்டுமன்றி மனிதக் கூட்டங்களிடையேயும் காணலாம். அதாவது புறத்தெறிவு சமுதாயத்திலும் பெருமளவில் காணப்படுகிறது, பல பிரச்சினைகள் உருவாகக் காரணமாக அமைகிறது (பார்க்க: இயல் 18).

4. பகுத்தறிவாக்கம் எனும் தற்காப்பு முறை

நாம் செய்த தவறான ஒரு செயலை, அதைச் செய்த பின் ஏதோ ஒரு பகுத்தறிவு சார்ந்த காரணம் கூறி மனதைத் தேற்றிக் கொள்வதே பகுத்தறிவாக்கம் (Rationalisation) எனும் தற்காப்பு முறை. 'சீ, சீ! இந்தப் பழம் புளிக்கும்' என்ற நரியின் கதையை நாம் அறிவோம். பல முறை முயன்றும் திராட்சையைப் பறிக்க முடியாத காரணத்தினால் மனதைச் சமாதானப்படுத்த இந்தத் தற்காப்பு முறையை நரி பயன்படுத்தியது. ஆனால் இதை அந்த நரி அறியுமா?

இதேபோல நாமும் இந்த மனத் தற்பாதுகாப்பு முறையை நமது அன்றாட வாழ்க்கையில் பயன்படுத்துவதுண்டு. சில வேளைகளில் சிறிது யோசித்துப்பார்த்தால் இது நமக்கே புரியும்.

ஆனால் இதை ஒப்புக்கொள்ள மனம் மறுக்கிறது. அநியாய விலை கொடுத்து ஒரு பொருளை வாங்கிய பின் அந்தப் பொருளின் சிறப்பை ஊதிப்பெருக்கிப் பேசுவதும், கை தவறி உடைத்துவிட்ட ஒரு பொருளின் மதிப்பைக் குறைத்து எடை போடுவதும் பகுத்தறிவாக்கமே. நமக்குக் கிடைக்கப்பெற்ற ஆறாவது அறிவை, அதாவது பகுத்தறிவைப் பயன்படுத்தி நாம் அமைதி காண்கிறோம். ஆனால், பல சமயங்களில் ஃபிராய்டு சொல்வது போல, இதை நாம் அறிவது இல்லை; இது நம் பிரக்ஞைக்கு அப்பால் செயல்படுகிறது. இது தனிமனிதனுக்கு மட்டுமன்றி மனிதக் குழுக்களுக்கும் பொருந்தும் (காண்க: இயல் 18).

ஒரு சமூக உளவியல் பரிசோதனை

சமூக உளவியலில் பெரிதும் அறியப்பட்ட ஒரு பரிசோதனையை இதற்கு உதாரணமாகக் கூறலாம். இந்தப் பரிசோதனை அமெரிக்காவில் நடத்தப்பட்டது. இதில் ஒரு சமயக் குழுவைச் சார்ந்தவர்கள் குறிப்பிட்ட ஒரு நாள் உலகம் அழியப் போகிறது என்ற உறுதியான நம்பிக்கை கொண்டிருந்தார்கள். ஆனால் அந்த அழிவு நாளில் அவர்களை மட்டும் ஒரு பறக்கும் தட்டு வந்து காப்பாற்றும் என்றும் முழுமையாக நம்பிக்கை கொண்டிருந் தார்கள். உலக அழிவு ஏற்படவிருந்த நாளுக்கு முன்னதாகவே அவர்கள் ஒரு மலையில் ஏறி பிரார்த்தனை செய்யத் தொடங்கினார்கள். அவர்களுக்குத் தெரியாமல் பரிசோதனை ஆராய்ச்சியாளர் ஒருவர் அவர்களோடு சேர்ந்துகொண்டார். அவர்களோடு கூடி அவரும் செபத்தில் ஈடுபட்டார். குறிப்பிட்ட அழிவுநாளும் வந்தது. ஆனால் அவர்கள் எதிர்பார்த்தது போல உலகம் அழியவில்லை, எந்த பறக்கும் தட்டும் வரவில்லை. அதற்கு அவர்கள் என்ன விளக்கம் அளித்தார்கள் என்பதுதான் இதில் ஆராயப்பட்ட பொருள். "நாம் பிரார்த்தனை செய்ததனால்தான் உலகம் அழியவில்லை" என்பதே அவர்கள் கூறிய விளக்கமாக இருந்தது. இதனால் அவர்களின் மதநம்பிக்கை கூடியதே தவிர குறையவில்லை. இந்த ஆய்வு லியொான் ஃபெஸ்டிங்கர் குழுவினால் 1956இல் நடத்தப்பட்டது. 'வருவதுரைத்தல் தவறும்போது' என்ற நூலில் இவர்கள் இருவரும் இதை விவரித்து எழுதினார்கள்.[2] நம் மனதில் இரண்டு முரண்பட்ட சிந்தனைகள் மோதும்போது நமது மனதுக்கு இசைவான கருத்தை நாம் பற்றிக்கொள்கிறோம் என்பதே இந்தப் பரிசோதனையிலிருந்து பெறப்பட்ட முடிவாகும். ஃபிராய்டு கூறிய பகுத்தறிவாக்கம் என்ற மனதின் தற்பாதுகாப்பு முறையாகவும் இதை அர்த்தப்படுத்திக்கொள்ளலாம். இந்தப் பகுத்தறிவாக்கம் என்ற தற்காப்பு முறை குறிப்பிட்ட அந்த நிகழ்ச்சிக்குப் பின்தான் ஏற்படுகிறது என்பதையும் கவனிக்கவும்.

5. மறுப்பு எனும் தற்காப்பு முறை

ஒருவருக்கு ஏற்படும் சில அனுபவங்களை அகம் ஏற்றுக்கொள்ள மறுத்து அவற்றை நிராகரிக்கும்போது அது மறுப்பு *(Denial)* என்று அழைக்கப்படுகிறது. இதில் ஒருவர் தனக்கு ஏற்பட்ட துன்பம் விளைவிக்கக் கூடிய ஒரு சம்பவத்தை அது நிகழவே இல்லை உறுதியாக மறுத்துக் கூறுகிறார். காட்டாக, தன் பதின்வயது மகன் வெளிநாடு போய் அங்கே ஒரு விபத்தில் இறந்து போகிறான். அந்தத் தாய்க்கு மகனின் சடலத்தைக்கூடக் காணக் கிடைக்க வில்லை. ஆனால் அவன் மகன் சாகவில்லை, திரும்பிவருவான் என்று அந்தத் தாய் நம்புகிறாள், அவன் திரும்பி வருவான் என்று பல ஆண்டுகளாகக் காத்திருக்கிறாள். அவன் அறையையும் உடைமைகளையும் முன்னர் இருந்தது போல கண்ணும்கருத்துமாக பாதுகாத்துவருகிறாள். அதாவது, அவன் இறந்துபோனான் என்பதை அவர் அகம் ஏற்றுக்கொள்ள மறுக்கிறது. அவன் திரும்பி வருவான் என்று விடாப்பிடியாக இருப்பதால் குடும்பத்தில் உள்ள மற்றவர்கள் பாதிக்கப்படுகிறார்கள் என்பதையும் அந்தத் தாய் உணரவில்லை.

மறுப்பு என்ற தற்காப்பு முறை மனம் நிலைகுலைவதைத் தடுக்கிறது. புற நிகழ்ச்சிகளினால் நமக்கு ஏற்படக்கூடிய துன்பங் களிலிருந்து நம்மைத் காப்பாற்றுகிறது. இது சில சமயங்களில் பயனுள்ளதாக இருக்கலாம்; இது அன்றாட வாழ்க்கைக்கு தேவை யானதும்கூட. அன்பார்ந்த ஒருவர் திடீரென மரணிக்கும்போது 'அது உண்மை இல்லை' என மனம் அதைச் சில நாட்கள் ஏற்றுக் கொள்ள மறுப்பதைச் சாதாரண வாழ்க்கையில் காணலாம். இது இழப்புத் துயரத்தின் *(Grief)* ஒரு கூறு. இந்த மறுப்பானது அவர் மனம் நிலைகுலைவதைத் தடுத்து அவரைத் தற்காலிகமாகக் காப்பாற்றுகிறது. நாளடைவில் உண்மை புலப்படும்போது அதைச் செரித்துக்கொள்ள மனதைத் தயார் பண்ணுகிறது. ஆனால், சில சமயங்களில் மறுப்பு என்னும் தற்காப்பு முறை தீங்கு விளைவிப்பதாகவும் அமையலாம். சில உதாரணங்கள்:

- ஐம்பது வயதான ஒருவருக்கு மார்பு வலி ஏற்படுகிறது. இது மார்படைப்பாக இருக்கலாம் என்ற ஐயம் அவருக்கு ஏற்படுகிறது. ஆனால் அது வெறும் அமிலக் கோளாறு என்று கூறி அதை அசட்டை செய்கிறார்; மருத்துவரைப் பார்க்க மறுக்கிறார்.
- தன் முலையில் ஒரு கட்டி ஏற்பட்டிருப்பதை அறிந்த பெண் ஒருத்தி அது புற்று நோயாக இருக்கலாம் என்பதை எண்ணிப்பார்க்காமல் மருத்துவரிடம் போகாமல் நாள் கடத்துகிறாள்.

- குடிநோய் உள்ள ஒருவர் அதன் விளைவுகளை அறிந்திருந் தும், "நான் அப்படி ஒன்றும் மிகையாகக் குடிப்பதில்லை" என்று வாதாடுகிறார்.

- புகைபிடிக்கும் பழக்கம் உள்ள ஒருவர் தனக்குப் புற்றுநோய் என்றும் வராது என்று சமாதானம் கூறுகிறார். ஆராய்ச்சிகள் கூறுவது தனக்குப் பொருந்தாது என்று வாதாடுகிறார்.

- ஒருவனின் காதலை ஒரு பெண் பல தடவைகள் நிராகரித்துக் கூறியும்கூட அது உண்மை இல்லை என்று எண்ணி அவன் அவளை மீண்டும் மீண்டும் தொந்தரவு செய்கிறான். அவள் தன் காதலை நிராகரிக்கிறாள் என்ற உண்மையை அவன் ஏற்றுக்கொள்ள மறுக்கிறான். இந்த மறுப்பானது அவன ஏமாற்றத்திலிருந்தும் மன வேதனையில் இருந்தும் காப்பாற்றுகிறது. தான் உண்மை நிலைக்குப் புறம்பாக நடந்துகொள்கிறோம் என்பதை அவன் அறிவது இல்லை. ஆனால் சில வேளைகளில் இது விபரீதமாகவும் முடியலாம். தன் காதலை மறுத்த ஒரு பெண்ணை விடாது பின்தொடர்வது (Stalking) என்ற குற்றச் செயலுக்கான உளவியல் காரணம் இதுவே. சில சமயங்களில் அந்தப் பெண்ணின் கொலைக்கும் இது காரணமாகிவிடுகிறது (தொடர்ந்து தொந்தரவு செய்தால் கதாநாயகி மனம் மாறுவாள் என்ற அபத்தத்தைத் தமிழ்ப்படங்களில் மட்டும்தான் காணலாம்!).

6. எதிர்வினையாக்கம் எனும் தற்காப்பு முறை

சில சமயங்களில் மனிதர்கள் தங்கள் செயல்களுக்கான உண்மை யான நோக்கத்தை மறைத்து அதற்கு நேர் எதிரான விதத்தில் நடந்துகொள்கிறார்கள். காட்டாக, நடைமுறையில் லஞ்சம் வாங்கி அரசியல் நடத்தும் ஓர் அரசியல்வாதி மேடையில் ஊழலுக்கு எதிராக முழங்குகிறார். தன் தனிப்பட்ட வாழ்க்கையில் பல பெண்களோடு தகாத உறவுகொள்ளும் ஒரு 'துறவி' பிரம்மச்சரியம் பற்றிப் பிரசங்கம் செய்கிறார். இவை நாம் அன்றாடம் காணும் காட்சிகள். இதை அவர்கள் அறிந்தே செய்கிறார்கள். இது மோசடி, தற்காப்பு அல்ல,

ஆனால், சில வேளைகளில் அன்றாட வாழ்வில் நாம் நம்மை அறியாமலேயே நனவிலி உந்துதல்கள் காரணமாக நமது உண்மையான நோக்கத்துக்கு நேரெதிராக நடந்துகொள்வதுண்டு. இந்தத் தற்காப்பு முறையை ஃபிராய்டு எதிர்வினையாக்கம் *(Reaction formation)* என்று அழைக்கிறார். இதை எதிர் +

வினை + ஆக்கம் என்று விளக்கலாம். ஒரு தாய் தனது ஐந்து வயதுக் குழந்தை மீது அதீத அக்கறை காட்டுகிறார். குழந்தை தும்மினால்கூட மருத்துவரிடம் அழைத்துக்கொண்டு போகிறாள். பள்ளிக்கூடத்தில் தானும் வகுப்பில் உட்கார்ந்துகொள்கிறாள். குடும்பத்தில் வேறு எவரையும் குழந்தையைத் தொட விடுவ தில்லை. இது மற்றவர்களுக்கு ஒரு பெரும் பிரச்சினையாக உருவெடுத்தபோது ஒரு மனநல மருத்துவரை நாடினார்கள். இம்மாதிரியான மிகைப்பாதுகாப்புக்கு (Over protection) காரணம் என்ன என்று ஆராய்ந்தபோது அவள் கருவுற்றிருந்தபோது அந்தத் தம்பதிகள் பல்வேறு காரணங்களுக்காகக் கருச்சிதைவு செய்துகொள்ள முயற்சி செய்தார்கள் என்பதும் ஆனால் அது பலனளிக்கவில்லை என்பதும் தெரியவருகிறது. கருவைக் கலைக்க வேண்டும் என்ற எண்ணத்தினால் ஏற்பட்ட குற்ற உணர்வே இப்போது அந்தக் குழந்தை மீது மிகைப்பாதுகாப்பாகப் பரிணமிக்கிறது. இதுவே எதிர்வினையாக்கம் என்ற தற்காப்பு முறை. வேறு சில உதாரணங்கள்:

- காதல் திருமணம் செய்துகொண்ட தம்பதியினர் சில ஆண்டுகளின் பின் விவாகரத்து செய்துகொள்கிறார்கள். அதன்பின் எதிரிகள் போல சதா சண்டை போடுகிறார்கள். தாம் இழந்த காதலும் அன்பும் பகைமையாக மாற்றம் பெறுகின்றன. தம் இழப்புத் துயரத்தைச் சமாளிக்க இந்த எதிர்வினையாக்கம் வழிவகுக்கிறது.

- தன் மகள் மீது அன்பும் பாசமும் கொண்ட ஒரு தந்தை அவள் வேற்றுசாதியைச் சேர்ந்த ஓர் இளைஞனைத் திருமணம் செய்துகொண்டதனால் அவளை வெறுத்துக் குடும்பத்திலிருந்து ஒதுக்கிவைக்கிறார்.

- ஆக்ரோஷமும் மூர்க்கத்தனமும் கொண்ட ஒருவர் வீட்டை விட்டு வெளியே வருவது இல்லை; தனிமையில் வாழ்க்கையைக் கழிக்கிறார். இவ்வாறு தன்னைப் பாதுகாத்துக்கொள்கிறார்.

- தன் கொலை வெறியைக் கட்டுப்படுத்த முடியாத ஒரு கைதி சிறையிலிருந்து வெளியே வர விரும்பாமல் சிறையிலேயே காலத்தைக் கழிக்க விரும்புகிறார்.

மேலே கூறிய உதாரணங்களில் ஓர் உணர்வு அதன் நேரெதிரான உணர்வாக – அன்பு பகையாகவும் காதல் வெறுப்பாகவும் கொலைவெறி தனிமை விரும்புதலாகவும் – மாற்றம் பெறுவதைக் காண்கிறோம். இவ்வாறு ஈகோ என்ற அகம் தனக்கு ஏற்படும் மனச் சஞ்சலத்தை குறைத்து மன

அமைதியை நிலைநிறுத்திக்கொள்கிறது. இதுவே ஃபிராய்டு கூறும் எதிர்வினையாக்கம் என்ற தற்காப்பு முறை.

7. பின்னோக்கம் எனும் தற்காப்பு முறை

தான் எதிர்கொண்டுள்ள மனப் போராட்டங்களிலிருந்து விடுபட ஒருவன் தன்னையும் அறியாமல் வளர்ச்சிப்படிகளில் கீழிறங்கிச் சிறுபிள்ளையைப்போல் செயல்படுவது பின்னோக்கம் (Regression) எனப்படுகிறது. மனம் மிகையான அழுத்தத்துக்கு ஆளாகும் போது சில சமயங்களில் நாம் சிறுபிள்ளைத்தனமாக நடந்து கொள்கிறோம். இன்னொருவருடன் ஆத்திரப்படும்போது கத்தி ஆர்ப்பாட்டம் செய்கிறோம், பாத்திரங்களை வீசி எறிகிறோம். அதாவது, ஒரு வயதுவந்தவர் போல அல்லாமல் சிறுபிள்ளை போல நடந்துகொள்கிறோம். நம் வளர்ச்சி நிலைக்குப் புறம்பாக ஓர் ஆரம்ப வளர்ச்சி நிலையில் எப்படி நடந்துகொண்டோமோ அதேபோல நடந்துகொள்கிறோம். நனவிலி நிலையில் நடைபெறும் இந்தத் தற்காப்பு முறை பின்னோக்கம் என்று அழைக்கப்படுகிறது.

சில உதாரணங்கள்:

- பள்ளிக்கூடத்தில் ஆசிரியரின் தண்டனைக்கு ஆளாகும் ஒரு பத்து வயதுச் சிறுவன் விரல் சூப்பத் தொடங்குகிறான்.
- தாய் தந்தையர் மணமுறிவுக்குப் பின் பத்து வயது சிறுமி ஒருத்தி இரவில் படுக்கையில் சிறுநீர் கழிக்கிறாள்.
- மனைவியை இழந்த ஒருவர் பல மாதங்களாக வெளியே போவது இல்லை; ஒரு சிறு குழந்தையைப் போல கட்டிலில் சுருண்டு படுத்துக் காலத்தைக் கழிக்கிறார்.
- பாலியல் வல்லுறவுக்கு ஆளான ஒரு பெண் பல ஆண்டு களாகத் திக்கித் திக்கிப் பேசுகிறாள்.

8. உயர்வழிப்படுத்தல் என்ற தற்காப்பு முறை

உயர்வழிப்படுத்தல் (Sublimation) என்ற இந்தத் தற்காப்பு முறையில் மனதின் விழைவுகளும் இச்சைகளும் திசை மாற்றம் பெற்றுச் சமூகத்தில் மதிப்பும் மரியாதையும் பெறும் வகையில் வடிவமைக்கப் படுகின்றன. காட்டாக, மனதின் ஆதி உந்தல்களான காமமும் மூர்க்கமும் உன்னதமான குறிக்கோள்களாக மாற்றம் பெறுகின்றன. தன் காம இச்சையை அடக்கித் துறவியாகிப் பிறருக்குச் சேவை புரியும் சன்னியாசியின் செயலை உயர்வழிப்படுத்தல் என்ற தற்காப்பு முறையின் மூலம் விளங்கிக்கொள்ள முடியும். தற்காப்பு முறைகள் பயனுள்ள வழிகளில் பிரயோகிக்கப்படுவதற்கு இது ஒரு சிறந்த எடுத்துக்காட்டாகக் கருதப்படுகிறது.

தமிழ் மரபில் பக்தி இலக்கியத்தில் உயர்வழிப்படுத்தல் பெருமளவு காணக்கிடைக்கிறது. காட்டாக, ஆண்டாளால் திருமொழியிலும் பட்டினத்தார் பாடல்களிலும் காமம் பக்தியாக மடைமற்றப்படுவதைக் காணலாம். இது ஃபிராய்டு கூறும் உயர்வழியாக்கம் என்ற தற்காப்பு முறையின் விளைவே என்று விளக்கமளிக்கலாம். இதேபோல, பல எழுத்தாளர்களும் கலைஞர்களும் தம் மூர்க்கம், இச்சை, விரக்தி, வக்கிரங்கள் போன்ற உணர்வுகளைத் தங்கள் படைப்பாக்கங்கள் வழியாக ஆக்கபூர்வமான வழிகளில் உயர்வழிப்படுத்துகிறார்கள் என்று ஃபிராய்டு கூறுகிறார். விளையாட்டு வீரர்கள் தமது மூர்க்கத்தையும் விளையாட்டுப் போட்டிகள் மூலம் உயர்வாக்கம் செய்கிறார்கள்.

மேலே கூறப்பட்ட தற்காப்பு முறைகள் யாவும் அகத்தில் ஏற்படும் பதற்றத்தைக் குறைத்து மனஅமைதியைக் காக்கும் வகையில் செயல்படுகின்றன. கவலை, அவமானம், குற்றஉணர்ச்சி போன்ற வற்றிலிருந்து ஒருவனைப் பாதுகாக்கின்றன. தற்காப்பு இயக்கங்கள் ஒருவனை இக்கட்டான சூழ்நிலைகளிலிருந்து விடுவித்து அவனது சுயகௌரவத்தைப் பாதுகாக்கிறது. இவ்வாறாக அவன் கடுமையான மனஇறுக்கத்தால் பாதிக்கப்பட்டு மனநோயாளியாக மாறுவதில் இருந்து தடுக்கிறது இதனால் ஓரளவு மன நிம்மதி ஏற்பட்டாலும் சில சமயங்களில் சிக்கல்களும் சங்கடங்களும் உண்டாகலாம், மனக்கோளாறுகளாகவும் வெளிப்படலாம். சில தற்காப்பு இயக்கங்கள் ஆரோக்கியமற்றவை, அவை மனதுக்குத் தீங்கு விளைவிக்கின்றன என்றும் கூறுகிறார் ஃபிராய்டு.

ஃபிராய்டு கூறிய சில தற்காப்பு முறைகளை மேலே பார்த்தோம். இவற்றைத் தவிர, பிளவுபடுத்தல் *(Splitting)*, அடையாளப்படுத்திக்கொள்ளல் *(Identification)* போன்ற வேறு பல தற்காப்பு முறைகளை அவர் விவரித்தார். அவருக்குப் பின்வந்த உளப்பகுப்பாளர்கள் மேலும் பல தற்காப்பு முறைகளையும் விவரித்துள்ளார்கள். இதில் ஃபிராய்டின் மகளான அன்னா ஃபிராய்டின் பங்கு குறிப்பிடத்தக்கது.[3]

ஃபிராய்டு கூறிய மனதின் தற்காப்பு முறைகள் குறித்து பல உளவியல் பரிசோதனைகள் நடத்தப்பட்டுள்ளன. இவற்றின் முடிவுகள் பெரும்பாலும் ஃபிராய்டுக்குச் சாதகமாகவே உள்ளன. அதாவது, அவர் கூறிய மனதின் தற்காப்பு முறைகளை இன்றைய உளவியல் ஏற்றுக்கொள்கிறது.[4] ஃபிராய்டைத் தீவிரமாக எதிர்ப்பவர்கள்கூட அவர் கூறிய தற்காப்பு முறைகளை மறுப்பது இல்லை. இன்றைய உளவியல் ஆராய்ச்சிகள் அவர் கூறிய மனதின் தற்காப்பு முறைகளை வெவ்வேறு பெயர்களில் அழைப்பதையும் காணலாம். மேலும், உளவியலிலும் மனநலச் சிகிச்சைகளிலும்

'கவுன்சலிங்' என்று அழைக்கப்படும் ஆலோசனை கூறி ஆற்றுப்படுத்துவதிலும் மனிதர்களின் நடத்தையைப் புரிந்து கொள்ள ஃபிராய்டு கூறிய தற்காப்பு முறைகள் பெரிதும் பயனுள்ளவையாகக் கருதப்படுகின்றன. அவர் நமக்கு விட்டுச் சென்ற செல்வங்களில் இதுவும் ஒன்று என்று கூறலாம்.

இயல் 9

கனவுகளின் பொருள் விளக்கம்

மனித மனதின் விசித்திரங்களில் ஒன்று கனவு. எல்லோருக்கும் தூக்கத்தின்போது கனவுகள் வருகின்றன. நாம் ஒவ்வோர் இரவும் பலவிதமான கனவுகளைக் காண்கிறோம். சில வேளைகளில் ஒரு கனவைக் கண்ட பின் அதன்பொருள் என்ன என்று நாம் எண்ணிப்பார்ப்பதுண்டு. சில கனவுகளின் பொருள் என்னவென்று உடனடியாக விளங்கும். சில கனவுகள் புரியாத புதிர்களாக இருக்கும். மனிதன் காலம்காலமாகவே கனவுகள் பற்றி எண்ணிப்பார்த்து வந்திருக்கிறான். (தமிழ்ச் சூழலில் கனவுகளுக்கு அளிக்கப்படும் விளக்கங்களுக்குக் குறைவில்லை. கனவுகள் நடக்கப்போகும் ஒன்றை எடுத்துரைக்கின்றன என்ற நம்பிக்கை பலருக்கு உண்டு. கனவுப் பலாபலன் பார்ப்பது, கனவு ஜோஸ்யம் கூறுவது போன்றவற்றுக்கான சிறப்பு வல்லுநர்களுக்கும் குறைவில்லை).

கனவுகளைத் தீவிரமாக ஆராய்ந்தவர்களில் ஃபிராய்டு முக்கியமானவர். அவர் எழுதிய 'கனவுகளின் பொருள் விளக்கம்' (Interpretation of dreams, 1900) என்ற நூலில் கனவுகள் பற்றி விரிவாகப் பேசுகிறார்.[1] அதுகாறும் மர்மமாக இருந்துவந்த இந்தப் பொருள் பற்றி ஃபிராய்டு கூறிய விளக்கம் அறிவுத்துறையின் கவனத்தை ஈர்த்ததில் வியப்பில்லை. உலகம் அவரைத் திருப்பிப் பார்க்கச் செய்ததும் இந்த நூலே. ஃபிராய்டும் இதைத் தனது மிகச் சிறப்பான கண்டுபிடிப்பாகக் கொண்டாடினார். ஃபிராய்டிய கோட்பாடுகளின் இன்னொரு தூணாக விளங்குவது கனவுகளின் பொருள் விளக்கமே.

இந்த இயல் கனவுகள் பற்றி ஃபிராய்டு கூறிய விளக்கங்களைச் சுருக்கமாக எடுத்துக்கூறுகிறது. இது ஃபிராய்டின் கனவுக் கேட்பாடு (Freud's theory of dreams) என்று அழைக்கப்படுகிறது. அவரது கனவுக் கோட்பாட்டு பற்றிப் பல விமர்சனங்கள் உள்ளன. அண்மையில் உறக்கம், கனவுகள் ஆகியவை பற்றிய ஆராய்ச்சி ஓர் அறிவியல் துறையாக உருவெடுத்துள்ளது. கனவுகள் பற்றிய தற்போதைய கோட்பாடுகளை அடுத்த இயலில் ஆராயலாம். இந்த இயலில் ஃபிராய்டு கனவுகள் பற்றி என்ன கூறினார் என்பதை மட்டும் பார்ப்போம். இதை விளக்க அவரது எழுத்தை மேற்கோள் காட்டுவதே சிறந்தது. 1910இல் அவர் எழுதிய 'உளப்பகுப்பாய்வு பற்றி ஐந்து விரிவுரைகள்' என்ற கட்டுரையில் பின்வருமாறு கூறுகிறார்[2]:

> "நாம் கனவுகளுக்கு அவ்வளவு முக்கியத்துவம் கொடுப்பதில்லை. பெரும்பாலான கனவுகளை நாம் அடுத்த நாள் மறந்துவிடுகிறோம் அல்லது அவற்றை அசட்டை செய்கிறோம். கனவுகள் அர்த்த மற்றவையாகவும் சில வேளைகளில் அபத்தமாகவும் தோன்றுகின்றன ... ஆனால் உண்மையில் எல்லாக் கனவுகளும் கனவு காண்பவனுக்கு அந்நியப்பட்டதாகவும் பொருளற்றவையாகவும் இருப்பது இல்லை. குழந்தைகளின் கனவுகளை ஆராய்ந்துபார்த்தால் இதை எளிதாகப் புரிந்துகொள்ள முடியும். சிறு குழந்தைகள் காணும் கனவுகள் முன்நாளின்போது ஏற்பட்ட விருப்பங்கள் நிறைவேறாமல் போனது தொடர்பானவையாகவே இருக்கும். இதைப் பெரும் முயற்சி இல்லாமலே அறிந்துகொள்ளலாம். எனவே, குழந்தைகளின் கனவுகளை விளங்கிக்கொள்ள முன்நாளில் ஏற்பட்ட அனுபங்களைத் தெரிந்துகொள்வது போதுமானதாக இருக்கும். வயதுவந்தவர்களின் கனவுகளும் இம்மாதிரியானவைதான். முன்நாள் மனதில் ஏற்பட்ட உந்தல்களின் விருப்ப நிறைவேற்றமே கனவுக் காட்சிகளாக உருவம் பெறுகின்றன . . . ஆனால் வயதுவந்தவர்களின் கனவுகள் சிக்கலானவை. எனவே, இவற்றை விளங்கிக்கொள்ள வேண்டுமானால் அவற்றைப் படிப்படியாகப் பகுத்தாய்வு செய்யவேண்டும்... வயதுவந்தவர்களின் கனவுகளை மேலோட்டமாகப் பார்க்கும்போது அவை புரியாத புதிர்கள் போலத் தென்படுவதற்குக் காரணம் அவர்களின் விருப்ப நிறைவேற்றத்துக்கும் அவர்களின் கனவுகளுக்கும் வெகு தூரம் என்ற தோற்றமே. இதற்கான விடை இதுதான்: அந்த விருப்பங்கள் கனவுகளில் உருமாற்றம் பெற்றுள்ளன ..."

ஃபிராய்டு முன்வைத்த கனவுக் கோட்பாடு பல இழைகளைக் கொண்டது. இவற்றை மணிச்சுருக்கமாகப் பின்வருமாறு கூறலாம்:

(1) எல்லாக் கனவுகளும் அர்த்தம் பொதிந்தவையே. கனவு என்பது நிறைவேறாத விருப்பங்களின் வெளிப்பாடு.

(2) நனவிலி மனதில் உள்ள பாலியல் இச்சைகள், வேட்கைகள், ஆகியவை திரிபுபெற்ற வடிவத்தில் கனவில் தோன்று கின்றன.

(3) அதாவது, நனவிலி மனதில் உள்ளவை பல உளவியல் மாறுதல்களுக்குப் பின் சிதைந்த கனவுக் காட்சிகளாக வெளிப்படுகின்றன; உளப்பகுப்பாய்வு செய்வதன் மூலம் இந்த நனவிலிக் காரணங்களைக் கண்டறிய முடியும்.

(4) முந்திய நாள் அனுபங்கள் சில கனவுகளைத் தூண்டி விடக் காரணமாக அமைகின்றன.

(5) உறக்கத்தைக் குலைக்க முற்படும் எண்ணங்களையும் உணர்ச்சிகளையும் கனவு கட்டுப்படுத்துகிறது அல்லது மடைமாற்றம் செய்கிறது. இதனால் தூக்கம் பாதுக்காக்கப் படுகிறது, கனவின் குறிக்கோள் இதுவே.

இனி, கனவின் ஒவ்வொரு கூறையும் விரிவாகக் காண்போம்:

‘கனவு என்பது விருப்ப நிறைவேற்றமே’

உளவியல் ரீதியாக நாம் எதை அடைய விரும்புகிறோமோ அது நம் கனவில் காட்சியளிக்கிறது என்பது ஃபிராய்டின் வாதம். விருப்ப நிறைவேற்றம் எவ்வாறு கனவில் தோன்றுகிறது என்பதை விளக்க அவர் தன்னுடைய கனவு ஒன்றையே உதாரணமாகத் தருகிறார். 1895ஆம் ஆண்டு ஜூலை மாதம் 24ஆம் நாள் அவர் கண்ட இந்தக் கனவுக்கான பின்னணி பின்வருமாறு: இர்மா (பெயர் மாற்றப்பட்டுள்ளது) என்ற ஓர் இளம் விதவை இசிப்பு நோய்க்காகவும் மனத்தளர்ச்சிக்காகவும் சில காலம் ஃபிராய்டிடம் சிகிச்சை பெற்றுவந்தாள். ஆனால் சிகிச்சை பலனளிக்கவில்லை. அவர் கூறிய பொருள் விளக்கங்களையும் அவள் ஏற்றுக்கொள்ளவில்லை. இந்த நிலையில் சிகிச்சை தற்காலிகமாக நிறுத்தப்பட்டது.

ஃபிராய்டுக்கு இந்தக் கனவு வருவதற்கு முதல் நாள் அவரைக் காண மருத்துவர் ஒட்டோ என்ற ஒரு நண்பர் வந்திருந்தார். அவர் இர்மாவின் குடும்ப நண்பர். சமீபத்தில் அவர்களோடு தங்கி யிருந்ததாகக் கூறினார். ஃபிராய்டு இர்மாவைப் பற்றி விசாரித்தார். “ஓரளவு பரவாயில்லை, ஆனால் இன்னும் குணமாகவில்லை” என்று ஒட்டோ பதிலளித்தார். அவருடைய தொனி ஃபிராய்டுக்கு எரிச்சல் மூட்டுவதாக இருந்தது. இர்மாவுக்குத் தான் அளித்த சிகிச்சை விமர்சிக்கப்படுவது போல அவருக்குத் தோன்றியது. அன்று இரவு அவர் ஒரு கனவு கண்டார். அந்தக் கனவை பின்வருமாறு விவரிக்கிறார்:

“ஒரு பெரிய ஹால். விருந்துக்காகப் பலர் கூடியுள்ளார்கள். அவர்களிடையே இர்மா இருக்கிறாள். உடனே நான் அவளைத் தனியாக ஒரு பக்கம் அழைத்துக்கொண்டு போகிறேன். அவள் ஏன் என் கடிதத்துக்குப் பதில் எழுதவில்லை என்று கேட்கிறேன். நான் வழங்கிய தீர்வையும் அவள் ஏற்றுக்கொள்ளவில்லை என்று கூறுகிறேன். “உனது வலி இன்னும் குணமாகவில்லை என்றால் அது உன் தவறு!” என்று கூறுகிறேன். அதற்கு அவள், “எனக்குள்ள வலி எவ்வளவு தீவிரமானது என்று நீங்கள் அறியமாட்டீர்கள். எனது தொண்டையிலும் வயிற்றிலும் தாங்க முடியாத வலி உண்டாகிறது, மூச்சு முட்டுகிற மாதிரி வலிக்கிறது” என்றாள். எனக்கு அதிர்ச்சியாக இருந்தது. அவள் வெளிறியும் காணப்பட்டாள். உடல் உப்பிப்போய் இருந்தது. அவளுக்கு உடல் சார்ந்த ஏதாவது கோளாறு இருக்கலாம். அதை நான் அடையாளம் காணத் தவறிவிட்டேனோ என்ற எண்ணம் எனக்குத் தோன்றியது. நான் அவளை சன்னல் அருகே அழைத்துக்கொண்டு போய் வாயைத் திறந்துகாட்டச் சொன்னேன். அவள் தயங்கினாள்... பின் அவள் வாயைத் ஓரளவு திறந்துகாட்டினாள். அவள் தொண்டையின் வலது பக்கத்தில் ஒரு பெரிய வெண்படலம் தென்பட்டது. இன்னுமோர் இடத்தில் வெள்ளை நிறத்தில் ஒரு பெரிய வடு காணப்பட்டது. உடனே நான் டாக்டர் எம் என்பவரை அழைத்து அவள் தொண்டையைச் சோதிக்கச் சொன்னேன். நான் கண்டதை அவரும் உறுதி செய்தார்... என் நண்பர் ஒட்டோவும்கூட இருந்தார்... டக்டர் எம், “இது ஒரு தொற்று என்பதில் ஐயம் இல்லை. ஆனால் தானாகக் குணமாகிவிடும்” என்று கூறுகிறார். சில நாட்களுக்கு முன் என் நண்பர் ஒட்டோ அவளுக்கு ஓர் ஊசி போட்டார் என்பதை நான் அறிவேன்... இம்மாதிரியான ஊசியைக் கண்டபடிப் போடக் கூடாது... ஊசி துப்புரவற்றதாகவும் இருந்திருக்கலாம் என்று நான் நினைத்தேன்.”

இந்தக் கனவைக் காட்சிக்குக் காட்சி ஆராய்ந்து ஃபிராய்டு அன்றிரவே எழுதினார். கனவின் ஒவ்வொரு பகுதியையும் அலசி ஆராய்ந்து பின்வரும் முடிக்கு வருகிறார்: இந்தக் கனவின் முக்கியக் குறிக்கோள் இர்மாவின் நோயைத் தன்னால் குணப்படுத்த இயலாமல் போனதால் ஏற்பட்ட குற்றஉணர்விருந்து தன்னை விடுவித்துக்கொள்வதே என்று பொருள் விளக்கம் தருகிறார். பல கனவுக்கூறுகள் இதை நியாயப்படுத்துகின்றன என்று கூறுகிறார். உடல் ரீதியான தொண்டை நோய் ஏற்பட்டிருந்தால் தான் அளித்த உளப்பகுப்பாய்வுச் சிகிச்சையால் அது

குணமடையாது. எனவே அவள் நோய் குணமாகாமல் போனதற்கு ஃபிராய்டைக் குறை கூற முடியாது. மற்றது ஒட்டோ போட்ட ஊசி மாசுபட்டதாக இருக்கலாம். அதனால் அவளுக்குத் தொற்று ஏற்பட்டிருக்கலாம். ஒட்டுமொத்தமாக அவள் துன்பங்களுக்குத் தான் பொறுப்பு அல்ல என்று நம்பவே அவர் விரும்பினார். தனக்கிருந்த குற்றஉணர்வில் இருந்து விடுதலை பெற விரும்பினார். இந்த விருப்பத்தை அந்தக் கனவு நிறைவேற்றியது. ஆக, கனவின் முக்கியமான பண்பானது விருப்பநிறைவேற்றமே என்ற முடிவுக்கு வருகிறார். கனவுகள் மூலம் ஆழ்மனதில் குடிகொண்டுள்ள தன் விருப்பத்தை நிறைவேற்றிக்கொள்ள முடிந்தது என்று கூறுகிறார்.

விருப்பநிறைவேற்றம் என்பது சில கனவுகளில் வெளிப்படை யாகவே தெரியவருகிறது. அன்றாடம் நாம் காணும் கனவுகளை மேலோட்டமாக ஆராய்ந்துபார்த்தாலே இது தெரியவரும். காட்டாக, ஓர் இளம் வாலிபன் தன் அபிமான நடிகையைச் சந்திப்பது போலக் கனவு காண்கிறார். அவன் எதை விரும்பு கிறானோ அது நிறைவேறிவிடுகிறது. இதேபோல, மறு நாள் ஒரு நேர்முகத் தேர்வுக்குப் போகவுள்ள ஒருவர் போகும் வழியில் பேருந்தைத் தவறவிட்டதாகக் கனவு காண்கிறார். ஃபிராய்டின் கூற்றுப்படி அவருக்கு அந்த வேலை பிடிக்கவில்லை என்பதே பொருள். அதுவே கனவுக் காட்சியாக வெளிப்படுகிறது. சமீபத்தில் இறந்துபோன தன் பத்து வயது மகன் மருத்துவமனையில் இருந்து வீடு திரும்பியதாகக் கனவு காண்கிறாள் ஒரு தாய். இதுவும் விருப்பநிறைவேற்றமே.

‘கனவுகள் நனவிலிக்கு இட்டுச்செல்லும் அரசப் பாதை’

இவ்வாறு ஒவ்வொருவரும் தாம் காணும் சில கனவுகளுக்கு ஓரளவு விளக்கம் கூற முடியும். ஆனாலும் மேலே கூறப்பட்ட எடுத்துக்காட்டுகளில் கனவுகளின் பொருள் என்னவென்று நாமே எண்ணிப்பார்த்து அறிந்துகொண்டோம் என்பதைக் கவனிக்கவும். அதாவது, இந்தப் பொருள் விளக்கம் மேலோட்டமானது, நனவு நிலையில் அல்லது முன்நனவு நிலையில் இருந்த விருப்பத்தை வெளிப்படுத்துகிறது. இது சில கனவுகளுக்குப் பொருந்தும் என்றாலும்கூட, ஃபிராய்டு கூறும் விருப்ப நிறைவேற்றம் நனவிலி மனதில் உள்ள பாலியல் இச்சைகள், வேட்கைகள், குற்ற உணர்வு, பொறாமை, ஏக்கம் போன்ற உணர்வுகளையே குறிக்கின்றன. கனவில் நனவிலிக் கூறுகள் தங்குதடையின்றி வெளிப்படுகின்றன உளப்பகுப்பாய்வு வழியாக மட்டுமே இதை அறிந்துகொள்ள முடியும் என்பது ஃபிராய்டின் வாதம். எனவே அவர் காலத்தில் கனவுகளுக்குப் பொருள் விளக்கம் காண்பது உளப்பகுப்பாய்வுச் சிகிச்சையில் ஒரு முக்கிய உத்தியாகக் கருதப்பட்டது. இதை

ஒரு கனவைப் பற்றி ஃபிராய்டு அளித்த பொருள்விளக்கத்தைக் கொண்டு விளக்கலாம். அவர் கூறும் வார்த்தைகளில் அது இங்கே தரப்படுகிறது:

"புத்திசாலியான ஒரு பெண் என்னிடம் பின்வருமாறு கேட்டாள்: 'கனவுகள் விருப்பநிறைவேற்றங்களே என்று நீங்கள் தொடர்ந்து கூறிவருகிறீர்கள். சரி, நான் கண்ட ஒரு கனவு இதற்கு நேர்மாறாக உள்ளது. கனவில் என் விருப்பம் கடைசிவரை நிறைவேறவில்லை. இது உங்கள் கனவுக் கோட்பாட்டுடன் எப்படிப் பொருந்தும்?'"

"அவள் கண்ட கனவு இதுதான்: 'நான் ஒரு மிகச் சிறப்பான இரவு விருந்து கொடுக்க விரும்பினேன். ஆனால் வீட்டிலோ எந்த உணவுப் பொருளும் இல்லை. சுட்டுக் காயவைத்த மீனைத் தவிர வீட்டில் எதுவுமில்லை. கடைக்குப் போய் வாங்கிவரலாம் என்றால் அது ஒரு ஞாயிறுக் கிழமை. எல்லாக் கடைகளும் மூடி இருக்கும். சமைத்த உணவு வழங்கும் இடங்களுக்குத் தொலைபேசியில் பேச முயற்சி செய்தேன். ஆனால் தொலைபேசி பழுதுபட்டிருந்தது. இறுதியில் சிறந்ததொரு விருந்து கொடுக்க வேண்டும் என்ற என் விருப்பத்தை நான் கைவிட வேண்டியதாயிற்று.'

"...மேலோட்டமாகப் பார்க்கும்போது இது விருப்பநிறைவேற்றம் என்ற என் கோட்பாட்டுக்கு நேரெதிரானதாகத் தோன்றினாலும் ஒரு கனவைப் பகுத்தாய்வு செய்த பிறகே அதன் பொருள் என்ன என்பதைத் தீர்மானிக்க முடியும். ஆனால் இந்தக் கனவின் ஊற்றுக்கண் என்ன? கனவுகளுக்குத் தூண்டுகோலாக இருப்பது முந்தைய நாள் நிகழ்ச்சிகளே என்பதை நாம் அறிவோம்.

". . . (எனவே) சில சாதாரண விஷயங்களைப் பற்றிப் பேசிய பிறகு, தான் முந்தைய நாள் ஒரு தோழியைப் பார்க்கப் போனதாகவும் தனக்கு அந்தப் பெண் மீது பொறாமை உண்டு என்றும் கூறினாள். தன் கணவன் அந்தப் பெண்ணை உயர்வாக மதித்துவந்தார் என்பதே தன் பொறாமைக்குக் காரணம் என்றும் கூறினாள். ஆனால் நல்லவேளை அவள் ஒல்லியாக இருந்தாள் என்றும் தன் கணவருக்குப் பருமனான பெண்களைத்தான் பிடிக்கும் என்றும் கூறினாள். அவள் அன்று தன் தோழியைச் சந்தித்தபோது தன் உடம்பு ஒல்லியாக இருப்பதாகவும் சற்றுப் பருமனாக இருந்தால் நல்லது என்றும் கூறினாள். மேலும், பேச்சு வாக்கில், 'எப்போது எங்களை விருந்துக்கு அழைக்கப்போகிறாய்? நீ நன்றாகச் சமைப்பாய் என்று எனக்குத் தெரியும்' என்றும் கூறினாள். இதை எனக்குச் சொல்லிக்கொண்டிருக்கும்போதே அவள் கனவின் உண்மையான பொருளை உணரத்தொடங்கினாள். 'என்ன, உன்னை விருந்துக்கு அழைத்து, நன்றாகச் சமைத்துப்

போட்டு, அதனால் நீ எடை கூடி, என் கணவனுக்குக் கவர்ச்சிகர மாக இருப்பாய் என்று நினைக்கிறாயா? நான் இனி ஒருபோதும் உனக்கு விருந்து அளிக்கப்போவதில்லை' என்று கூறுவதுபோல இருந்தது" என்று முடிக்கிறார் ஃபிராய்டு.

அதாவது, அவள் தோழியின் மேல் கொண்ட பொறாமையால் அவளை விருந்துக்கு அழைக்க விரும்பவில்லை. ஆனால் அவள் தோழி விருந்துக்கு வர விரும்பினாள். அவள் கனவில் அவளும் 'ஒரு சிறந்த விருந்து' கொடுக்க விரும்பினாள். ஆனால் அதற்குத் தடைகள் பல இருந்தன. கனவில் விருந்து கொடுக்க இயலாமல் போன காரணம் தன் தோழி மீது கொண்ட பொறாமையே தவிர சமையலுக்கு உணவுப்பொருட்கள் கிடைக்கவில்லை எனபதல்ல என்று விளக்குகிறார் ஃபிராய்டு. இது நனவிலி மனதின் செயல்பாடு என்பதைக் கூறுகிறார்.

"கனவுகள் நனவிலிக்குச் செல்லும் அரசப் பாதை" என்பது ஃபிராய்டின் புகழ்பெற்ற வாக்கு. எனவே அவர் காலத்தில் (தடையற்ற இயைபுக்கு அடுத்ததாக) கனவுகளுக்குப் பொருள் விளக்கம் காண்பது உளப்பகுப்பாய்வின் ஒரு முக்கியக் கூறாகக் கருதப்பட்டது. நனவிலி மனதில் உள்ளவையே கனவுக் காட்சிகளாக வருகின்றன. ஒடுக்கப் பெற்ற குழந்தைப் பருவ அனுபவங்கள், மறந்துபோன ஏமாற்றங்கள், இச்சைகள் போன்ற உணர்வுகள் உருமாற்றம் பெற்றுக் கனவில் தோன்றுகின்றன என்று கூறுகிறார்.

'கனவில் தோன்றும் காட்சிகள் உருமாற்றம் பெற்றவை'

அவர் கூறும் 'உருமாற்றம்' என்பது என்ன? ஃபிராய்டின் கருத்துப்படி எந்த ஒரு கனவுக்கும் இரண்டு கூறுகள் உள்ளன. ஒன்று, நாம் கனவில் காணும் கனவுக்காட்சிகள். இதை மறுநாள் நினைத்துப்பார்த்து நினைவுபடுத்திக்கொள்கிறோம். இதைக் கனவின் வெளிப்படுபொருள் *(Manifest content)* என்று அழைக்கிறார். மற்றது, இதற்குக் அடிக்காரணமாக நனவிலி மனதில் உள்ள விஷயங்கள். இதை மறைபொருள் *(Latent content)* என்று அழைக்கிறார். நாம் காணும் கனவுகளுக்கு அடிப்படையாய் அமைந்துள்ளது இந்த மறைபொருளே என்பது ஃபிராய்டின் அசையாத நம்பிக்கை. மேலே கூறப்பட்டது போல, இவை பெரும்பாலும் நனவிலி நிலையிலேயே உள்ளன. கனவின் வெளிப்படுபொருளை ஆழமாக, அதாவது உளப்பகுப்பாய்வு மூலம் ஆராய்ந்துபார்த்தால் அதன் மறைபொருளைக் கண்டு கொள்ளலாம். வேறு வார்த்தைகளில் கூறுவதானால், ஒரு கனவு உருவாகும்போது மறைபொருளானது வெளிப்படுப்பொருளாக மாற்றம் பெறுகிறது.

நவீன ஓவியங்களில் உள்ள உட்பொருளைப் புரிந்து கொள்வது போலக் கனவுக் காட்சியில் ஆழ்ந்துள்ள பொருளைப் புரிந்துகொள்ள வேண்டும். அதாவது, உளவாளிகள் இரகசியக் குறிச்சொற்களைக் கட்டவிழ்ப்பது போலக் கனவின் மறை பொருளையும் கட்டவிழ்க்க வேண்டும். இதைக் குறிஅவிழ்ப்பு முறை *(Decoding)* என்று அழைக்கிறார் ஃபிராய்டு. அதாவது, சிக்கலான ஒரு முடிச்சை அவிழ்ப்பதுபோல அல்லது மர்மத்தைத் துப்பறிந்து கண்டுபிடிப்பது போலக் கனவின் (மறை) பொருளைக் கண்டுபிடிக்க வேண்டும்.

இவ்வாறு கனவுகளைப் புரிந்துகொள்ளும்போது எல்லாக் கனவுகளுக்கும் அடிப்படையாக இருப்பது நிறைவேறாத ஆசை களே என்பது தெரியவரும் என்கிறார் ஃபிராய்டு. நனவிலி மனதில் உள்ள விருப்பங்கள், உந்தல்கள், விழைவுகள் ஆகியவை தங்குதடையின்றிக் கனவுகளில் வெளிப்படுகின்றன என்கிறார். இது இசிப்பு நோய் உள்ளவர்களின் நோய்க்குறிகளைப் புரிந்து கொள்வது போன்றதே அன்றி வேறொன்றும் இல்லை (பார்க்க: இயல் 12). இதைப் பின்வருமாறு அழுத்திக் கூறுகிறார்:

> **“கனவின் வெளிப்படுப் பொருளின் உண்மையான மூலம் என்ன என்பது இப்போது தெரியவரும். அதன் ஆரம்பப் புள்ளியாக உள்ளது முந்தைய நாள் அனுபவங்கள் தூண்டிவிடும் நிறை வேறாத விருப்பங்களே. நாம் காலையில் விழித்ததும் நம் நினைவுக்கு வரும் கனவின் வெளிப்படுப் பொருள் என்பது நமது நிறைவேறாத விருப்பங்களின் மாற்று வடிவமே. நனவிலி மனதுள் அமுக்கப்பட்ட விருப்பங்களே மாறுவேடத்தில் கனவில் வருகின்றன.”**

அதாவது, கனவைத் தூண்டிவிடக் காரணமாக இருப்பது முந்தைய நாள் நிகழ்வுகள் அல்லது அப்போது மனதில் உள்ள கவலைகள், பதற்றங்கள். ஆசைகள் ஆகியவையே. இவற்றை முந்தைய நாளின் எச்சங்கள் *(Day's residues)* என்று ஃபிராய்டு அழைக்கிறார். உறக்கத்தின்போது அகத்தின் கட்டுப்பாடு தளர்ந் திருப்பதால் இவை கனவுக்காட்சிகளாக வெளிப்படுகின்றன. அவர் கூறும் ‘அமுக்கப்பட்ட விருப்பங்கள்’, ஆசைகள், விழைவுகள் ஆகியவை மட்டுமல்லாமல் நனவிலி மனதின் ஒடுக்கப்பட்டுள்ள வேட்கைகளும் கனவில் இடம்பெறுகினறன. கனவுகளில் நனவிலிக் கூறுகள் எந்தத் தணிக்கையுமின்றி வெளிப்படுகின்றன. இதில் பாலியல் உந்தல்கள் முக்கியமானவை என்பது ஃபிராய்டின் கருத்து. அது மட்டுமின்றி அமுக்கப்பட்ட குழந்தைப் பருவ அனுபவங்கள், ஆசைகள் ஆகியவையும் வெவ்வேறு வடிவத்தில் கனவுகளில் வெளிப்படுகின்றன.

கனவின் மறைபொருள் வெளிப்படுப் பொருளாக உருமாற்றம் பெறுவதை ஃபிராய்டு ‘கனவுச் செயல்பாடு’ *(Dream work)* என்று கூறுகிறார். இதை விளக்க அவர் மூன்று உளநிகழ்வுகளைச் சுட்டிக்காட்டுகிறார். இவற்றில் ஒன்று செறிவாக்கம் *(Condensation)* ஆகும். அதாவது, உண்மையில் நடந்த நிகழ்ச்சிகள் சுருக்கமான வடிவில் கனவில் இடம்பெறுகின்றன. பல ஆண்டுகளாக நடை பெற்றவை சில நிமிடங்களில் கனவில் காட்சியளிக்கின்றன. எந்த ஒழுங்குமின்றி இவை சுருக்கப்படுவதால் அவை சிதைந்து தொடர்பற்ற துண்டுத் துண்டுகளாக உண்மைக்கும் புறம்பானவை யாகத் தோற்றமளிக்கின்றன உதாரணமாக, கனவு காண்பவர் பத்து வயது பாலனாகக் கனவில் தோன்றலாம். இம்மாதிரியான முரண்பாடுகளுக்கு நனவிலியே காரணம் என்றும் இது நனவிலியின் கட்டுப்பாடற்ற முதல் நிலைச் செயல்பாடுகளைக் குறிக்கிறது என்று ஃபிராய்டு கூறுகிறார் (காண்க: இயல் 4).

இதேபோல, கனவில் வரும் மனிதர்களும் இடம் மாறி வரலாம். இந்த இடப்பெயர்வு என்பது ஒருவரின் மீது கொண்டிருக்கும் உணர்ச்சிகளை இன்னொருவர் மீது சுமத்துவ தாகும் (காண்க: இயல் 6). மேலும், கனவுகளில் ஒரு நபர் இன்னொரு நபராகக் காட்சியளிக்கலாம். அல்லது ஒருவர் மீதுள்ள கோபம், ஏமாற்றம் போன்ற உணர்ச்சிகள் இன்னொருவர் மீது சுமத்தப்படலாம். இதேபோல ஒருவர் இன்னொருவராக மாற்றப்படலாம். உதாரணமாக, முன்பின் தெரியாத ஒருவர் மீது நீங்கள் கோபப்படுவதாகக் கனவு காண்கிறீர்கள். கனவுப் பகுப்பாய்வின்போது நீங்கள் வெறுத்த பள்ளிக்கூட ஆசிரியரே அவர் என்று தெரியவரலாம்.

மூன்றாவதாக, கனவில் வரும் பல சம்பவங்களும் பொருள் களும் குறியீடுகளாக அமைகின்றன என்று ஃபிராய்டு கூறுகிறார். காட்டாக, மேலே கூறப்பட்ட ஃபிராய்டின் இர்மாவின் ஊசி என்ற கனவில் அவள் வாயைத் திறக்கத் தயங்கியது அவள் தன்னுடன் மனம்திறந்து பேசவில்லை என்பதைக் குறிக்கிறது என்று பொருள்விளக்கம் கூறுகிறார். இன்னோர் எடுத்துக் காட்டாக ஃபிராய்டின் மாணவர்களின் ஒருவரான ஃப்ரென்சி *(Ferenczi)* என்ற உளப்பகுப்பாளர் பார்த்த ஒரு பெண் நோயாளி தான் கண்ட கனவைப் பார்ப்போம்.[3] அவள் பின்வருமாறு தன் கனவை விவரிக்கிறாள்: தான் ஒரு சிறிய வெள்ளை நிற நாயின் கழுத்தைத் நெரித்துக் கொல்வதாக அவள் கனவு காண்கிறாள். அதைத் தன்னால் புரிந்துகொள்ள முடியவில்லை என்றும் அதை விளக்கும்படியும் ஃப்ரென்சியைக் கேட்கிறாள். இந்தச் செய்கைக்கான இயைபு பற்றி விசாரித்தபோது அவளுக்குச் சமையல் செய்ய விருப்பம் என்றும் அதற்காகக் கோழி, புறா போன்ற

மிருகங்களின் கழுத்தை நெரித்துக் கொல்ல வேண்டியுள்ளது என்றும் தெரியவருகிறது. ஆனால் அதைப் பற்றி தான் அலட்டிக் கொண்டதில்லை என்று கூறுகிறாள். கொல்வதைப் பற்றிப் பேசும்போது மரண தண்டனை எவ்வளவு குரூரமானது என்றும் தூக்கில் போடும்போது அது பெரும் வேதனையாக இருக்கும் என்றும் கூறுகிறாள். இம்மாதிரியான கொடிய விஷயங்கள் பற்றித் தயக்கமின்றி அவள் பேச விரும்புவதைத் தெரிந்துகொண்ட ஃப்ரென்சி அவளுக்கு யார் மீதும் மனவெறுப்பு உண்டா என்று கேட்கிறார். அவள் 'ஆம்' என்று பதிலளிக்கிறாள். தன் மைத்துனி மீது அவளுக்குப் பெரும் வெறுப்பு உண்டு என்றும் அவள் தனக்கும் தன் கணவனுக்கும் இடையே குறுக்கிடுகிறாள் என்றும் கூறுகிறாள். இதைக் கூறும்போது "நன்கு பழக்கப்பட்ட ஒரு புறா போல புகுந்துகொள்கிறாள்" என்று கூறுகிறாள். உடனே, சமீபத்தில் அவளுக்கும் அவள் மைத்துனிக்குமிடையே ஏற்பட்ட ஒரு வாக்குவாதம் அவள் நினைவுக்குவருகிறது. "என் கையையே கடிக்கும் ஒரு நாயை என் வீட்டில் வைத்திருக்க மாட்டேன்" என்று கூறியதும் அவளைத் தன் வீட்டைவிட்டு வெளியேற்றியதும் அவளுக்கு நினைவுக்குவருகிறது. இதைக் கூறியவுடன் அவளுக்கே தன் கனவின் பொருள் புலப்படுகிறது. மைத்துனி மீது அவள் கொண்டிருந்த பகைமையே கொலை வெறியாக நாய்க்குட்டியின் மீது இடமாற்றம் பெற்றது என்றும் விளக்கமளிக்கிறார் ஃபிராய்டு. இந்தக் கனவும் ஒரு விருப்பநிறைவேற்றமே என்றும் தெரியவருகிறது.

நான்காவதாக, உறக்கத்திலிருந்து விழித்த பின் நாம் கண்ட கனவுகளை நினைத்துப்பார்க்கும்போது காட்சிகளைக் கோர்வையாக அவற்றை இணைத்துப்பார்க்கிறோம். இவ்வாறு செய்யும்போது அவற்றைத் தர்க்கரீதியாகத் தொகுத்தும் விரிவுபடுத்தியும் விளங்கிக்கொள்கிறோம். ஒரு கைதேர்ந்த திரைப்படத் தொகுப்பாளர் காட்சிகளை வெட்டியும் ஒட்டியும் திரைக்கதையைக் கோர்வையாக அமைப்பதுபோல நாம் கண்ட கனவுக்காட்சிகளைப் பகுத்தறிவுக்கு இசைய மீளமைத்துக் கொள்கிறோம். இதை இரண்டாம்பட்ச விரிவுபடுத்துதல் *(Secondary elaboration)* என்று அழைக்கிறார் ஃபிராய்டு. எனவே நாம் விழித்தெழுந்த பின் நினைவுபடுத்திக்கொள்ளும் கனவு அசல் கனவாக இருப்பதில்லை.

கனவுக்கான உடனடிக் காரணமாக அமைவது முந்தைய நாள் ஏற்பட்ட ஓர் அனுபவமே. அதனுடன் தொடர்புடைய நிகழ்வுகளையும் எண்ணங்களையும் சங்கிலித்தொடர்போல இயைவு செய்துபார்த்தால் கனவுகளில் மறைந்திருக்கும் பொருள் வெளிப்படும் என்பது ஃபிராய்டின் துணிபு.

கனவுகளில் காணும் பொருள்களுக்கும் அர்த்தம் உண்டு என்றும் அவை குறியீடுகளே என்றும் ஃபிராய்டு பிற்காலத்தில் கூறினார். அதாவது ஒரு பொருள் இன்னொரு பொருளைக் குறிக்கும் அல்லது உருமாற்றம் பெற்று வேறு பொருள்களாகக் கனவில் வருகின்றன. அவர் கருத்துப்படி, கனவில் வரும் கத்தி, வாள் போன்ற கூர்மையான ஆயுதங்கள், தடிகள், துப்பாக்கி, குடை போன்றவை ஆண்குறியைக் குறிக்கும் *(Phallic symbols)*; பெட்டி, குகை, பள்ளங்கள், ஓட்டைகள் போன்றவை பெண் குறியைக் குறிக்கும்; மாடிப் படிகளில் ஏறி இறங்குதல் உடலுறவு கொள்வதைக் குறிக்கும்.

கனவுக் குறியீடுகள் பற்றிய அவர் கருத்துகள் 'கனவுகளின் பொருள் விளக்கம்' என்ற நூலின் முதல் பதிப்பில் இடம்பெற வில்லை. ஆனால் பிற்காலத்தில், அதாவது 1914இல் அதன் நான்காம் பதிப்பில், கனவுக் குறியீடுகள் பற்றி விரிவாக எழுதினார். இதன்பிறகு, சிகரட், எழுதுகோல், எறிகணை, விமானம் போன்ற நீள் வடிவம் கொண்ட பொருள்கள் யாவும் ஆண்குறியைக் குறிப்பதாக விளக்கப்பட்டு ஆங்கில் மொழிவழக்கில் *Phallic symbols* என்று வழங்கத் தொடங்கின.

இந்த இயலை நிறைவு செய்யுமுன்னர் கனவுகள் பற்றி ஃபிராய்டு கூறிய இன்னொரு கருத்தையும் கூறியாக வேண்டும். கனவுகள் பற்றிச் சிறப்பித்துக் கூறும்போது ஃபிராய்டு மிகைத்தீர்மானம் *(Overdetermine)* என்ற ஒரு சொல்லைப் பயன்படுத்துகிறார். கனவுகள் பல காரணிகளால் தீர்மானிக்கப்படுகின்றன என்பதே இதன் பொருள். கனவு காண்பவரின் முந்தைய நாளின் எச்சங்கள், அவரது அண்மைக்கால அனுபவங்கள், மற்றும் வாழ்நாள் அனுபங்கள், ஒடுக்கப்பட்ட விருப்பங்கள், இச்சைகள் ஆகிய பலதரப்பட்ட காரணிகள் ஒரு குறிப்பிட்ட கனவின் தோற்றத்துக்குக் காரணமாக அமைகின்றன. எனவே, ஒரு கனவின் பொருள்விளக்கமானது இந்த வேறுபட்ட காரணிகளையும் கணக்கில் கொள்ள வேண்டும் என்பதே அவரது நிலைப்பாடாக இருந்தது. மிகைத்தீர்மானம் என்ற இந்தக் கருத்து பிற்காலத்தில் மெய்யியலிலும் அரசியலிலும் பிரசித்தம் பெற்றது. அதாவது, பல காரணங்களால் ஒரு குறிப்பிட்ட விளைவு ஏற்படலாம் என்ற கருத்து லூயிஸ் அல்தூசர் *(Louis Althusser, 1918–1990)* போன்ற மார்க்சிய மெய்யியலாளர்களால் முன்வைக்கப்பட்டது. 'முரண்பாடுகளும் மிகைத்தீர்மானமும்' என்ற நூலில் அவர் இந்தக் கருத்தை அலசி ஆராய்கிறார்.[4] ஆனால் இந்தக் கருத்தின் மூலகர்த்தா ஃபிராய்டே என்பதைக் குறித்துக்கொண்டு அவரது கனவுக் கோட்பாடு பற்றித் தற்போதைய ஆராய்ச்சிகள் கூறுவது என்ன என்பதை அடுத்த இயலில் காண்போம்.

இயல் 10

'கனவுகளின் பொருள் விளக்கம்': விமர்சனங்கள்

ஃபிராய்டு முன்வைத்த கனவுக் கோட்பாடு இப்போது ஏற்றுக்கொள்ளப்படுவதில்லை என்பதை முன்கூட்டியே கூறிவிடுவது நல்லது. இந்த முடிவுக் கான காரணங்களை இந்த இயலில் காண்போம். ஃபிராய்டு தன் கனவுக் கோட்பாட்டை ஒரு வரலாற்றுச் சிறப்பு மிக்கக் கண்டுபிடிப்பாகக் கருதினார். 'கனவுகளின் பொருள் விளக்கம்' என்ற நூல் அவரது வாழ்நாளில் எட்டு முறை பதிப்பிக்கப்பட்டது. ஒவ்வொரு முறையும் அவர் அதைச் சீர்படுத்தி விளக்கக்குறிப்புகளுடன் வெளி யிட்டார். வியன்னாவுக்கு அண்மையில் உள்ள பெல்லவே (Bellevue) என்ற மாளிகையில் 1899இல் அவர் விருந்தினராகத் தங்கியிருந்தபோதுதான் அவருக்கு இர்மாவின் ஊசி என்ற கனவு வந்தது. அவரது நண்பரும் அபிமானியுமான வில்ஹெல்ம் ஃப்ளீசுக்கு (Wilhelm Fliess) ஃபிராய்டு எழுதிய ஒரு கடிதத்தில், 'இந்த வீட்டில்தான் டாக்டர் ஸீக்மு ஃபிராய்டுக்குக் கனவுகளின் மர்மம் புலனாகியது' என்ற வாசகம் பொறிக்கப்பட்ட பளிங்குக்கல் வைக்கப்படும், அதை யாரவது ஒருவர் பார்ப்பார் என்று நினைக்கிறீர்களா?" என்று குறிப்பிட்டார்.[1] 'கனவுகளின் பொருள் விளக்கம்' என்ற நூல் அந்த அளவுக்கு அறிவியல் முக்கியத்துவம் வாய்ந்தது என்று அவர் கருதினார். (பின்னாளில் இம்மாதிரியான பளிங்குக்கல் உண்மையாகவே அந்த மாளிகையில் பதிக்கப்பட்டது).

காலம்காலமாகவே மனிதனுக்குக் கனவுகள் புரியாத புதிராகவே இருந்துவந்திருக்கின்றன. எனவே, ஃபிராய்டின் கனவுக் கோட்பாடு தொடக்கத்தில் பெரும் வரவேற்பைப் பெற்றதில் வியப்பில்லை. அந்த நூல் அவருக்குப் பெரும் பெயரையும் புகழையும் தேடிக்கொடுத்தது. சிலர் அந்த நூலை 'உலகை உலுக்கிய பத்து நூல்களில் ஒன்று' என்று மிகையாகவே புகழ்ந்தார்கள். ஆனால், நாளடைவில் உளப்பகுப்பாய்வு இயக்கத்துக்குள் இருந்தே பல விமர்சனங்கள் எழத் தொடங்கின. அவர் முன்வைத்த கோட்பாட்டில் உள்ள முரண்பாடுகளைப் பலர் சுட்டிக் காட்டினார்கள்.

கனவுக் கோட்பாட்டில் உள்ள ஓட்டை உடைசல்கள்

சில கனவுகளின் பொருள் என்னவென்று பெருமுயற்சி இல்லாமலே நாம் தெரிந்துகொள்ள முடியும். அவர் கூறுவதைப் போல, பல கனவுகள் மறைபொருளாய் மாறுவேடத்தில் வருவதில்லை. இதற்கு எந்த உளப்பகுப்பாய்வும் தேவை இல்லை. மனதை அரித்துக்கொண்டிருக்கும் விஷயங்கள் கனவுக்காட்சிகளாகத் தோன்றுகின்றன என்பதை நாம் அறிவோம். ஒரு மாணவன் மறுநாள் தேர்வு எழுதப்போவதாக இருந்தால் அவனுக்கு அது சம்பந்தமான கனவுகள் வரும்; ஒரு மேடைப்பேச்சாளர் மறுநாள் ஒரு முக்கியமான ஒரு கூட்டத்தில் பேசுவதாக இருந்தால் அது சம்பந்தமான கனவுகள் வரலாம்; பணியகத்தில் ஓர் உயர்அதிகாரியைப் பார்க்கப்போவதாக இருந்தால் அது தொடர்பான கனவுகள் வரலாம். இவை பதற்றக் கனவுகள் என்று அறியப்படுகின்றன ஆனால் ஃபிராய்டைப் பொறுத்தவரை பதற்றம் என்பது பாலியல் உந்தல்களின் வெளிப்பாடேயன்றி வேறொன்றும் அல்ல. பாலியல் விஷயங்களுக்கும் பதற்றக் கனவுகளுக்கும் என்ன சம்பந்தம்? இதை ஃபிராய்டு கவனத்தில் கொள்ளவில்லை.

பல ஆண்களுக்கும் பெண்களுக்கும், குறிப்பாக இளம் வயதினருக்கு, பாலியல் சம்பந்தமான கனவுகள் வருவதுண்டு. இது இயல்பானதே. ஃபிராய்டு கூறுவது போல இவற்றில் சில விருப்பநிறைவேற்றக் கனவுகளாக இருக்கலாம். ஆனால், சில பாலியல் கனவுகள் அபத்தமானவையாக அல்லது அருவெறுக்கத்தக்கவையாக இருக்கும். மனதுக்குப் பெரும் சஞ்சலத்தை உண்டாக்கும். இதை ஃபிராய்டு விளக்கவில்லை.

சில கனவுகள் விருப்பநிறைவேற்றம் பற்றியதாக இருந்தாலும் அவை சமீபத்தில் நடந்த சம்பவங்கள் பற்றியவையாகவே இருக்கும், ஃபிராய்டு கூறுவது போல நனவிலியில் உருவாகும் குழந்தைப்

பருவ ஆசைகளாகவோ இருப்பது இல்லை. குழந்தைப் பருவப் பாலுமை விருப்பங்களே கனவில் வெளிப்பாடடைகின்றன என்று ஃபிராய்டு விடாப்பிடியாகக் கூறிவந்தார். ஆனால் அவர் எழுதிய நூல்களில் தரப்பட்டுள்ள கனவுகள் பற்றிய உதாரணங்களில் ஒன்றில்கூடக் குழந்தைப்பருவப் பாலுமை விஷயங்கள் இல்லை.

சில கனவுகள் மனதைச் சலனமடையச் செய்கின்றன, மன அமைதியைக் குலைக்கின்றன. இதனால் உறக்கம் கலைகிறது, நாம் விழித்துக்கொள்கிறோம். எனவே, ஃபிராய்டு கூறுவது போல சில கனவுகள் துக்கத்தைப் பாதுகாப்பதில்லை. ஃபிராய்டின் விளக்கப்படி இதை அகம் தணிக்கை செய்யாமல் குறியீடாக மாற்றியமைத்து உறக்கம் கலைவதைத் தடுக்க வேண்டும். ஆனால் அப்படி நடப்பதில்லை. ஏன்? இதேபோல, மனதுக்குப் பேரதிர்ச்சியை உண்டுபண்ணும் நிகழ்வுகளுக்குப் பின்வரும் பயங்கரக் கனவுகள் (உ–ம். குண்டு வெடிப்பு, பாலியல் வன்முறை) பற்றி வரும் பயங்கரக் கனவுகள் பற்றி ஃபிராய்டு பேசவில்லை. இம்மாதிரியான கனவுகளில் நடந்த சம்பவம் பற்றிய காட்சிகள் மீண்டும் மீண்டும் வந்து அச்சத்தையும் பெரும் பதற்றத்தையும் ஏற்படுத்தும். இவை விருப்ப நிறைவேற்றக் கனவுகளாக இருக்க முடியாது. உண்மையில் எவரும் இம்மாதிரியான கவனவுகளைக் காண விரும்புவதில்லை!

கனவுகளை அறிவியல் துணை கொண்டு ஆராய முற்படும் ஒருவர் முதலில் பலரிடம் இருந்து அவரவர் கனவுகளைக் கண்டறிய வேண்டும். நாம் கனவுகளை மறந்துவிடுவதால் அவர்கள் குறைந்த பட்சம் மறுநாள் விழித்தவுடன் முறைப்படி எழுதிப் பதிவு செய்ய வேண்டும். அதேபோல ஒவ்வொருவரின் வாழ்க்கையிலும் உள்ள நிறைகுறைகள், மனக்கவலைகள், மனப்பதற்றங்கள், முந்தைய நாட்களில் ஏற்பட்ட அனுபவங்கள் ஆகியவற்றைக் குறித்துக் கொள்ள வேண்டும். இம்மாதிரி நூற்றுக்கணக்கான கனவுகளை ஆராய்ந்த பின்னரே கனவுகளுக்குப் பொருள்விளக்கம் கூறத் துணியலாம். ஆனால், ஃபிராய்டு கடைப்பிடித்த முறையோ வேறு. தன்னிடம் சிகிச்சை பெற வந்த நோயாளிகளின் கனவு களை நினைவுபடுத்திக்கொள்ளச் சொன்னார். ஆனால் அவர் கூற்றுப்படி அடுத்த நாள் நினைவுபடுத்திக்கொள்ளும்போது கனவுகள் 'இரண்டாம்பட்ச விரிவுபடுத்துதலுக்கு' ஆளாகி மாற்றம் பெறுகின்றன என்று அவரே கூறுகிறார். எனவே, பல நாட்கள் அல்லது வாரங்களுக்கு முன் அவரது நோயாளிகள் அவற்றை நினைவுபடுத்திக் கூறும்போது அவை எத்துணை மாற்றம் பெற்றிருக்கும் என்பதை அவர் கவனத்தில் கொள்ளவில்லை என்பதைப் பல ஆய்வாளர்கள் சுட்டிக்காட்டி உள்ளார்கள்.

மேலும், ஒரு சம்பவத்துக்குப் பல விளக்கங்கள் அளிக்கலாம் என்பது போல ஒரு கனவுக்கும் பல விளக்கங்கள் அளிக்கலாம். ஒரே கனவுக்குப் பத்து உளப்பகுப்பாளர்கள் பத்து விதமான விளக்கங்கள் அளிப்பார்கள். அவற்றில் எது சரி, எது தவறு என்று எப்படி அறிந்துகொள்வது? இதில் உளப்பகுப்பாளரின் பங்கு என்ன? அவர் தன் கருத்தைத் திணிக்கக் கூடும். டோரா என்ற பெண்ணின் கனவின் மறைபொருள் பற்றி விளக்கம் கூறும்போது ஃபிராய்டு தன் கருத்தை மீண்டும் மீண்டும் வற்புறுத்திக் கூறி 18 வயதான அந்தப் பெண்ணைத் தன் கூற்றுக்கு இணங்கச்செய்தார் (காண்க: இயல் 14). கனவுகளை விளக்குவதில் இம்மாதிரியான பல நடைமுறைப் பிரச்சினைகள் உள்ளன

இறுதியாக, ஒரு கோட்பாடானது இனி என்ன நடக்கப் போகிறது என்பதை எடுத்துக்கூறும் வல்லமை கொண்டதாக இருக்கவேண்டும். காட்டாக, புவித்தட்டுகளின் நகர்வு என்ற கோட்பாடு எரிமலைகள் உண்டாவதையும் நிலநடுக்கம் ஏற்படுவதையும் முன்அறிவிக்கின்றது. இதேபோல, உளப்பகுப்பாய்வுச் சிகிச்சைக்கு வந்த ஒருவருக்கு அடுத்த சில நாட்களில் என்ன மாதிரியான கனவுகள் வரும் என்று முன்கூட்டியே கூற முடியுமா? ஃபிராய்டு உட்பட எந்த உளப்பகுப்பாளரும் வரப்போகும் கனவுகளை முன்னுரைத்ததில்லை.

கனவுக் கோட்பாட்டின் சாவுமணி

ஃபிராய்டின் கனவுக் கோட்பாட்டில் இம்மாதிரியான பல குறைபாடுகள் உள்ளன என்பது ஒருபுறம் இருக்க, 1950களில் மூளையின் செயல்பாடுகளை ஆராய பல நவீன அறிவியல் சாதனங்கள் கண்டுபிடிக்கப்பட்டதன் பலனாகத் தூக்கத்தின் போது மூளையின் செயல்பாடுகளைப் புதியதொரு கோணத்தில் இருந்து ஆராய முடிந்தது. எனவே, ஃபிராய்டு முன்வைத்த முக்கியக் கோட்பாடுகளான நனவிலி மனம், குழந்தைப் பருவ பாலுமை போன்ற கோட்பாடுகள் அறிவியல் ரீதியாக ஆராய முடியாதவையாக இருந்தபோதிலும், கனவுகளை அறிவியல் வழி நின்று ஆராயும் வாய்ப்பு ஏற்பட்டது. இந்த ஆராய்ச்சிகள் என்ன கூறுகின்றன என்பதை அறிந்துகொள்ளும் முன் தூக்கத்தைக் பற்றிக் கொஞ்சம் புரிந்துகொள்வோம். இந்த நூலில் தூக்கம் பற்றி விரிவாகக் கூற இடமில்லை. சில அடிப்படைத் தகவல்கள் மட்டுமே தரப்படுகின்றன.

மூளை செயல்படும்போது உண்டாகும் மின்னலைகளைப் பதிவுசெய்யும் முறையை 1928ஆம் ஆண்டு ஜெர்மானிய மனநல மருத்துவரான அல்டோஃப் பெர்ஜர் (*Aldof Berger*) கண்டு

பிடித்தார். ஈசிஜி *(ECG)* என்ற முறையால் இருதயத் துடிப்பு பதிவுசெய்யப்படுவதுபோல ஈஈஜி *(EEG)* என்ற மூளைமின்னலை வரைவு *(Electro - encephalogram)* பரிசோதனை வழியாக மூளையில் ஏற்படும் மின்னலைகளைப் பதிவுசெய்யும் முறையை அவர் அறிமுகப்படுத்தினார். இது கனவு காணும் நேரத்தின்போது மூளையில் உண்டாகும் மின்னலைகளையும் ஆராய வழி வகுத்தது. 1953இல் இயூஜின் அசரின்ஸ்கி *(Eugene Aserinsky)* என்ற ஆய்வாளரும் அவரது மாணவரான நத்தானியல் கிலைன்மனும் *(Nathaniel Kleiman)* கூட்டாகச் செய்த பரிசோதனைகள் உறக்கம் பற்றிய ஆராய்ச்சியில் ஒரு புரட்சியையே ஏற்படுத்தியது.[2] இவர்கள் தூக்கத்தின்போது மூளையில் ஏற்படும் மின்னலைகளை ஆராய்ச்சி செய்தபோது தற்செயலாக ஒரு புதிய உண்மையைக் கண்டுபிடித்தார்கள். தூக்கத்தின் ஒரு கட்டத்தில் விரைவான கண் அசைவுகள் ஏற்படுகின்றன என்பது தெரியவந்தது. இந்தக் கண்ணசைவுகளின்போது ஏற்படும் மின்னலைகள் வித்தியாச மாக இருந்தன. இந்தக் கண்டுபிடிப்பில், தூக்கமானது இரு கட்டங்களைக் கொண்டது என்பதும் இவற்றின்போது உடலில் ஏற்படும் மாற்றங்கள் வித்தியாசமானவை என்பதும் தெரிய வந்தது. அன்றுதொட்டு இம்மாதிரியான நவீனத் தொழில்நுட்ப முறைகளைக் கொண்டு உறக்கம் பற்றியும் கனவுகள் பற்றியும் நூற்றுக்கணக்கான ஆராய்ச்சிகள் நடத்தப்பட்டுவந்துள்ளன. இப்போது உறக்கம் சார்ந்த மருத்துவம் *(Sleep medicine)* என்ற பெயரில் ஒரு மருத்துவக் கிளைத்துறையே உருவாகிவிட்டது.

எனவே, தூக்கமானது பல படிநிலைகளைக் கொண்டது. தூக்கத்தின்போது சில கட்டங்களில் கண்களில் துரித அசைவுகள் ஏற்படுகின்றன. அதே சமயத்தில் மூளைமின்னலைகளில் குறிப்பிட்ட சில மாற்றங்கள் உண்டாகின்றன என்பது இப்போது தெரியவந்துள்ளது. இதன் அடிப்படையில் தூக்கம் இரண்டு வகைகளாகப் பிரிக்கப்படுகிறது. ஒன்று விரைவிழி அசைவு (விவிஅ) உறக்கம் அல்லது ரெம் *(Rapid Eye Movement, REM)*, என்ற உறக்கம் மற்றது விரைவிழியசைவு அற்ற (வி.வி.அ.அ.) உறக்கம் அல்லது நான்ரெம் *(Non - Rapid Eye Movement, NREM)* என்ற தூக்கம். மிகப் பெரும்பான்மையான கனவுகள் விரைவிழியசைவுத் தூக்கத்தின் போதே ஏற்படுகின்றன. தூக்கத்தின்போது மூளை யிலும் உடலிலும் உண்டாகும் மாற்றங்களை ஆய்வுசெய்ய இப்போது உறக்கப் பரிசோதனைக் கூடங்கள் *(Sleep laboratories)* உள்ளன. இதில் ஒருவர் உறங்கும்போது அவரின் மூளையில் மின்னலைகள், விழிகளின் கண்ணசைவுகள், உடல் அசைவுகள், இருதயத் துடிப்பு ஆகியவை பதிவுசெய்யப்படுகின்றன, இவ்வாறு, விரைவிழியசைவு உறக்கத்தின் பின் அவரை உடனே எழுப்பி

அவர் கண்ட கனவு பற்றிய விவரங்களை அறிந்துகொள்ளவும் முடியும், உடலில் ஏற்படும் மாற்றங்களையும் பதிவு செய்ய முடியும்.

தூக்கத்தின் நான்கு படிநிலைகள்

மூளையில் உருவாகும் மின்னலைகளை அடிப்படையாகக் கொண்டு விரைவிழியசைவு அற்ற உறக்கம் நான்கு நிலைகள் கொண்டதாக இப்போது விளக்கப்படுகிறது. தூக்கம் ஏற்படும்போது மூளையின் மின்னலைகள் மெல்ல மெல்ல மந்தமடைகின்றன. மின்னலைகளின் விரைவையும் வீச்சையும் அடிப்படையாகக் கொண்டு விரைவிழியசைவு உறக்கம் நான்கு நிலைகளாகப் பிரிக்கப்படுகிறது. நிலை 1 இலகுவான உறக்கத்தைக் குறிக்கிறது. நிலை 2இல் மின்னலைகள் மேலும் மெதுவாக வரத் தொடங்குகின்றன, நிலை 3இல் மின்னலைகள் மந்தமடைகின்றன. நிலை 4இல் இது மேலும் மந்தமடைகிறது. இது ஆழ்ந்த உறக்க நிலை என்று அழைக்கப்படுகிறது. விழிப்பு நிலையில் ஒரு விநாடிக்கு 8 முதல் 13 ஆக இருக்கும் மூளையின் அலைகள் ஆழ்ந்த உறக்கத்தின்போது ஒரு விநாடிக்கு 4 அல்லது அதற்கும் குறைவாக இருக்கும். இது மெதுவலை உறக்கம் (slow wave sleep) என்றும் அழைக்கப்படுகிறது (சமீபத்தில் விரைவிழியசைவு உறக்கம் மூன்று நிலைகளாக மீள்வரையறை செய்யப்பட்டுள்ளது. இதன்படி, நிலை 3 நான்காம் நிலையையும் உள்ளடக்கும்).

இந்த நான்காவது கட்டத்தின் பின், விரைவிழி அசைவு உறக்கம், அதாவது ரெம் என்ற கட்டம் உண்டாகிறது. இதன்போது ஏற்படும் மின்னலைகளின் வடிவங்கள் வித்தியாசமானவை. இவை ஏறத்தாழ விழிப்புநிலையில் காணப்படும் மின்னலைகள் போன்றவை. பெரும்பாலான கனவுகள் தோன்றுவது இந்தக் கட்டத்தில்தான்.

ஒருவர் உறங்கும்போது இந்த ஐந்து நிலைகளும் சுழற்சியாக வந்துபோகின்றன. அதாவது, நிலை 1 → நிலை 2 → நிலை 3 → நிலை 4 → விரைவிழி அசைவு உறக்கம் என்று வரிசைக் கிரமமாக வருகின்றன. ஓர் உறக்கச் சுழற்சி வட்டம் ஏறத்தாழ 1.5 மணிநேரம் நீடிக்கிறது (காண்க: வரைபடம் 10.1). இவ்வாறாக, ஓர் இரவுத் தூக்கத்தின்போது ஒவ்வொரு 90 நிமிட நேரத்தின் பிறகும் விரைவிழி அசைவுகள் உள்ள உறக்கம் உண்டாகிறது, கனவுகளும் தோன்றுகின்றன. அதாவது, ஓர் இரவில் நாம் ஏறத்தாழ ஒன்றரை அல்லது இரண்டு மணிநேரம் கனவு காண்கிறோம். எனவே, கனவுகளைப் பொறுத்தவரை இந்த விழி அசைவுகள் உள்ள கட்டமே முக்கியம் பெறுகிறது.

சுருங்கச் சொன்னால், வகைமாதிரியான ஒரு 8 மணிநேர இரவுத் தூக்கத்தின்போது ஏறத்தாழ 5 அல்லது 6 உறக்கச் சுழற்சிகள் ஏற்படுகின்றன. விரைவிழி அசைவுகள் உள்ள உறக்கமும் விரைவிழி அசைவுகள் அற்ற உறக்கமும் மாறிமாறி வருகின்றன. சாதாரணமாக, வயதுவந்த ஒருவர் ஓர் இரவுத் தூக்கத்தின்போது ஏறத்தாழ 20 விழுக்காடு நேரத்தை விரைவுவிழி அசைவு உள்ள ரெம் கட்டத்தில் கழிக்கிறார்.

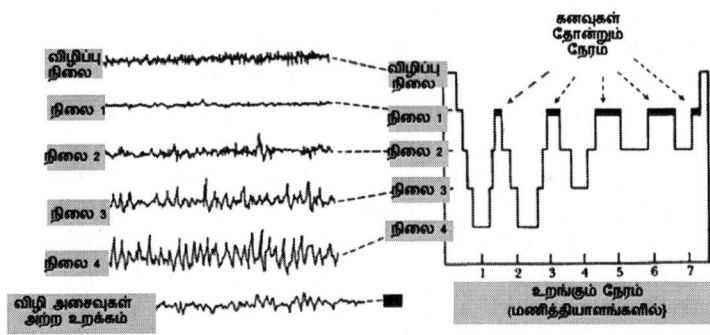

தற்போதைய ஆராய்ச்சிகளின் மூலம் விழி அசைவு உறக்கத்தின்போதும் விழி அசைவு அற்ற உறக்கத்தின்போதும் உடலில் ஏற்படும் மாறுதல்களை அறிந்துகொள்ள முடிகிறது. விழி அசைவு அற்ற உறக்கத்தின்போது இருதயத் துடிப்பு, சுவாசம் போன்ற இன்றியமையாத செயல்பாடுகளைத் தவிர உடலின் மற்ற செய்ல்பாடுகள் குறைகின்றன. தசைகள் தளர்ச்சியடைகின்றன, புலன்கள் மந்தமடைகின்றன, இதனால்தான் தூக்கத்தின்போது கைகால்கள் அசைவதில்லை, காது கேட்பதில்லை. இருதயத் துடிப்பு, குருதி அழுத்தம், சுவாசம் போன்ற உடலின் செயற் பாடுகள் குறைகின்றன. ஆக, இந்தக் கட்டத்தில் உடல் ஓய்வெடுத்துக்கொள்கிறது. இதற்கு மாறாக, விழி அசைவு உள்ள (ரெம்) உறக்கத்தின்போது, அதாவது கனவுகள் தோன்றும் கட்டத்தில் இருதயத் துடிப்பு, சுவாசம் போன்ற உடலின் செயல்கள் விரைவடைகின்றன. இந்தக் கட்டத்தில் மூளை ஓய்வெடுத்துக்கொள்வதில்லை. மூளையின் சில பாகங்கள் துடிப்புடன் இயங்குகின்றன. முன்னர் கூறியதுபோல இந்தக் கட்ட உறக்கம் முடிந்த பின் ஒருவரை எழுப்பி அவர் கண்ட கனவு என்ன என்பதைக் கேட்டு அறிந்துகொள்ள முடியும். காலையில் நாம் பல கனவுகளை மறந்துவிடுகிறோம் அல்லது திரித்துக்

கூறுகிறோம். முன்னர் கூறியது போல, உறக்கப் பரிசோதனைக் கூடங்களில் கனவுகளை உடனுக்குடன் கேட்டு அறிந்துகொள்ள முடிகிறது. கனவுகள் பற்றிய ஆராய்ச்சியில் இது ஒரு மாபெரும் மாற்றத்தை ஏற்படுத்தியது.

இன்றைய ஆராய்ச்சிகள் கூறுவது என்ன?

நாளடைவில் உறக்கப் பரிசோதனைக் கூடங்களில் மட்டுமல்லாது வேறு ஒரு வழிமுறையாலும் கனவுகளின் பொருள் என்ன என்பதை அறிவியல் பூர்வமாக ஆராய முடியும் என்பதும் தெரியவந்தது. இதன்படி, மேலே கூறியது போல காலையில் எழுந்தவுடன் கனவுகளைப் பற்றிய விவரங்களை எழுத வேண்டப்படுகிறார்கள். இதனால் இந்த ஆய்வுகளால் பெறப்பட்ட கண்டுபிடிப்புகளை மேலே கூறிய உறக்கப் பரிசோதனைக்கூடங்களில் பெற்ற முடிவு களோடு ஒப்பிட்டுப்பார்க்கவும் முடிகிறது. இந்த ஆய்வுமுறையில் குறிப்பிட்ட ஒரு மக்கள் கூட்டத்தைத் தேர்ந்தெடுத்து அவர்கள் இரவில் காணும் கனவுகளைக் காலையில் எழுந்தவுடன் அவற்றை எழுத கேட்டுக்கொள்ளப்படுகிறார்கள். இவ்வாறு இரண்டு வாரங்கள் பதிவுசெய்கிறார்கள். பின் இந்த நாட்குறிப்புகளை ஆய்வாளர்கள் தொகுத்து வெவ்வேறு வகைகளாக ஒழுங்கு படுத்துகிறார்கள். இவ்வாறு ஒழுங்குபடுத்தச் சில விதிமுறைகள் உருவாக்கப்பட்டுள்ளன. இது நாட்குறிப்பு ஆய்வு என்று அழைக்கப் படுகிறது. இவ்வாறு பல நூற்றுக்கணக்கான கனவுகளை ஆய்வுசெய்வது சாத்தியமாகிறது. இவற்றை வகைப்படுத்திப் பார்க்கும்போது. பல உண்மைகள் தெரியவருகின்றன. இளம் மாணவர்களின் கனவுகளுக்கும் வயது வந்தவர்களின் கனவு களுக்கும் பல வித்தியாசங்கள் உள்ளன என்பது ஒன்று. காட்டாக, மாணவர்களுக்கு ஆசிரியர், தேர்வு, படிப்பு சார்ந்த கனவுகள் கூடுதலாக வருகின்றன; இளம் வயதினருக்கு பாலியல் சம்பந்தமான கனவுகள் தோன்றுகின்றன; குழந்தைகளுக்கு வயதுவந்தர்களைவிடப் பயங்கரக் கனவுகள் வருவதுண்டு. நோய், மரணம், பண அல்லது குடும்ப நெருக்கடிகள் உள்ளவர்களுக்கு வரும் கனவுகளுக்கும் அவர்களது பிரச்சினைகளுக்கும் நெருங்கிய தொடர்பு உள்ளது. எனவே, பெரும்பாலான கனவுகள் மர்ம மானவை அல்ல என்பது தெரியவருகிறது.

பொதுவாகக் கூறுமிடத்து, வயதுவந்தவர்களுக்கு அடிக்கடித் தோன்றும் கனவுகளைப் பின்வருமாறு வகைப்படுத்தலாம்: நேரம் பிந்தி வகுப்புக்கு அல்லது ஒரு நிகழ்ச்சிக்கு தாமதமாக வருவது; திரும்பத் திரும்ப ஒரு செயலை செய்ய முயற்சி

செய்தும் பலனளிக்காமல் போவது; பள்ளிக்கூடத்தில் அல்லது பணியிடத்தில் கண்டிக்கப்படுவது: தேர்வில் கேள்விகளுக்கு விடை தெரியாமல் திண்டாடுவது. இம்மாதிரியான கனவுகள் பதற்றக் கனவுகள் என்று அழைக்கப்படுகின்றன. சிலருக்கு உடல் ரீதியாகவும் உளவியல் ரீதியாகவும் தாக்கப்படும் கனவுகள் ஏற்படுவதுண்டு. இதேபோல, யாரோ ஒருவரால் விரட்டப்படும் கனவுகள், உயரத்தில் இருந்து விழும் கனவுகள், பயங்கரமான கனவுகள் ஆகியவையும் அடிக்கடி வருவதுண்டு. அண்மையில் விபத்துக்குள்ளானவர்களுக்கும் வன்முறைகளுக்கு ஆளாகியவர்களுக்கும் அது சம்பந்தமான கனவுகள் தோன்று கின்றன. இவை தற்போதைய ஆராய்ச்சிகள் கூறும் செய்திகள். இந்தக் கண்டுபிடிப்புகள் தூக்கப் பரிசோதனைக் கூடங்களில் நடத்தப்பட்ட ஆய்வுகளில் முடிவை ஒத்தவையாக உள்ளன. இந்த ஆய்வு முறையைப் பின்பற்றி ஓர் ஆராய்ச்சியாளரால் மட்டும் 5000 கனவுகளை ஆராயக் கூடியதாக இருந்தது.[3] ஃபிராய்டு சிலரது கனவுகளை மட்டும், அதுவும் நோயாளிகளின் கனவுகளையே ஆராய்ந்தார் என்பதையும் குறித்துக்கொள்ளவும். இன்றைய ஆராய்ச்சிகள் உளப்பகுப்பாய்வு முறையைப் பின்பற்றி நனவிலி நிலை உள்ள விஷயங்கள் பற்றி ஆராய்வது இல்லை என்பதும் கவனிக்கத்தக்கது.

புதிய கனவுக் கோட்பாடுகள்

இன்றைய ஆராய்ச்சியாளார்கள் இன்னுமொரு படி மேலே போய் எஃப் எம் ஆர் ஐ எனப்படும் காந்த ஒலி வரைவு *(fMRI)*, பெட் *(Positron Emission Tomography, PET)* ஆகிய பரிசோதனைகளின் வழியாக மூளையின் செயல்பாடுகளை நுணுக்கமாக ஆராய்ந்து வருகிறார்கள். இது ஒரு காணொளி போன்றது. இதைக் கொண்டு குறிப்பிட்ட ஒரு நேரத்தில் மூளையின் எந்தெந்தப் பாகங்கள் செயல்படுகின்றன என்று உறுதிபடக் கூற முடியும். எனவே, விரைவிழிவியக்க உறக்கத்தின்போது, அதாவது கனவுகள் காணும் போது. மூளையின் எந்தெந்தப் பாகங்கள் சுறுசுறுப்பாக இயங்கு கின்றன, எந்தெந்தப் பாகங்கள் மந்தமாக உள்ளன என்பதை அறிந்துகொள்வது சாத்தியமாகிறது. இந்த ஆய்வுகளின் வழியாகக் கிடைக்கப்பெற்ற ஆராய்ச்சி முடிவுகளை மிகச் சுருக்கமாகப் பார்ப்போம்.

பலர் நினைப்பதுபோலக் கனவு காணும் நேரத்தில் நமது மூளை ஓய்வெடுத்துக்கொள்வதில்லை. மூளையின் சில பாகங்களின் இயக்கம் குன்றியும் வேறு சில பாகங்களின் செயல்பாடுகள் மிகை யாகவும் காணப்படுகின்றன. தன்னிச்சையான இயக்கங்களை

இயக்கும் கை, கால் போன்ற உடல் உறுப்புகளின் தசைகள் உறக்கத்தின்போது தளர்ச்சியுற்று ஓய்வெடுக்கின்றன. அதாவது, உடல் இயக்கங்களைக் கட்டுப்படுத்தும் மூளையின் பகுதிகள் கனவு காணும் நேரத்தில் மந்தமாகச் செயல்படுகின்றன, சுவாசம், இருதயத் துடிப்பு போன்ற அசைவுகளுக்குத் தேவையான அனிச்சையான தசைகளைத் தவிர்த்து ஏனைய இயங்கு தசைகள் செயல்படுவதில்லை. இதனால்தான், உறக்கத்தின்போது கை கால்களை அசைக்க முடிவதில்லை. காரண காரிய ஆய்வு, சீர்தூக்கிப் பார்த்தல், தீர்மானம் செய்தல் போன்ற செயலாண்மைச் செயல்பாடுகளுக்கு உறைவிடமான மூளையின் பகுதிகள் (குறிப்பாக மூளையின் முன்படல்) செயல் குன்றிப் போகின்றன. இதன் காரணமாகக் கனவுக் காட்சிகள் தர்க்கரீதியற்றவையாகவும் துண்டு துண்டாகவும் தாறுமாறாகவும் அமைகின்றன. வகுப்பில் ஆசிரியர் இல்லாதபோது ஆட்டம்போடும் மாணவர்கள் போல கனவுக்காட்சிகள் குழம்பிப்போய்க் காட்சித் தருகின்றன.

ஆனால், மூளையின் உணர்ச்சிமையங்கள் சுறுசுறுப்பாகச் செயல்படுகின்றன. இதனால்தான் கனவுகளில் பதற்றம், அச்சம், துக்கம், கவலை போன்ற உணர்ச்சிகள் அதிக அளவில் காணப்படு கின்றன. இதேபோல. நினைவாற்றலுக்குப் பொறுப்புள்ள பகுதிகள் மந்தநிலையில் இருப்பதனால் நினைவுகள் அரைகுறையாக, சிதைந்து, உருமாறி, ஒழுங்கின்றிக் காட்சி தருகின்றன. கனவுகள் அர்த்தமற்றவையாக இருப்பதற்கு இதுவே காரணம். சுற்றுப்புறத்திலும் உடல்உறுப்புகளிலும் ஏற்படும் தூண்டல்கள் (உ—ம். ஒலிகள், பசி, தாகம்) கனவுக்காட்சியில் இணைத்துக்கொள்ளப் படுகின்றன. இதுதான் கனவுகளுக்குத் தற்போது அளிக்கப்படும் விளக்கம். இது இயங்குவித்தல் சேர்க்கைக் கருதுகோள் *(Activation synthesis hypothesis)* என்று அழைக்கப்படுகிறது[5].

இந்தக் கோட்பாட்டை முன்வைத்த ஆய்வாளார்கள் கனவுநிலையானது விழிப்புநிலையை ஓரளவு ஒத்தது என்று கூறுகிறார்கள். விழிப்புநிலையில்கூட மனதில் எத்தனையோ எண்ணங்கள் மனதுக்கு வந்துபோகின்றன. சில வேளைகளில் இவை தற்போக்கு கொண்டவையாக இருக்கும். இதைப் பகலில் கனவு காணுதல் என்று அழைக்கிறோம். கனவுகளும் இப்படித்தான். எண்ணங்களைக் கட்டுப்படுத்தும் மூளையின் முன்படல் விழிப்பாக இல்லாத நிலையில் கடந்த ஆறு அல்லது ஏழு நாட்களாக மனதில் உள்ள நினைவுகள் கனவுகளில் தான்தோன்றித்தனமாக வந்துபோகின்றன. அவ்வளவுதான். இதில் மர்மம் ஒன்றும் இல்லை என்பதே அவர்களின் துணிபு.

கனவுகளினால் நமக்கு ஏற்படும் பயன் என்ன? இரவில் போதிய அளவு உறக்கம் பெறத் தவறினால் பகலில் கற்றவை முழுமையாக நினைவில் தங்குவதில்லை என்பதைப் பல பரிசோதனைகள் எடுத்துக்காட்டியுள்ளன. கற்றதை நினைவில் நிறுத்திக்கொள்வதில் விழி அசைவுகள் உள்ள உறக்கத்துக்கு ஒரு முக்கியப் பங்குண்டு. நாம் பார்த்த நிகழ்வுகள், மனதில் தோன்றுகிற எண்ணங்கள், எதிர்பார்ப்புகள், அச்சங்கள், மனஅழுத்தங்கள் என எல்லாச் செய்திகளையும் கோப்புகள் அடுக்குவதுபோல மூளை அடுக்கி ஒழுங்குப்படுத்தி வைத்துக்கொள்வது விழி அசைவுள்ள, அதாவது கனவுகாணும் உறக்கத்தின்போதுதான். இதுதான் கனவுத் தூக்கத்தின் பயன். அன்றைய நாட்பொழுதிலும் சமீப காலத்திலும் ஏற்பட்ட அனுபவங்களின் நினைவுகளை மூளை கனவுத்தூக்கத்தின்போது ஒழுங்கு செய்து களஞ்சியப்படுத்துகிறது. ஒரு நூலகத்தில் நாள் முடிவில் புத்தகங்களைச் சரிபார்த்து அடுக்கிவைப்பது போல மூளை நினைவுகளை ஒழுங்குப்படுத்திச் சேமித்துவைக்கிறது. உளவியல் மொழியில் கூறுவதானால் குறுகியகால நினவாற்றல், நீண்டகால நினைவாற்றல் களஞ்சியத்துக்கு இடமாற்றம் செய்யப்படுகிறது. எனவே, மனிதனின் ஞாபக சக்திக்குக் கனவுகள் இன்றியமையாதவை. அதுமட்டுமன்றி, பரிசோதனைக்கூடத்தில் கனவு உறக்கம் தடைசெய்யப்பட்ட எலிகள் விரைவில் இறந்துபோகின்றன என்று ஆய்வுகள் எடுத்துக்காட்டியுள்ளன.[6] எனவே, கண் விழி அசைவு அற்ற உறக்கத்தைத் தடைசெய்யும் பரிசோதனைகளை மனிதர்களில் நடத்துவது சாத்தியமில்லை.

தற்போதைய கனவுக் கோட்பாட்டை ஒட்டுமொத்தமாகச் சுருக்கிச்சொல்வோமேயானால் கனவுகள் நனவு நிலையில் தோன்றும் இயல்பான எண்ணங்கள் போன்றவையே. மூளையின் சில பகுதிகள் மந்தமாகவும் வேறு சில பகுதிகள் மிகையாக வும் செயல்படுவதால் கனவில் காணும் காட்சிகள் தருக்க ஒழுங்கற்றவையாக இடம்பெறுகின்றன. எனவே, கனவுகள் ஒன்றும் மர்மமானவை அல்ல.

இனி, மீண்டும் ஃபிராய்டின் கனவுக் கோட்பாட்டுக்கு வருவோம். ஃபிராய்டு 'கனவுகளின் பொருள் விளக்கம்' என்ற தன் நூலைத் தனது மிகச் சிறந்த படைப்பாகக் கருதினார் என்று ஆரம்பத்தில் கூறினோம் ஒருவரின் வாழ்நாளில் இது போன்ற கண்டுபிடிப்புகள் மிக அரிதாகவே ஏற்படுகின்றன என்று அவர் பெருமையாகக் கூறிக்கொண்டார். ஆனால், இன்றைய அறிவியல் கண்டுபிடிப்புகளின் வெளிச்சத்தில் பார்க்கும்போது அவர் கூறிய பொருள்விளக்கம் ஏற்றுக்கொள்ள இயலாத ஒன்றாகவே

உள்ளது. அவர் கூறியதுபோலக் கனவுகளில் மறைபொருள் என்று ஒன்று இல்லை. மாறாக, ஒருவரின் மனதில் உள்ளனவற்றையே கனவுகள் பிரதிபலிக்கின்றன. மனம் உறங்குவது இல்லை. அது எல்லா நேரங்களிலும் செயல்பட்டுக்கொண்டே இருக்கிறது. மனதில் உள்ள கவலைகள், பதற்றங்கள், நினைவுகள் ஆகியவை படஉருவில் கனவில் தோன்றுகின்றன. அதாவது கனவு என்பது சிந்தனையின் நீட்சியே என்பதே இன்றைய ஆய்வாளர்களின் ஒருமித்த கருத்தாக உள்ளது.

இம்மாதிரியான கண்டுபிடிப்புகளின் விளைவாக ஃபிராய்டின் கனவுக் கோட்பாட்டை இன்றைய அறிவியல் உலகம் ஏற்றுக்கொள்ளவில்லை. உளப்பகுப்பாய்வின் ஒரு தூணாகக் கருதப்பட்ட கனவுகளின் பொருள் விளக்கத்தை உளப்பகுப்பாளர்களே இப்போது கைவிட்டுவிட்டார்கள். எனவே, ஃபிராய்டின் கனவுக் கோட்பாடு 'பொய்யாய், பழங்கதையாய்ப் போனதுவே' என்றுதான் சொல்ல வேண்டும்.

இயல் 11

ஃபிராய்டியச் சறுக்கல்கள்

தினசரி வாழ்க்கையில் நாம் பேசும்போது வாய் தவறிச் சில பிழையான சொற்களைப் பயன் படுத்திவிடுகிறோம். உதாரணமாக, பழனியப்பன் என்ற நண்பனைப் பற்றி பேசும்போது அவனை எட்டப்பன் என்று ஒருவர் அழைக்கிறார். அதேபோல காமாட்சி என்ற நடிகைக்கு எழுதிய கடிதத்தில் அவள் பெயரைக் காமதேவி என்று குறிப்பிடுகிறார் ஒரு ரசிகர். மாடசாமி என்ற ஆசிரியரின் பெயரை மடசாமி என்று எழுதுகிறான் ஒரு மாணவன். இம்மாதிரியான தவறுகள் கவனமின்மையால் தற்செயலாக ஏற்படுகின்றன என்றே அவரவர் கூறுவதுண்டு. 'இல்லை' என்று மறுக்கிறார் ஃபிராய்டு. மேலோட்டமாக பார்க்கும்போது அற்பமாகத் தோன்றினாலும் இவை ஆழ்ந்த பொருள் கொண்டவை என்று கூறுகிறார். ஆழ் மனதில் உள்ளதே இம்மாதிரியான பிழைகளாக வெளிப்படுகிறது என்பது அவர் நிலைப்பாடு. இவை ஃபிராய்டியச் சறுக்கல்கள் *(Freudian slips)* என்றும் நாப்புரட்டுகள் *(Parapraxes)* என்றும் அழைக்கப்படுகின்றன.

நாத்தவறுகள் நம் அடிமனதில் உள்ளதைக் காட்டிக்கொடுத்துவிடுகின்றன என்கிறார் ஃபிராய்டு. இதை அவர் பல உதாரணங்கள் வழியாக விளக்குகிறார். கண்ணனும் ரவியும் நெருங்கிய நண்பர்கள். பல்கலைக்கழகத்தில் ஒன்றாகப் படிக்கிறார்கள். கண்ணன் வசதி படைத்தவன். விடுமுறையில் தன் கிராமத்துக்கு வந்து தங்குமாறு ரவியை அழைக்கிறான். ரவி

பெரும் எதிர்பார்ப்புகளோடு போகிறான். இரு வாரங்கள் கிராமத்தில் இருப்பதாக ஏற்பாடு. கண்ணனின் குடும்பம் அவனை வரவேற்று விருந்துபசாரம் செய்கிறது. முதல் வாரம் இரு நண்பர்களும் இணைபிரியாமல் மகிழ்ச்சியாக நாட்களைக் கழிக்கிறார்கள். இந்த நேரத்தில் ரவியின் தூரத்து உறவினனான ஒரு பையன் கிராமத்துக்கு வந்து அவர்களுடன் சேர்ந்துகொள்கிறான். அவன் ரவியின் பழைய நண்பன். மூவரும் ஒன்றாக நடந்துதிரிகிறார்கள். சில நாட்களின் பின் மூவரும் ஒன்றாக இருக்கும்போது ரவி வாய் தவறிக் கண்ணனை 'ரஞ்சன்' என்று அழைத்துவிடுகிறான். தன் தவறை உடனே திருத்திக் கொள்கிறான். இந்த ரஞ்சன் என்பவன் இவர்களின் ஒருசாலை மாணவன். ரவிக்கு ரஞ்னைப் பிடிப்பதில்லை. ஒரு பெரும் வாக்குவாதத்தின் பின் இவர்களிடையே பேச்சுவார்த்தை இல்லை. அவனை எதிரியாகவே ரவி கருதிவந்தான் என்பதைக் கண்ணன் அறிவான். எனவே, தன்னை அவனது பெயர் சொல்லி அழைத்தது கண்ணனை யோசிக்கவைத்தது. தான் இப்போது வேண்டாத விருந்தாளியாகிவிட்டதை அவன் உணர்ந்தான். மறுநாள் ஏதோ காரணம் கூறி அவன் ரவியின் வீட்டை விட்டுக் கிளம்பினான். இது 'அன்றாட வாழ்க்கையில் உளப்பிறழ்வுகள்' *(Psychopathology of everyday life,* 1901) என்ற நூலில் ஃபிராய்டு கூறும் ஓர் உதாரணம்[1] (இங்கே பெயர்கள் மாற்றப்பட்டுள்ளன).

இம்மாதிரியான பேச்சுக் குற்றங்கள் கொண்ட நீண்ட ஒரு பட்டியலைத் தருகிறார் ஃபிராய்டு. ஆனால் இவை பெரும்பாலும் ஜெர்மனிய மொழியில் உள்ளதால் மொழிமாற்றம் செய்யப்படும்போது அதை ரசிக்க முடிவதில்லை. அவர் எழுதிய நூல்களில் எளிதாக வாசிக்கக் கூடிய நூலாக இது விளங்குகிறது. பொதுமக்களால் பெரிதும் வாசிக்கப்பட்ட புத்தகம் இது. இதில், அன்றாட வாழ்க்கையில் நமக்கு ஏற்படும் நாத்தடுமாற்றங்கள், சில மறதிகள், செயல்தவறுகள் ஆகியவை தவறுகளே அல்ல, மாறாக நனவிலி மனதில் உள்ள எண்ணங்களின் பிரதிபலிப்பே அவை என்று கூறுகிறார். அவை வெவ்வேறு வடிவங்களில் வெளிப்பட்டுவிடுகின்றன என்று ஃபிராய்டு விளக்குகிறார்.

ஃபிராய்டு கூறும் ஃபிராய்டியச் சறுக்கல்கள் சில சமயங்களில் விபரீதமான விளவுகளை ஏற்படுத்தலாம். காட்டாக, கணவன் தன் மனைவியை அவனது முன்னாள் காதலியின் பெயரைச் சொல்லி அழைத்தால் என்னவாகும்? இதை உங்கள் ஊகத்துக்கே விட்டுவிடுவோம். இதே போல நம் எழுத்தில் நேரும் சில எழுத்துப் பிழைகளுக்கும் நனவிலிக் காரணங்கள் இருக்கலாம் என்று கூறுகிறார். இதை விளக்க அவர் கூறும் இன்னொரு சுவையான எடுத்துக்காட்டு பின்வருமாறு: ஐரோப்பாவில்

வாழ்ந்துவந்த ஒரு அமெரிக்கப் பணக்காரர் தன் மனைவிக்கு எழுதிய ஒரு கடிதத்தில் அவள் லூசிதானியா என்ற கப்பலில் வரும்படி எழுதினார். தானும் அதே கப்பலில் வந்ததாகவும் கூறினார். ஆனால் லூசிதானியா என்ற கப்பல் முதலாம் உலக யுத்தத்தில் ஏற்கெனவே ஜெர்மன் நீர்மூழ்கிக் கப்பலினால் தாக்கப்பட்டு அழிக்கப்பட்டது என்பதே உண்மை. அவர் வந்த கப்பலின் பெயர் மௌரடானியா. அதையே லூசிதானியா என்று எழுதிவிட்டார். தன் மனைவி வருவதை உண்மையிலேயே விரும்பினாரா என்ற கேள்வியை எழுப்புகிறார் ஃபிராய்டு.

நாத்தவறுகள் மட்டுமன்றிச் சில செயல்களும்கூட அர்த்தம் பொதிந்தவை என்று அவர் கூறுகிறார். குறிப்பாக நமக்கு அடிக்கடி ஏற்படும் மறதிக்கு நனவிலிக் காரணங்கள் இருக்கக் கூடும் என்பது அவர் வாதம். சில உதாரணங்கள்:

- தான் பெற்ற கடனைத் திருப்பிச் செலுத்த நெடுந்தூரம் பயணம் செய்தவர் தான் பணப் பையைக் கொண்டுவர மறந்துவிட்டோம் என்பதைக் கடைசி நேரத்தில் உணர்கிறார்.
- நண்பனிடமிருந்து இரவல் பெற்ற புத்தகத்தை இடம் தவறி வைத்துவிட்டுக் கண்டுபிடிக்க முடியாமல் தவிக்கிறார் ஒருவர்.
- இரவுப் பணியின்போது சற்றுக் கண்அயரப்போன மருத்துவர் கைபேசியைத் தொலைத்துவிடுகிறார்.
- ஒருவர் தனக்கு நெருங்கிய நண்பனின் பெயரை மறந்து விடுகிறார்.

மேலே கூறப்பட்ட மறதிக் குற்றங்களுக்கு விளக்கம் தேவை இல்லை. எதையெல்லாம் மனம் விரும்பவில்லையோ அவை மறக்கப்படுகின்றன.

சில குழறுபடியான செயல்களுக்கும் நனவிலிக் காரணங்கள் இருக்கலாம் என்று ஃபிராய்டு கூறுகிறார். அவர் தரும் ஓர் உதாரணம்: தான் பார்த்த ஒரு நோயாளியிடம் எந்தக் காரணம் கொண்டும் சிகிச்சையின்போது அவர் தனது காதலியுடன் தொடர்புகொள்ளக் கூடாது என்று உறுதியாக ஃபிராய்டு தடை விதித்திருந்தார். அந்த நோயாளி ஒரு நாள் ஃபிராய்டின் தொலைபேசி எண்ணைப் பெறுவதற்காக அஞ்சல் நிலையத்தோடு தொலைபேசியில் விசாரிக்கும்போது தன் காதலியின் தொலைபேசி எண் என்ன என்று கேட்டார். கனவுகளைப் போல (காண்க: இயல் 9), இந்தச் செயலின் உட்பொருளும் விருப்பநிறைவேற்றமே என்கிறார் ஃபிராய்டு.

இம்மாதிரி தனக்கு ஏற்பட்ட ஓர் அனுபவம் பற்றியும் ஃபிராய்டு எழுதுகிறார். அவர் வெள்ளிப் பூண் போட்ட கைப்பிரம்பு ஒன்றை நீண்ட காலமாகப் பயன்படுத்தி வந்தார். அதன் பூண் ஒரு நாள் உடைந்துபோயிற்று. அதைப் பழுது பார்க்க ஒருவரிடம் கொடுத்தார். ஆனால் அவர் அதைப் பழுது பார்த்ததில் ஃபிராய்டுக்குத் திருப்தி இல்லை, அதில் ஏதோ குறை இருப்பதாக அவருக்குப் பட்டது. அடுத்த சில நாட்களில் தன் குழந்தைகளுடன் விளையாடிக்கொண்டிருக்கும்போது அந்தப் பிரம்பால் ஒரு மகளின் காலைக் கொக்கியிட்டு இழுக்க எத்தனித்தபோது அது உடைந்துபோயிற்று. அதன்பின் அதை அவரால் தூக்கி எறிய முடிந்தது. குற்றஉணர்வின்றிப் புதியதொரு பிரம்பை வாங்குவதே அவர் நோக்கமாக இருந்திருக்க முடியும். இதுவும் விருப்பநிறைவேற்றமே என்கிறார்.[2]

சரியா? தவறா?

மேலே கூறப்பட்ட நாத்தவறுகளுக்கும் மற்ற தவறுகளுக்கும் ஃபிராய்டு கூறும் விளக்கம் சரியானதா? இது குறித்து அவரை விமர்சிப்பவர்கள் இரண்டு முக்கியக் காரணங்களை முன் வைக்கிறார்கள். தற்செயலாக நிகழும் எல்லாத் தவறுகளுக்கும் நனவிலியே காரணம் என்று கூற முடியாது என்று பலர் கருதுகிறார்கள். ஏறத்தாழ ஒரே மாதிரி ஒலிக்கும் பெயர்களில் பிழைகள் ஏற்படுவது இயல்பே. அவை வெறும் தவறுகளாக இருக்கலாம் என்பது அவர்கள் கருத்து. அதாவது அவை சாதாரணப் பேச்சுத் தவறுகளாக இருக்க வாய்ப்புண்டு. எனவே, அவற்றுக்கு நனவிலிக் காரணங்கள் கற்பிப்பது பொருத்தமாகாது. சம்பந்தப்பட்ட சொற்கள் மிக வித்தியாசமாக இருக்கும்போது இம்மாதிரியான பேச்சுப்பிழைகள் நனவிலிக் காரணங்களால் ஏற்படுகின்றன என்று கூறுவதில் தவறில்லை என்பது அவர்கள் கூற்று.

இரண்டாவதாக, நாத்தவறுகளும் ஏனைய தவறுகளும் நனவிலி மனதில் உள்ள எண்ணங்களின் வெளிப்பாடு என்பதை ஏற்றுக்கொள்வதில் ஒரு பெரும் பிரச்சினை உள்ளது. நனவிலி என்பது நம் நனவு மனதுக்கு அப்பாற்பட்டது. நனவிலியில் உள்ளதை நாமாக அறிந்துகொள்ள இயலாது என்பதுதான் ஃபிராய்டியச் சிந்தனையின் அடிப்படைக் கோட்பாடு. இப்படி இருக்க, மேலே கூறிய தவறை செய்யும் ஒருவர் அதைச் சற்று யோசித்துப்பார்த்தால் அதில் உள்ள தவறை எவ்வாறு உணர்ந்து கொள்ள முடியும்? எனவே, இது முன்நனவிலியில் உள்ள எண்ணங்கள் என்று கூறுவதே சரியானது. இதில் நனவிலியைக் காரணம் காட்டுவது தவறானது என்பதில் ஐயமில்லை. இன்னு

மொன்று. நாத்தவறுகள் குறித்து நடத்தப்பட்ட ஆய்வுகளும் ஃபிராய்டின் கூற்றை மெய்ப்பிப்பதாக இல்லை.

இறுதியாக, ஃபிராய்டு ஏன் இந்த நூலை 'அன்றாட வாழ்க்கையில் உளப்பிறழ்வுகள்' என்று அழைத்தார் என்ற கேள்வியும் உண்டு. இந்த நூலில் கூறப்பட்ட செய்திகள் யாவும் அன்றாட வாழ்வில் சாதாரண மனிதர்களுக்கு ஏற்படும் குழப்பங்களே, மனநோய் உள்ளவர்களில் செயல்கள் அல்ல. எனவே நூலின் தலைப்பில் உள்ள உளப்பிறழ்வு என்ற சொல் விசித்திரமாக உள்ளது. இதை ஃபிராய்டு விளக்க முன்வரவில்லை.

ஆனாலும், இன்று ஆங்கில மொழிவழக்கில் ஃபிராய்டியச் சறுக்கல் என்ற சொற்றொடரைப் பயன்படுத்துவது வழக்கமாகி விட்டது. பலர் இன்று அன்றாட உரையாடலில் ஃபிராய்டியச் சறுக்கல் என்ற சொற்றொடரைப் பயன்படுத்தி வருகிறார்கள். (உற்றுக் கவனித்தால் சில அரசியல்வாதிகளின் மேடைப் பேச்சின் போதும் தொலைக்காட்சிப் பேட்டிகளிலும் பல ஃபிராய்டியச் சறுக்கல்கள் இருப்பதைக் காணலாம்). சரியோ, பிழையோ, ஃபிராய்டு கூறிச் சென்றவற்றில் சாகாவரம் பெற்ற கருத்துகளில் இதுவும் ஒன்று.

இயல் 12

மனக்கோளாறுகள்

நரம்புநோய் வல்லுரநராகத் தன் பணி வாழ்க்கையைத் தொடங்கிய ஃபிராய்டின் பார்வை புரூவருடன் அவர் பணிபுரிந்த காலத்தில் நரம்பு நோய்களிடம் இருந்து மனக்கோளாறுகள் பக்கம் திரும்பியது என்பதை இயல் 3இல் கண்டோம். அவர் காலத்தில் மனநோய்கள் பற்றிய அறிவும் தெளிவும் ஓரளவேனும் இருந்துவந்தது. இந்த இடத்தில் மனநோய்கள் என்றால் என்ன என்று அறிமுகப்படுத்தும் வகையில் சில தகவல்கள் கூறுவது பொருத்தமாக இருக்கும்.

மனநோய்களும் மனக்கோளாறுகளும்

மனிதனின் உடலை நோய்கள் பாதிப்பது போலவே உள்ளமும் நோய்களால் பாதிக்கலாம் என்பதை எல்லோரும் அறிவர். ஆனால், மனநோய் என்றவுடன் பலருக்குப் 'பைத்தியம்' என்ற சொல்லே நினைவுக்கு வரும். தன்னிலை இழந்து காரணமின்றி சிரித்துக் கொண்டும் உடைகள் கிழிந்த நிலையில் தனக்குத் தானே பேசிக்கொண்டிருக்கும் ஒரு 'பைத்தியக்கார னின்' பிம்பமே மனதில் தோன்றும்.

தமிழ் இலக்கியப் படைப்புகளிலும் இம் மாதிரியான கடும் மனநோய்கள் சித்திரிக்கப் பட்டுள்ளன. மணிமேகலையில் மலர்வனம் புக்கக் காதையில் பித்துப் பிடித்தவன் ஒருவனைத் தெருவில் கண்டு பலர் வேடிக்கைப் பார்த்துக்கொண்டிருந்தனர் என்ற காட்சியைச் சீத்தலைச் சாத்தனார் பின் வருமாறு வர்ணிக்கிறார்:

. . . .
சிதவல் துணியொடு சேண்ஓங்கு நெடுஞ்சினைத்
ததர்வீழ்பு ஒடித்துக் கட்டிய உடையினன்
வெண்பலி சாந்தம் மெய்ம்முழுது உறீஇப்
பண்புஇல் கிளவி பலரொடும் உரைத்தாங்க
அழூஉம் விழூஉம் அரற்றும் கூஉம்
தொழூஉம் எழூஉம் சுழலலும் சுழலும்
ஓடலும் ஓடும் ஒருசிறை ஒதுங்கி
நீடலும் நீடும் நிழலொடு மறலும்
மையல் உற்ற மகன்பின் வருந்திக்
கையறு துன்பம் கண்டுநிற் குநரும், (மணிமேகலை, 3 – 14)

[...அவன் தான் அணிந்திருக்கும் ஆடையைக் கிழித்துக் கொண்டிருந்தான்; மரத்தில் இருக்கும் இலை தழைகளை ஒடித்து உடம்பில் கட்டிக்கொண்டிருந்தான்; உடம்பில் சாம்பலை அள்ளிப் பூசிக்கொண்டிருந்தான்; பண்பு இல்லாமல் ஏதோ பிதற்றிக்கொண்டிருந்தான்; அழுவதும், விழுவதும், அரற்றிக் கூச்சலிடுவதும், யாரையோ தொழுவதும், எழுந்திருப்பதும், அங்குமிங்கும் சுழல்வதும் ஏதோ ஒன்றைச் சுற்றுவதும், ஓடுவதும், ஓடிய பின்னர் ஒருபக்கம் ஒதுங்கி நிற்பதும், படுத்துக் கிடப்பதும், தன் நிழலை வம்புக்கு இழுப்பதுமாக இருந்தான்].

இந்த வர்ணனை கடும் மனநோய் உள்ள ஒருவரின் மனநிலையைக் கச்சிதமாக எடுத்துக்கூறுகிறது. மணிமேகலையில் கூறப்பட்ட பித்தனுக்கு என்ன மனநோய் பாதிப்பு இருந்தது என்பதை நாம் அறியோம். ஆனால், சீத்தலைச் சாத்தனாரின் வர்ணனையைப் பார்க்கும்போது அவன் மனச்சிதைவு போன்ற ஒரு கடும் மனநோயினால் பாதிக்கப்பட்டிருந்தான் என்று அனுமானிக்கலாம். மனநோய் என்றவுடன் பலர் மனதில் தோற்றும் பிம்பமும் இதுதான். ஆனால், இது மனநோய்கள் பற்றிய தவறான ஒரு புரிதல். உடலில் ஏற்படும் நோய்கள் மிதமானவையாகவோ கடுமையானவையாகவோ இருப்பதுபோலவே மனநலப் பாதிப்புகளும் மிதமானவையாகவோ கடுமையானவையாகவோ இருக்கலாம். காட்டாக, எல்லோருக்கும் அடிக்கடி ஏற்படும் தடுமனும் ஒரு நோய்தான். அதேபோல உயிருக்கே ஆபத்தை ஏற்படுத்தக் கூடிய புற்றுநோயும் ஒரு நோய்தான். மனநோய்களும் இது போன்றவைதான். எனவே முதலில் மனநோய்கள் பற்றிய முற்சார்பு எண்ணங்களைத் தவிர்த்துக்கொள்வது நல்லது.

ஃபிராய்டு காலத்திலிருந்தே மனக்கோளாறுகள் இரண்டு பெரும் பிரிவுகளாகப் பார்க்கப்பட்டன. ஒன்று மனப்பிறழ்வுகள் (Psychoses), மற்றது உளநரம்புநோய்கள் (Neuroses). மனப்பிறழ்வு என்பது கடும் மனநோய்களைக் குறிக்கும். இதனால் ஏற்படும் பாதிப்புகள் தீவிரமானவை. இவர்கள் தன்னுணர்வு

அற்றவர்களாக, சுற்றுப்புறத்தை விட்டு விலகியவர்களாக, தம் போக்கில் நடந்துகொள்பவர்களாக இருப்பார்கள். தமக்கு நோய் உள்ளது என்பதைச் சுட்டிக்காட்டினாலும் அதை ஏற்றுக்கொள்ள மறுப்பார்கள். அவர்கள் நடத்தையும் இயல்புக்கு மாறுபட்டதாகவும் தாறுமாறாகவும் இருக்கும். இவை கடும் மனநோய்கள் *(Severe mental illness)* என்று அழைக்கப்படுகின்றன். இதற்கு எடுத்துக்காட்டாக மனச்சிதைவு *(Schizophrenia)* என்ற மனநோயைக் கூறலாம். இம்மாதிரியான கடும் மனக்கோளாறுகளுக்கு உளப்பகுப்பாய்வு ஏற்றதல்ல என்று ஃபிராய்டு கருதினார். அந்தக் காலத்தில் இவர்கள் காப்பகங்களில் வைத்து பராமரிக்கப்பட்டார்கள். தற்போது இம்மாதிரியான மனநோய்களுக்கு மருந்துகளே முதன்மையான சிகிச்சை முறையாகக் கருதப்படுகின்றன.

மற்றது உளநரம்புநோய்கள் *(Neuroses)*. சாதாரண மொழி வழக்கில் இது நரம்புத்தளர்ச்சி அல்லது நரம்புச்சிக்கல் என்றும் அழைக்கப்படுவதுண்டு. இவற்றை மனநோய்கள் என்பதைவிட மனக்கோளாறுகள் என்று கூறுவதே பொருத்தமாக இருக்கும். தற்போது இவை பொதுவான மனக்கோளாறுகள் *(Common mental disorders)* என்று அழைக்கப்படுகின்றன. பாதிக்கப்பட்டவர்களுக்கு இதனால் பல இன்னல்கள் இருந்தபோதிலும் இயல்பான வாழ்க்கை நடத்த முடிகிறது. தமக்கு உள்ள பிரச்சினைகளைப் பற்றிய தன்னுணர்வு இவர்களுக்கு உண்டு. எனவே சிகிச்சை பெறவும் அதைக் குணமாக்கிக்கொள்ளவும் விழைவார்கள். இம்மாதிரியான மனக்கோளாறுகளுக்கு உளவியல் சிகிச்சை முறைகளே சிறந்தவை என்று தற்போது கருதப்படுகிறது. ஆனால் சில வேளைகளில் மருந்துகளும் தேவைப்படலாம். பெட்டி 12.1இல் இன்றைய நாளில் நடைமுறையில் உள்ள வகைப்பாட்டின் படி முக்கியமான மனக்கோளாறுகளின் பட்டியல் ஒன்று தரப்பட்டுள்ளது. (இது குறித்த விரிவான வாசிப்புக்கு ஆசிரியர் எழுதியுள்ள ‘மனநோய்களும் மனக்கோளாறுகளும்’ என்ற நூலைப் பார்க்கவும்[1]) . இனி, ஃபிராய்டு என்னென்ன மனக்கோளாறுகளை ஆராய்ந்தார் என்பதைக் காண்போம்.

ஃபிராய்டு பார்த்த நோயாளிகள்

ஃபிராய்டு வாழ்ந்த காலத்தில் பெரிதும் அறியப்பட்ட உளநரம்புக் கோளாறுகள் மூன்று: ஒன்று, ஏற்கெனவே நமக்குப் பரிச்சயமான ஹிஸ்டீரியா எனப்படும் இசிப்பு நோய் (காண்க: இயல் 2), இசிப்பு நோயால் பாதிக்கப்பட்டவர்களுக்குப் பல விதமான உடல்சார்ந்த நோய்க்குறிகள் ஏற்படுகின்றன. சிலருக்குக் கைகால் செயலிழந்துபோகலாம், நினைவுத் தடுமாற்றமும் ஏற்படலாம்.

பெட்டி 12.1 இன்றைய மனநல மருத்துவத்தில் கூறப்படும் முக்கிய மனக்கோளாறுகளும் மனநோய்களும்

அ. கடும் மனக்கோளாறுகள்:
- மனச்சிதைவு
- இருமுனையக் கோளாறு
- பெரும் மனச்சோர்வு

ஆ. பொது மனக்கோளாறுகள்:
- மனப்பதற்றம்
- பேரச்சக் கோளாறுகள்
- மிகைவிருப்பக் கட்டாயச் செய்கைக் கோளாறு
- மனஅதிர்ச்சிக்குப் பின்னான மனக்கோளாறு
- நிலைமாற்றக் கோளாறு (இசிப்பு நோய்)
- தன்னிலை இழப்பு நிலை (இசிப்பு நோய்)
- உளம் சார்ந்த உடற்கோளாறுகள்
- குடிநோய்
- போதைப்பொருட்களுக்கு அடிமைப்படுதல்
- உண்ணல் கோளாறுகள்

இ. மூளைத் தேய்வு நோய்கள்
- அல்சைமர் மறதிநோய்
- குருதிக் கலன் சார்ந்த மறதிநோய்

ஆனால் இதற்கு உடல்சார்ந்த காரணங்கள் இருப்பதில்லை. அவர் காலத்தில் இசிப்பு நோய் பரவலாகக் காணப்பட்டது. குறிப்பாக இது இளம்பெண்களுக்குக் கூடுதல் அளவில் காணப்பட்டதால் பலர் கவனத்தை ஈர்த்தது. நரம்பு நோய் வல்லுநர்களுக்கு இது ஒரு பெரும் சவாலாக இருந்துவந்தது. இயல் 14இல் கூறப்பட்டுள்ள டோரா என்ற இளம் பெண்ணுக்கு ஏற்பட்டிருந்தது இம்மாதிரியான நோயே. (தற்போது இசிப்பு நோய் என்ற பெயர் பயன்பாட்டில் இல்லை. மாறாக, இப்போதைய வகைப்பாட்டு முறைகளில் இது இரண்டு கூறுகளாகப் பிரித்துப்

பார்க்கப்படுகின்றன. ஒன்று தன்னிலை இழத்தல் *(Dissociation disorder)* மற்றது இடமாற்றுக் கோளாறு *(Conversion disorder).*

இரண்டாவது, மிகைவிருப்பக் கட்டாயச் செய்கைக் கோளாறு *(Obsessional neurosis)* எனப்படும் உளநரம்பு நோய். இதில் சில எண்ணங்கள் அடிக்கடி மனதை ஆக்கிரமித்துக் கொள்கின்றன. சில செய்கைகளை மீண்டும் மீண்டும் செய்ய வேண்டும் என்ற கட்டாயமும் ஏற்படுகிறது. இந்த உந்துதல்களை இவர்களால் கட்டுப்படுத்த முடிவதில்லை. காட்டாக, இந்தப் பாதிப்பு உள்ளவர்கள் சிலருக்குத் தம் கைகள் அழுக்கானவை என்ற எண்ணம் ஏற்பட்டு அடிக்கடி கைகளைக் கழுவ வேண்டும் என்ற கட்டாயம் உண்டாகிறது. எனவே, இருபது, முப்பது முறை இவர்கள் கைகளைக் கழுவுவார்கள். ஃபிராய்டு பார்த்த 'எலி மனிதன்' என்ற நோயாளிக்குப் பல எண்ணங்கள் அடிக்கடித் தோன்றி அவனைத் தொந்தரவு பண்ணியதாகவும் அதை நிவர்த்தி செய்ய அவன் பல அபத்தமான செயல்களில் ஈடுபட்டான் என்றும் ஃபிராய்டு பதிவு செய்கிறார் *(காண்க: இயல் 14).*

மூன்றாவது, பேரச்சக் கோளாறுகள் *(Phobias).* இதில் ஒரு பொருள் பற்றி ஏற்படும் அச்சம் பேரச்சமாக உணரப்படுகிறது. இது சாதாரணப் பயம் அல்ல. பெரும் அச்சமாக உருவெடுத்து அவர்களின் அன்றாட வாழ்க்கையையே பாதிக்கிறது. தாங்கள் அச்சப்படும் பொருளை அல்லது சந்தர்ப்பத்தைத் தவிர்க்க இவர்கள் படாதபாடு படுவார்கள். சில பொருட்கள் அல்லது சந்தர்ப்பங்கள் பற்றி எல்லோருக்கும் ஓரளவு பயம் இருப்பதுண்டு. ஆனால் பேரச்சக் கோளாறில் அன்றாட வாழ்க்கையைப் பாதிக்கும் அளவுக்குக் கடுமையான அச்சம் இருக்கும். காட்டாக, நாயைக் கண்டால் பலருக்கு ஓரளவு அச்சம் ஏற்படுவது இயற்கையே. ஆனால் நாய் பற்றிய பேரச்சக் கோளாறால் பாதிக்கப்பட்டவர்கள் அதைக் கண்டவுடன் மிகையான அச்சம் கொண்டு தறிகெட்டு ஓட்டம் எடுப்பதுண்டு. சிலர் வீதியில் ஒரு நாயைக் கண்டால் வீட்டைவிட்டு வெளியே வர மறுப்பார்கள். ஃபிராய்டு பார்த்த ஹான்ஸ் என்ற சிறுவன் குதிரைகள் பற்றிய பேரச்சம் கொண்டவனாக இருந்தான் *(காண்க: இயல் 14).*

நான்காவதாக, அதிர்ச்சியினால் ஏற்படும் மனக்கோளாறு. மனதுக்குப் பேரதிர்ச்சியை உண்டாக்கும் நிகழ்வுகளால் உளநரம்பு நோய் ஏற்படலாம் என்பதை மருத்துவ உலகம் ஃபிராய்டு வாழ்ந்த காலத்திலேயே அறிந்திருந்தது. குறிப்பாக, முதலாம் உலகப் போரில் படுகாயமடைந்த இராணுவத்தினரிடையே இந்த மனக்கோளாறு பரவலாகக் காணப்பட்டது. அக்காலத்தில் இது வெடிகுண்டு அதிர்ச்சி *(Shell - shock)* என்றும் மனஅதிர்ச்சியினால் ஏற்படும் உளநரம்பு நோய் *(Traumatic neurosis)* என்றும் அறியப்பட்டது.

(தற்போது இது பேரிடருக்குப் பின் ஏற்படும் அதிர்ச்சிக் கோளாறு *(Post - traumatic stress disorder; PTSD)* என்று அழைக்கப்படுகிறது). ஆனால் முதலாம் உலகப் போரின்போது வாழ்ந்த ஃபிராய்டு ஏனோ இதைப்பற்றி எழுதவில்லை.

மேலே கூறப்பட்ட உளநரம்பு நோய்களால், அதாவது பொது மனக்கோளாறுகளால் பாதிக்கப்பட்டவர்களையே ஃபிராய்டு பார்த்துச் சிகிச்சையளித்தார். அதனால் பெற்ற அனுபவத்தில் இருந்துதான் தன் கோட்பாடுகளை உருவாக்கினார்.

உளநரம்பு நோய்களுக்கான காரணங்கள்

மனக்கோளாறுகள் ஏற்படக் காரணங்கள் என்ன என்பது அன்றைய நாளில் புரியாத புதிராகவே இருந்துவந்தது (இன்றும் கூட இது குறித்துப் பெரும் தெளிவு இல்லை என்பது வேறு விஷயம்). சில மனக்கோளாறுகளுக்கு இளம்பிராயத்தில் ஏற்படும் பாதகமான அனுபவங்கள் முக்கியக் காரணமாக அமைகின்றன என்பதைத் தான் பார்த்த நோயாளிகளிடமிருந்து ஃபிராய்டு அறிந்துகொண்டார். அன்றைய நாளில் இது ஒரு புதிய கண்டுபிடிப்பாக இருந்தது. மற்ற மருத்துவர்கள் இம்மாதிரியான மனக்கோளாறுகள் நரம்பு சார்ந்த காரணிகளால் ஏற்படுகின்றன என்று எண்ணிவந்த வேளையில் ஃபிராய்டு இவற்றுக் கான காரணங்களை நோயாளிக்கு ஏற்படும் வாழ்வியல் அனுபவங் களிலேயே, அதுவும் குறிப்பாகக் குழந்தைப்பிராய அனுபவங் களிலேயே தேட வேண்டும் என்று எடுத்துக்கூறினார்.

ஆனால் அவர் இதோடு நின்றுவிடவில்லை. ஏற்கெனவே கூறியதுபோல, அனைத்து உளநரம்பு நோய்களுக்கும் ஒடுக்கப் பட்ட பாலியல் உணர்வுகளே காரணம் என்பது அவர் கருத்தாக இருந்துவந்தது. உளநரம்பு நோய்களுக்கு நனவிலி மனதில் உருவாகும் மனப்போராட்டங்களே காரணமாக அமைகின்றன என்றும் இதை ஆராய்ந்துபார்த்தால் அதன் வேர்களைக் குழந்தைப் பருவத்தில் ஏற்பட்ட அனுபவங்களிலேயே உள்ளன என்பது அவரின் நிலைப்பாடு. மனிதர்களின் மனதின் வெவ்வேறு பகுதிகளான இட், அகம் (ஈகோ), அதியகம் ஆகிய மூன்று சக்திகளுக்கும் இடையே ஏற்படும் போராட்டங்களும் உட்சிக்கல்களும் உளநரம்பு நோய்களாகப் பரிணமிக்கின்றன. இந்தப் போராட்டங்கள் நாம் அறியாதவையாக, நமது மனதுக்கு எட்டாதவையாக இருக்கலாம். இந்த உந்தல்கள் நனவுமனதை எட்டும்போது மனஅமைதியைக் குலைக்கிறது, மனப்பதற்றம் ஏற்படுகிறது, உளநரம்பு நோய்களின் அறிகுறிகளாக அது உருமாற்றம் பெறுகிறது. அதே வேளையில் மனதின் தற்காப்பு

முறைகள் முடுக்கிவிடப்படுகின்றன. கிருமிகள் உடலைத் தாக்கும்போது ஏற்படும் காய்ச்சல்போல இந்தத் தற்காப்பு முறையே நோய்க்குறியாக உருவெடுக்கலாம். மனதில் உண்டாகும் இந்தப் போராட்டம் சில வேளைகளில் உடல் சார்ந்த நோய்க்குறிகளாகவும் வெளிப்படலாம் என்று அழுத்தமாகக் கூறினார். இசிப்பு நோயை இதற்குச் சிறந்த எடுத்துக்காட்டாகச் சுட்டிக்காட்டினார்.

ஆரம்பக் காலத்தில் அவர் பார்த்த பல பெண் நோயாளிகள் குழந்தைப் பருவத்தில் பாலியல் கொடுமைகளுக்கு ஆளாகியவர்கள் என்பதை அறிந்துகொண்ட ஃபிராய்டு இந்த அனுபவங்களால் ஏற்பட்ட அதிர்ச்சி, அவமானம் போன்ற உணர்ச்சிகளை அவர்களது மனம் நினைத்துப்பார்க்க விரும்புவது இல்லை. நனவு மனம் அதைத் துரத்தியடிக்கவே விழைகிறது என்று கருதினார். மனம் ஏற்றுக்கொள்ள மறுக்கும் இந்த உணர்வுகள் ஒடுக்கப்பட்டு ஆழ்மனதுக்குள் அமுக்கப்படுகின்றன. ஆனால் இவை வெளியே வரத் துடிக்கின்றன. இவை உளநரம்பு நோயின் அறிகுறிகளாக வேவ்வேறு வடிவங்களில் வெளிப்படுகின்றன என்ற கருத்தை முன்வைத்தார். இது நெறிப்பிறழ்ச்சிக் கோட்பாடு (Seduction theory) என்று அழைக்கப்பட்டது.

ஆனால் இந்தக் கோட்பாட்டைப் பின் ஒரு கட்டத்தில் அவர் திடீரெனக் கைவிட்டார். அதனிடத்தில் புதியதொரு கோட்பாட்டை முன்வைத்தார். இதன்படி, குழந்தைப் பருவப் பாலியல் கொடுமைகள் போன்ற நினைவுகள் உண்மை நிகழ்வுகளால் ஏற்பட்டவை அல்ல, இந்த நோயாளிகள் தாமாகக் கற்பித்துக்கொண்ட எண்ணங்களே என்ற முற்றிலும் வேறுபட்ட கருத்தை முன்வைத்தார். தன் இச்சைகளைப் பூர்த்திசெய்துகொள்ள மனம் தானாக உருவாக்கிக்கொண்ட கற்பனைக் கதைகளே இவை என்று உறுதிபடக் கூறினார். அதாவது, மனம் தான் விரும்பும் அல்லது அடைய விழையும் அனுபவங்களைக் கற்பனை செய்துகொள்கிறது, அதை உண்மை என்று நம்புகிறது என்று கூறினார். தற்புனைவு (Phantasy) என்று அறியப்படும் இந்தக் கருத்து உளப்பகுப்பாய்வு இயக்கத்தில் ஒரு திசைமாற்றத்தை ஏற்படுத்தியது. இதன்பின் உளப்பகுப்பாய்வின் போது உண்மையான அனுபவங்கள் போலவே தற்புனைவுகளும் கருதப்பட்டன. நோயுற்றவர் கூறும் செய்திகளில் எது உண்மை, எது தற்புனைவு என்பதைத் தீர்மானிப்பது உளப்பகுப்பாளரே என்ற நிலை உருவாகியது. (ஆங்கிலத்தில் *fantasy* என்ற சொல் நப்பாசை, அளவுக்கு அதிகமான புனைவு என்ற பொருள் கொண்டது. ஆனால் *Phantasy* என்பது நனவிலி மனதில்

உருவாகும் இச்சைகளையும் ஆசைகளையும் குறிக்கும் என்பதைக் கவனிக்கவும்).

பாலியல் இச்சை, ஆக்ரோஷம், வன்மம், மூர்க்கம் போன்ற இயல்புணர்ச்சிகளினால் ஏற்படும் உந்தல்களின் காரணமாக மனிதர்களுக்குத் தற்புனைவுகள் உருவாகின்றன. உண்மை நிகழ்வுகள் எந்த அளவுக்கு மனதைப் பாதிக்கின்றனவோ அதே அளவுக்கு அல்லது அதையும்விடத் தற்புனைவுகள் மனதைப் பாதிக்கின்றன என்ற முடிவுக்கு வந்தார் ஃபிராய்டு. அவர் காலத்தின் பின் இந்தத் தற்புனைவுக் கோட்பாடு பெரும் சர்ச்சைகள் ஏற்படக் காரணமாக இருந்தது (காண்க: இயல் 22).

ஆக, அவர் மூன்று கருத்துகளை முன்வைக்கிறார் என்பதைக் கவனிக்கவும். அசாதாரணமான குழந்தைப்பருவ அனுபவங்கள் உளநரம்பு நோய்களுக்குக் காரணமாக அமையலாம் என்பது ஒன்று. அடுத்தது, ஒடுக்கப்பட்ட பாலியல் உணர்வுகளே உளநரம்பு நோய்களுக்குக் காரணம் என்ற கூற்று. மூன்றாவதாக, இந்தப் பாலியல் அனுபவங்கள் அல்லது இச்சைகள் உண்மை யானவையாக அல்லாமல் கற்பிதங்களாக, அதாவது தற்புனைவு களாகவும் இருக்கலாம் என்ற கருத்து. இயல் 14இல் கூறப்பட்டுள்ள டோராவின் கதையில் இது துல்லியமாகத் தெரியவருகிறது.

தற்போதைய விளக்கங்கள்

ஃபிராய்டு வாழ்ந்த காலத்தைவிட மனக்கோளாறுகள் பற்றி நாம் இப்போது நிறையவே அறிந்துவைத்திருகிறோம். மனக் கோளாறுகள் பலதரப்பட்டக் காரணிகளில் ஒன்று சேர்க்கையால் ஏற்படுகின்றன என்று தற்போது நம்பப்படுகிறது. மரபணுக்களின் தாக்கம் போன்ற உயிரியல் காரணிகளும் தனிப்பட்ட உளவியல் அழுத்தங்களும் குடும்ப, சமூக அழுத்தங்களும் வேறு பல சமூகஉளவியல் காரணிகளும் ஒன்று சேரும்போது மனக்கோளாறுகள் ஏற்படுகின்றன என்பதே இன்று ஏற்றுக் கொள்ளப்படும் கருத்து. காட்டாக, ஒருவரின் வாழ்க்கையில் ஏற்படும் உறவுச் சிக்கல்கள், இழப்புகள், குழந்தைப் பருவத்தில் ஏற்படும் பாதகமான அனுபவங்கள், அவரின் ஆளுமை, அழுத்தங் களைத் தாங்கும் திறன் போன்ற சமூக உளவியல் காரணிகளும் மரபியல் காரணிகளும் மனக்கோளாறுக்கு வழிவகுக்கின்றன என்பதே தற்போதைய கருத்தாக உள்ளது. எனவே, மனக் கோளாறுகள் ஏன் ஏற்படுகின்றன என்பது பற்றி ஃபிராய்டு கூறிய மூன்று காரணங்களில் குழந்தைப் பருவத்தில் ஏற்படும் பாதகமான அனுபவங்களைத் தவிர மற்ற இரு காரணங்களும் ஏற்றுக்கொள்ளப்படுவது இல்லை. அதற்கான அறிவியல்

சான்றுகளும் இல்லை. ஆனால், இளமையில் குழந்தைகள் கொடுமைக்கும் இன்னல்களுக்கும் ஆளாக்கப்படும்போது அது மனக்கோளாறுகளுக்கு வித்தாக அமைகிறது என்பதை முதன்முதலாக எடுத்துக்கூறிய பெருமை ஃபிராய்டையே சாரும். ஒருவரின் குழந்தைப் பருவ அனுபவங்கள் வயதுவந்த பின்னரும் அவர் மீது பெரும் தாக்கம் உண்டுபண்ணுகிறது என்ற உண்மையை இன்றைய மனநல மருத்துவர்களும் உளவியலாளர்களும் ஏற்றுக்கொள்கிறார்கள். இந்த வகையில் குழந்தைகள் சார்ந்த பிறழ் உளவியல் என்ற கிளைத் துறையின் மூலகர்த்தாவாக ஃபிராய்டு போற்றப்படுகிறார். ஆனாலும், உண்மையான கொடுமைகளுக்கும் கற்பனை செய்துகொள்ளும் பாலியல் அனுபவங்களையும் சமன்படுத்திப் பேசியதால் அவர் புகழுக்குப் பங்கம் ஏற்பட்டது என்பதும் உண்மையே.

சிகிச்சை முறைகள்

ஃபிராய்டு வாழ்ந்த காலத்தில் உளநரம்பு நோய்களுக்குச் சொல்லும் படியான சிகிச்சை முறைகளோ மருந்துகளோ இருக்கவில்லை. அறிதுயில் முறையைச் சிலர் பயன்படுத்தி வந்தார்கள். வேறு சில மருத்துவர்கள் உணர்வை மழுங்கச் செய்யும் கொகெய்ன் போன்ற போதைமருந்துகளை நோயாளிகளுக்குக் கொடுத்துவந்தார்கள். ஆனால் நோயாளிகள் இதனால் குணமாகவில்லை. உளநரம்பு நோய்கள் பெரும்பாலும் குணப்படுத்த முடியாதவையாகக் கருதப்பட்டுவந்தன. இம்மாதிரியாக நம்பிக்கைவறட்சி நிலவி வந்த காலத்தில்தான் ஃபிராய்டு ஒரு சிகிச்சை முறையைக் கண்டுபிடித்தார். அதுவே உளப்பகுப்பாய்வு. அடுத்த இயலில் உளப்பகுப்பாய்வுச் சிகிச்சை பற்றிப் பேசுவோம்.

இயல் 13

உளப்பகுப்பாய்வுச் சிகிச்சை முறை

ஃபிராய்டு கண்டுபிடித்த உளப்பகுப்பாய்வு மூன்று கூறுகளைக் கொண்டது. முதலாவதாக, அது மனம் பற்றிய ஒரு கோட்பாடு. இரண்டாவதாக, அது மனதை ஆய்வு செய்யும் ஒரு வழிமுறை. மூன்றாவதாக, உளப்பகுப்பாய்வு என்பது உளவழி நரம்பு நோய் களைக் குணப்படுத்தப் பயன்படுத்தப்படும் ஒரு சிகிச்சை முறை. இன்றைய நாளில் மூளையை ஆராய ஸ்கேன் போன்ற சாதனங்கள் உள்ளதுபோல உள்ளத்தை ஆராய ஃபிராய்டு கண்டுபிடித்த ஆய்வு முறையே உளப்பகுப்பாய்வு. அதே சமயம் உளநரம்பு நோய்களுக்கு ஒரு சிகிச்சைமுறையாகவும் ஃபிராய்டு அதை முன்வைத்தார். இந்த நூலில் இதுவரை உளப்பகுப்பாய்வுக் கோட்பாடு பற்றிக் கூறினோம்.

மனக்கோளாறுகள், மனநலம் சார்ந்த பிரச்சினைகள் ஆகியவற்றுக்குப் பல வகையான சிகிச்சைகள் உள்ளன. இந்தச் சிகிச்சை முறைகளில் மனநல மருத்துவர், உளவியலாளர், மனநல ஆலோசகர், உளப்பகுப்பாளர் ஆகியவர்களின் பங்கு என்ன என்பதைப் பெட்டி 13.1 விளக்குகிறது. இந்த இயலில் ஃபிராய்டு கண்டுபிடித்த உளப்பகுப்பாய்வு என்ற *சிகிச்சை முறையைப்பற்றி அறிந்துகொள்வோம்.*

முந்தைய இயலில் கூறியதுபோல, ஃபிராய்டு காலத்தில் உளநரம்பு நோய்களுக்குப் பயனளிக்கக் கூடிய எந்த ஒரு சிகிச்சை முறையும் இருக்கவில்லை. மருத்துவர்கள் அவரவர் அறிந்த சில சிகிச்சை முறைகளைக் கொண்டு சோதித்துப் பார்த்தார்களே

தவிர, உருப்படியான எந்தச் சிகிச்சையும் இருக்கவில்லை. எனவே, இம்மாதிரியான மனக்கோளாறுகள் உள்ளவர்கள் மருத்துவர்களால் வெறுமனே கைவிடப்பட்டார்கள். இந்தச் சூழ்நிலையில்தான் ஃபிராய்டு உளப்பகுப்பாய்வு என்ற சிகிச்சை முறையைக் கண்டுபிடித்தார். இதன் வழியாக உளநரம்பு நோய்களைக் (பொது மனக்கோளாறுகளை) குணமாக்க முடியும் என்று செய்துகாட்ட முயன்றார்.

இசிப்பு நோய் ஆய்வுகளின்போது ஃபிராய்டும் அன்றைய வழக்கப்படி ஆரம்பத்தில் அறிதுயில் முறையையே பயன்படுத்தினார். இதற்காகவே அறிதுயில் முறையைக் கற்றுக்கொண்டார். ஆனால் பல நோயாளிகளை ஆய்வு செய்த அனுபவம் உளநரம்பு நோய் உள்ளவர்களின் மனதை அறிந்துகொள்ள அறிதுயில் முறை தேவையில்லை என்பதை ஃபிராய்டுக்கு உணர்த்தியது. நோயாளிகளை அவர்கள் மனதுக்கு வந்ததைத் தன்னிச்சையாக எந்தத் தடையுமின்றிச் சுதந்திரமாகப் பேச ஒரு சூழ்நிலையை அமைத்துக்கொடுத்தால் நனவிலி மனதில் உள்ளவை தானாக வெளிப்படும் என்று அவருக்குத் தெரியவந்தது. எனவே, 1896ஆம் ஆண்டு முதல் அறிதுயில் முறையைப் பயன்படுத்துவதை அவர் கைவிட்டார். தான் கண்டுபிடித்த இந்தப் புதிய சிகிச்சை முறைக்கு உளப்பகுப்பாய்வு என்று பெயரிட்டார். உள்ளத்தைப் பகுத்து ஆய்வு செய்வது என்பது இதன் பொருள்.

ஒருவருடன் பேசுவதனால் மட்டுமே அவருக்குள்ள உளவியல் பிரச்சினைகளுக்கும் மனக்கோளாறுகளுக்கும் தீர்வு காண முடியும் என்பதை அன்றையக் காலக்கட்டத்தில் பலர் நம்பவில்லை. இது குறித்து ஃபிராய்டு கூறுகிறார்[1]:

> ....'வெறும்' பேச்சினால் மட்டும் உளவியல் கோளாறுகளையும் உடல் சார்ந்த கோளாறுகளையும் நீக்க முடியும் என்பதைச் சாதாரண மனிதர்கள் புரிந்துகொள்ளச் சிரமப்படுவார்கள். மாயாஜாலங்களை நம்புங்கள் என்று கூறுகிறேன் என்று அவர்கள் நினைக்கக் கூடும். இதில் அவர்களைக் குறைகூற முடியாது. ஏனென்றால் அன்றாட வாழ்க்கையில் நாம் பயன்படுத்தும் பேச்சானது ஓரளவு மாயாஜாலங்கள் போன்றவையே. அறிவியலானது சொற்களை மாயாஜாலம் போலப் பயன்படுத்த இயலும் என்று விளக்கமாகக் கூறுகிறது.

அதாவது, சொற்களுக்கு உள்ளத்தின் பாதிப்புகளைக் குணமாக்கும் வல்லமை உண்டு என்று அவர் உறுதியாக நம்பினார். பேச்சுவழியாக உளவழி நரம்பு நோய்களை (பொது மனக்கோளாறுகளை) நீக்க முடியும் என்பதை நிறுவும் முயற்சியில் தன் வாழ்நாளின் பெரும் பகுதியைச் செலவிட்டார்.

அவர் கண்டுபிடித்த சிகிச்சைமுறையே உளப்பகுப்பாய்வு. உளப்பகுப்பாய்வின் நுணுக்கங்களைப் புரிந்துகொள்வதற்கு முன் அவர் உருவாக்கிய சிகிச்சைமுறை ஒரு பேச்சுவழி சிகிச்சைமுறை என்பதைக் கோடிட்டுக்காட்டுவது முக்கியம்.

உள்ளத்தின் அடி ஆழத்தில், அதாவது நனவிலியில் புதைந்துள்ள போராட்டங்களைப் பேச்சுவழியாக வெளிக்கொணர்ந்து அதை நோயாளிக்கு உணரவைப்பதால் உளநரம்புக் கோளாறுகளைக் குணப்படுத்தலாம் என்பதே உளப்பகுப்பாய்வின் அடிப்படைத் தத்துவம். நனவிலியில் உள்ள மனப்போராட்டங்களைச் சரிவரப் புரிந்துகொள்ளாமல் நோயாளியின் பிரச்சினைகளுக்குத் தீர்வு காண முடியாது என்பதே இதன் சாரம். அவற்றை நனவு நிலைக்குக் கொண்டுவந்த பிறகே அவற்றைப் பற்றிச் சிந்திக்கவும் பேசவும் முடியும். “உன்னையே நீ அறிந்துகொள்” என்பது சாக்ரடீஸ் கூறிய புகழ்பெற்ற வாக்கு. உளப்பகுப்பாய்வாளரின் பணியும் இதுவே. நோயுற்றவரின் மனதுக்கு எட்டாத விஷயங்களை அவருக்குப் புரியவைப்பதே உளப்பகுப்பாய்வின் நோக்கம்.

உளப்பகுப்பாய்வு வழிமுறை

நனவிலி மனதில் புதைந்துள்ள இந்த எண்ணங்கள், நினைவுகள், உணர்ச்சிகள், போராட்டங்கள் ஆகியவற்றை அறிந்துகொள்வது எப்படி? நனவிலி மனதில் உள்ளதை வெளிக்கொணர ஃபிராய்டு தடையற்ற இயைவு முறை (*Free association*) என்ற உத்தியைக் கையாண்டார். இதில் நோயுற்றவர் தன் மனதுக்கு வரும் எண்ணங்கள் அனைத்தையும் உள்ளது உள்ளபடிக் கூற வேண்டப் படுகிறார். “இந்தத் தருணத்தில் உங்கள் மனதுக்கு வருவதை அப்படியே கூறுங்கள்” என்பதுவே ஃபிராய்டு பயன்படுத்திய மந்திர வாக்கியம். சாதாரணமாக நாம் ஒருவருடன் பேசும்போது நமது எண்ணங்களை நல்லவை, கெட்டவை, சந்தர்ப்பத்துக்குப் பொருத்தமானவைப் பொருத்தமற்றவை என்று பிரித்துப்பார்த்துப் பேசுகிறோம். எண்ணங்கள் சொற்களாக மாற்றம் பெறுமுன் நாம் சிலவற்றைத் தணிக்கை செய்துவிடுகிறோம். அத்தோடு, சில விஷயங்களை நாம் எண்ணிப் பார்க்க விரும்புவது இல்லை. மனம் இவற்றை இருட்டடிப்பு செய்துவிடுகிறது. நமக்கு ஏற்பட்ட அவமானங்கள், மனக்காயங்கள், மனதுக்கு வரும் ஆபாசமான எண்ணங்கள் ஆகியவை பற்றி நாம் பேசுவதே இல்லை. வாழ்க்கை நமக்குக் கற்றுக்கொடுத்த பாடங்கள் இவை.

ஆனால், உளப்பகுப்பாய்வின்போது மனதுக்கு என்னென்ன எண்ணங்கள் வருகின்றனவோ அவற்றை எல்லாம் அப்படியே ஒன்றுவிடாமல் கூற வேண்டும்.

இதை உளப்பகுப்பாய்வின் "அடிப்படை விதி" என்று கூறுகிறார் ஃபிராய்டு. தன் மாணவர்களைப் பார்த்து அவர் கூறுகிறார்[2]*:*

> நாம் (ஒரு நோயாளியுடன்) பேச்சை எப்படி ஆரம்பிக்கிறோம் என்பது முக்கியமல்ல – இது நோயின் வரலாறாகவோ, அவருக்குள்ள நோய் பற்றிய விவரங்களாகவோ அல்லது அவரது குழந்தைப் பருவ நினைவுகளாகவோ இருக்கலாம். ஆனால் நோயாளியை அவர் விருப்பப்படிப் பேச அனுமதிக்க வேண்டும். எந்த புள்ளியிலிருந்து உரையாடலைத் தொடங்குவது என்பதைத் தீர்மானிக்கும் சுதந்திரம் அவருக்கு வழங்கப்பட வேண்டும். இதுவே அடிப்படை விதி. ஆனால் இதற்கு ஒரு விதிவிலக்குண்டு. இந்த விதிவிலக்கை அவருக்கு முன்கூட்டியே தெரிவித்துவிட வேண்டும். அவரைப் பார்த்துப் பின்வருமாறு கூற வேண்டும்: "நீங்கள் பேசத் தொடங்கு முன் ஒரு விஷயம். நீங்கள் எனக்குக் கூறுவது சாதாரணமான உரையாடலில் இருந்து வித்தியாசமானதாக இருக்கவேண்டும். சாதாரணமாக, நாம் எதைப் பற்றியும் பேசும்போது எண்ணங்களைத் தொடர்பு படுத்திக் கூறுவது வழக்கம். உரையாடலின்போது மனதில் தோன்றும் வேறு எண்ணங்களையும் முக்கியமில்லாத கிளைச் சிந்தனைகளையும் தவித்துக்கொள்கிறோம், இதனால் சொல்ல வந்த விஷயத்திலிருந்து விலகிப்போவதைத் தடுத்துக்கொள்ள முடிகிறது. ஆனால் என்னுடன் பேசப்போகும் இந்த உரையாடலில் நீங்கள் வித்தியாசமாக நடந்துகொள்ள வேண்டும். என்னோடு பேசும்போது உங்களுக்குத் தோன்றும் சில எண்ணங்கள் . . . முக்கியமற்றவையாக, சந்தர்ப்பத்துக்குப் பொருந்தாதவையாக, ஏன் அபத்தமாகக்கூட உங்களுக்குத் தோன்றலாம். எனவே அவற்றைச் சொல்லத் தேவையில்லை என்று நீங்கள் எண்ணலாம். ஆனால் இம்மாதிரியான சுயவிமர்சனங்களுக்கு விட்டுக்கொடுக்காமல் மனதுக்கு வருவதை அப்படியே கூற வேண்டும். சொல்லத் தயங்கும் விஷயங்களைக் தவிர்க்காமல் உள்ளதை உள்ளபடி கூறுவதுதான் உண்மையில் எல்லாவற்றையும்விட மிக முக்கியமானது. போகப்போக இந்தத் தடை உத்தரவுக்கு என்ன காரணம் என்பது உங்களுக்குப் புலப்படும். நீங்கள் கடைப்பிடிக்க வேண்டிய ஒரே விதி இது மட்டுமே. எனவே, உங்கள் மனதுக்கு என்னென்ன வருகிறதோ அதை அப்படியே கூறுங்கள். ஒரு ரயில் வண்டியில் சன்னல் ஓரத்தில் உட்கார்ந்து பயணம் செய்யும்போது வெளியே என்னென்ன காட்சிகள் தோன்றி மறைகின்றன என்பதை ஒரு சகபயணிக்கு விவரிப்பதுபோல உங்கள் மனதுக்கு வருவதை அப்படியே கூறுங்கள். கடைசியாக, நீங்கள் நேர்மையாக

நடந்துகொள்வீர்கள் என்று உறுதிமொழி அளித்திருக்கிறீர்கள் என்பதை மறந்துவிட வேண்டாம். எந்த ஒரு காரணத்துக்காவும் மனம் விரும்பாத ஓர் எண்ணம் தோன்றுமானால் அதைக் கூறுவது அசௌகரியம் என்று எண்ணி அதைக் கூறாமல் விட்டுவிட வேண்டாம்."

ஃபிராய்டு கூறும் இந்த வாசகங்களிலிருந்து தடையற்ற இயைவு முறை என்பது என்ன என்பதும் அதன் விதிமுறைகள் என்ன என்பதும் தெரியவரும். உளப்பகுப்பாய்வுச் சிகிச்சையை ஆரம்பிக்கும்போது அது ஒரு சிரமமான காரியமாகத் தோன்றும். ஆனால், நாளடைவில் உளப்பகுப்பாய்வின்போது மனதுக்கு வரும் எண்ணங்களை அப்படியே பேசக் கற்றுக்கொள்ள முடியும். நனவிலியில் பூட்டிவைத்திருந்த எண்ணங்களும் அனுபவங்களும் நம்மை அறியாமலே மெல்ல மெல்ல வெளிவரத் தொடங்கும். இரகசியங்களும் கசியத் தொடங்கும். இதை ஃபிராய்டு பின்வருமாறு விளக்குகிறார்[3]:

மனிதர்கள் தங்கள் மனதில் புதைத்துவைத்திருப்பதை வெளிச்சத் துக்குக் கொண்டுவரும் பணியை நான் மேற்கொண்டபோது . . . அது ஒரு கடினமான காரியமாக இருக்கும் என்று எண்ணி னேன். ஆனால், மனிதர்களால் தங்கள் இரகசியங்களை எப்போதும் காப்பாற்ற முடியாது என்பதைப் பார்க்கக் கண் உள்ளவர்களும் கேட்கச் செவி உடையவர்களும் உறுதிபடக் கூறுவார்கள். ஒருவருடைய உதடுகள் பேசாவிட்டாலும், அவர் விரல்நுனிகளைக் கொண்டு அரட்டையடிக்கிறார், அவரது ஒவ்வொரு சிறு துளையிலிருந்து கசியும் செய்திகளும் அவரைக் காட்டிக்கொடுத்துவிடும்.

நாள் போகப்போக உளப்பகுப்பாய்வின்போது இந்த ஒரு பக்க உரையாடல் பழகிப்போகும். இந்த உரையாடல் ஒரு சங்கிலித் தொடர்போல அமையாது. ஒன்றிலிருந்து அதனுடன் ஏதோ ஒருவகையில் தொடர்புடைய இன்னொரு விஷயத்துக்குத் தாவித்தாவிச் செல்லும். சில சமயங்களில் ஒரு வாசகத்துக்கும் அடுத்துவரும் வாசகத்துக்கும் எந்தத் தொடர்பும் இருப்பதாகத் தோன்றாது. எண்ணங்கள் சொற்களை வழிநடத்தும். உளப் பகுப்பாளர் ஒன்றோடு இன்னொன்றை இணைத்துப் பார்ப்பார். இதன் வழியாக நனவிலியில் உள்ளவற்றை அறிந்துகொள்ள இயலும் என்பதே உளப்பகுப்பாய்வுச் சிகிச்சையின் அடிப்படைத் தத்துவம்.

உளப்பகுப்பாய்வு உத்திகள்

நோயுற்றவர் கூறுவதையும் அவரது உடல்மொழியையும் உளப் பகுப்பாய்வாளர் உன்னிப்பாகக் கவனிப்பார். அவர் அதிகம்

பேசமாட்டார். ஆனால் சில கேள்விகள் கேட்பார். காட்டாக, ஒருவரைப் பற்றிப் பேசும்போது, "அவரைப் பார்க்கப் பாவமாக இருந்தது" என்று நீங்கள் கூறினால். "இதற்கு முன் வேறு யாரைப் பார்த்தபோது உங்களுக்குப் பாவமாக இருந்தது?", "இது வேறு யாரை உங்களுக்கு நினைவுபடுத்துகிறது?", "உங்களைப் பார்த்து எவரும் பாவமாக இருக்கிறது என்று கூறியது உண்டா?" என்பது போன்ற கேள்விகள் கேட்பார். இதேபோல, நனவு மனதிலிருந்து ஒடுக்கப்பட்ட எண்ணங்கள் வெளிப்படும்போது அவற்றைத் தற்போதைய பிரச்சினைகளுடன் தொடர்புபடுத்தி உளப்பகுப்பாளர் பொருள்விளக்கங்கள் கூறுவார். இவ்வாறாக, நோயாளியைத் தன்னைப் பற்றியும் தன் மனம் இயங்கும் விதம் பற்றியும் புதிய வெளிச்சத்தில் நோக்க வைப்பதே உளப்பகுப்பாய்வாளரின் குறிக்கோள்.

ஒரு நிகழ்வை நினைவுபடுத்திக் கூறுவது மட்டும் போதாது, அதனுடன் இணைந்திருக்கும் உணர்ச்சிகளையும் உளப்பகுப்பாய்வாளர் அறிந்துகொள்ள முயற்சி செய்வார். அற்பமாகத் தோன்றும் விஷயங்களைக்கூட அவர் அலட்சியம் செய்யமாட்டார். அதேபோல, நோயாளி கூறும் விஷயங்கள் மட்டுமல்லாது கூறாமல் விட்டுவிடும் விஷயங்களும் முக்கியம் என்பதை அவர் அறிவார். சமயம் வரும்போது இவற்றைப் பற்றிப் பேச அவரை ஊக்குவிப்பார்.

சில வேளைகளில் நோயாளிக்கு வாயடைத்துப்போவதுண்டு; சிந்தனை வறண்டு அடுத்து என்ன பேச வேண்டும் என்று தெரியாமல் தடுமாறுவார். கூற வந்த விஷயம் மறந்துபோகும். இதனால் பேச்சு தடைப்பட்டு மௌனம் நிலவும். அல்லது அவர் பேச்சை மாற்றப் பார்க்கலாம். இது ஒரு மனத்தடை *(Resistance)* என்று உளப்பகுப்பாளர் புரிந்துகொள்வார். நனவிலி மனம் ஆதிக்கம் செலுத்துவதே இம்மாதியான தடைகள் ஏற்படக் காரணம் என்று ஃபிராய்டு கூறுகிறார். எனவே, இவற்றை ஊன்றி ஆராய வேண்டும் என்று அவர் கற்றுக்கொடுத்தார்.

மேலே கூறிய யாவற்றையும் உற்றுக்கவனித்து அதன் உட்பொருளை ஃபிராய்டியக் கோட்பாடுகளின் அடிப்படையில் புரிந்துகொள்வதே உளப்பகுப்பாய்வாளரின் முக்கியப் பணி. இதை, குழந்தைகளுக்குக் கொடுக்கப்படும் ஒரு விளையாட்டுடன் ஒப்பிடலாம். இந்த விளையாட்டில் பல புள்ளிகள் உள்ள ஒரு காகிதத்தாள் கொடுக்கப்படும். புள்ளிகள் எந்த ஒழுங்கும் இல்லாது அமைந்திருக்கும். இந்தப் புள்ளிகளைத் தொடர்புபடுத்திக் கோடுகளால் இணைத்து அதில் மறைந்திருக்கும் ஓவியத்தைக் குழந்தைகள் கண்டுபிடித்தாக வேண்டும். உளப்பகுப்பாய்வும்

இது போன்றதுதான். சாதாரணமாக, இந்த விளையாட்டில் சிறு குழந்தைகளுக்கு வழிகாட்ட, புள்ளிகளுக்கு 1, 2, 3, 4, என்ற எண்கள் கொடுக்கப்படும். ஆனால் உளப்பகுப்பாய்வில் வழிகாட்ட எதுவும் இல்லை. அதன் கோட்பாடுகளையும் அனுபவத்தால் பெற்ற அறிவையும் கொண்டே ஆராய வேண்டும்.

இடையிடையே உளப்பகுப்பாய்வாளர் சில பொருள் விளக்கங்கள் கூறுவதன் வழியாக நோயுற்றவரின் நனவிலிச் செயல்பாடுகளைச் சுட்டிக்காட்டுவார். இந்தத் தன்னறிவுதான் *(Insight)* உளவழி நரம்புநோய்கள் குணமாகக் காரணமாக அமைகிறது. ஒருவர் தன்னையும் தன் மனதையும் ஆழமாக அறிந்து கொள்வதனால் அவரது நோய்க்குறிகளுக்கான காரணங்கள் புலப்படும் என்பது உளப்பகுப்பாய்வின் அடிப்படைத் தத்துவம். உளநரம்பு நோய்களைக் குணப்படுத்துவது மட்டுமல்லாது, உளப்பகுப்பாய்வானது நோய் எதுவுமற்ற ஒரு மனிதனின் ஆளுமையை மாற்றி அமைக்கும் வல்லமையும் கொண்டது என்பது ஃபிராய்டின் துணிபு. ஃபிராய்டு காலத்தில் கனவுகளும் அவற்றின் பொருள் விளக்கமும் உளப்பகுப்பாய்வின் ஒரு முக்கியக் கூறாகக் கவனம் பெற்றது என்பதையும் இங்குச் சுட்டிக்காட்டுவது முக்கியம் (காண்க: இயல் 9).

இணக்கம், மாற்றீடு, எதிர் மாற்றீடு

உளப்பகுப்பாய்வின்போது ஆய்வுக்கு உட்படுத்தப்படுபவருக்கும் உளப்பகுப்பாளருக்கும் இடையே நாளடைவில் ஒரு பிரத்தியேக மான உறவு உருவாகிறது. இது நெருக்கமானது, அந்தரங்கமானது, செறிவானது என்று ஃபிராய்டு எடுத்துக்கூறினர். இந்த உறவானது சிகிச்சைக்குச் சாதமாக அமைய வேண்டும் என்பதை அவர் வற்புறுத்திக் கூறுகிறார். இந்தச் சுமுகமான உறவு உணர்ச்சிபூர்வ மானது, வேறு வகையான உறவுகளிலிருந்து வித்தியாசமானது. இது இரு சாராருக்கும் இடையே ஏற்படும் ஓர் இணக்கமான, தொழில் ரீதியான உறவு. இது நட்பு அல்ல. மருத்துவர் நோயுற்ற வருக்குச் செய்யும் உதவியும் அல்ல. இந்த உறவானது சிகிச்சைக்கு நலம் பயப்பதாக அமைய வேண்டும் என்பதில் அவர் பெரும் அக்கறை காட்டினார். சிகிச்சையின் வெற்றியும் தோல்வியும் மருத்துவருக்கும் நோயாளிக்கும் இடையே உண்டாகும் இந்த உறவிலேயே தங்கியுள்ளது. இந்தச் சிறப்பான உறவை அவர் சிகிச்சைக்கான கூட்டுஇணக்க நிலை *(Therapeutic alliance)* என்று அழைக்கிறார். இதை உருவாக்க மருத்துவர் அல்லது ஆய்வாளர் பெருமுயற்சி செய்ய வேண்டும் என்று அவர் தனது மாணவர் களுக்குக் கற்றுக்கொடுத்தார்.[4] இந்த உறவில் பொதிந்துள்ளன நுட்பமான பல கூறுகளை அவர் அடையாளம் கண்டு விவரித்தார்.

இவ்வாறு உருவாகும் உறவின் தன்மையை மருத்துவர் எண்ணிப்பார்ப்பது சிகிச்சை பெறுபவரைப் பற்றி ஆழமாக அறிந்துகொள்ள பெருமளவு துணைபுரியும் என்று கூறுகிறார். நோயுற்றவர் மருத்துவரை எந்த நிலையில் வைத்துப் பார்க்கிறார்? அவருடன் பாராட்டும் உறவு எத்தகையது? அவர் மீது காட்டும் உணர்ச்சி என்ன வகையானது? அதன் ஊற்றுவாய் என்ன? இதுபோன்ற கேள்விகளை ஆய்வாளர் தன்னைத் தானே கேட்டுக்கொள்ள வேண்டும் என்று கூறுகிறார். காட்டாக, சிலர் ஆய்வாளரைத் தன் தந்தை அல்லது தாயின் இடத்தில் வைத்துப் பார்ப்பார்கள். எனவே சிகிச்சையின்போது வெளிப்படும் உணர்ச்சிகள் அவர் தனது முக்கியப் புறப்பொருள்கள், அதாவது தாய், தகப்பன் அல்லது தனக்கு முக்கியமானவர்கள் மீது கொண்டிருந்த உறவின் பிரதிபலிப்பாக, மறு வடிவமாக இருக்கும் அல்லது முன் நடைபெற்ற மனநிகழ்வுகளின் மறுபதிப்பாக இருக்கும். இது நனவிலி நிலையில் நடைபெறுகிறது. இதை அறிந்து கொள்ள ஆய்வாளர் விழிப்புடன் செயல்பட வேண்டும். இந்த உறவை அவர் மாற்றீடு (Transference) என்று அழைக்கிறார். இந்த உறவை ஆராய்ந்து பார்த்தால் பல விஷயங்கள் புலப்படும். இந்த மாற்றீட்டை ஆய்வு செய்யப்படுபவருக்குச் சுட்டிக்காட்டி அதைப் பற்றிக் கலந்துரையாட ஒரு வெளியை உருவாக்குவது உளப்பகுப்பாய்வாளரின் முக்கியப் பணியாக ஃபிராய்டு கருதுகிறார்.[5]

இதேபோல, ஆய்வு செய்யப்படுபவர் உளப்பகுப்பாளர் மீது உணர்ச்சி சார்ந்த ஒரு தாக்கத்தை ஏற்படுத்துவார் என்பதை ஃபிராய்டு சுட்டிக்காட்டுகிறார். ஆய்வாளருக்கு ஆய்வுசெய்யப் படுபவர் மீது சினம், வெறுப்பு, அன்பு, காதல் போன்ற வெவ்வேறு உணர்ச்சிகள் ஏற்படும். இதை அவர் ஆராய்ந்துபார்த்தால் பல உண்மைகள் வெளிப்படும், இது உளப்பகுப்பாய்வுக்கும் பயனுள்ளதாக இருக்கும் என்கிறார் ஃபிராய்டு. இது எதிர் மாற்றீடு (Counter-transference) என்று அறியப்படுகிறது. இதையும் கவனத்தில் கொள்ளவேண்டும் என்று அவர் கற்றுக்கொடுக்கிறார்.[6]

உளப்பகுப்பாய்வுச் சிகிச்சையைக் கற்றுக்கொள்ள மூன்று முதல் ஐந்து ஆண்டுகள் பயிற்சி தேவை என்று ஃபிராய்டு கருதினார். அத்தோடு பயிற்சியின்போது அவர் இன்னோர் உளப்பகுப்பாளரிடம் தன்னை உளப்பகுப்பாய்வுக்கு உட்படுத்திக் கொள்ள வேண்டும். இதன் மூலம் அவர் தன் மனதைப் பற்றியும் அது செயல்படும் விதத்தைப் பற்றியும் ஆழமாக அறிந்துகொள்வார். சிகிச்சைமுறையின் நுட்பங்களைக் கற்றுக்கொள்ளவும் இது உதவியாக இருக்கும் என்று ஃபிராய்டு கருதினார்.

உளப்பகுப்பாய்வுச் சூழல்

உளப்பகுப்பாய்வாளர் பொதுவாக அதிகம் பேசமாட்டார். நோயாளியின் பின்புறம் அமர்ந்திருப்பார். நோயாளி ஆய்வுப் படுக்கையில் படுத்திருப்பார். நோயுற்றவரின் மனதில் தோன்றும் எண்ணங்களைத் தங்குதடையின்றிக் கூற இது வழிவகுக்கிறது. மேலும், தான் கூறும் விஷயங்களைக் கேட்டு உளப்பகுப்பாளரின் முகபாவங்கள் மாறலாம். இதைக் கண்டு நோயாளி தான் சொல்லவந்ததை மறைக்கலாம் அல்லது மாற்றிக் கூறலாம். மனதுக்கு வருவதைக் கூற இந்த வசதி துணைபுரிகிறது என்பது ஃபிராய்டின் கருத்து.

உளப்பகுப்பாளர்கள் சில விதிகளைக் கடைப்பிடிக்க வேண்டும் என்பதில் ஃபிராய்டு கண்டிப்பாக இருந்தார். உளப்பகுப்பாய்வு அமர்வின்போது குறிப்புகள் எதுவும் எழுதக் கூடாது. முழுக் கவனமும் நோயாளியின் மேல் பதிந்திருக்க வேண்டும். தன் உணர்ச்சிகளை உளப்பகுப்பாய்வு செய்பவர் கூடியவரை வெளியே காட்டிக்கொள்ளக் கூடாது. அவர் தன்னைப் பற்றியும் தன் சொந்த வாழ்க்கைப் பற்றியும் எதுவும் பேசக் கூடாது. ஒவ்வோர் அமர்வும் ஐம்பது நிமிடங்கள் நீடிக்கும். அமர்வின்போது எந்த விதமான இடைஞ்சலும் இருக்கக் கூடாது. எவரும் வந்து கதவைத் தட்டக் கூடாது. இந்த விதிகளை உளப் பகுப்பாய்வாளர் கடைப்பிடிக்க வேண்டும் என்பதில் ஃபிராய்டு கறாராக இருந்தார்.

நோயுற்றவர் உளப்பகுப்பாய்வாளருடன் அந்தரங்கமாகக் கருத்துப் பரிமாறிக்கொள்ள ஒரு வெளியை உருவாக்க வேண்டும் என்பதே இதன் குறிக்கோள். உளப்பகுப்பாளரிடம் நோயாளிகள் கூறும் விஷயங்களின் அந்தரங்கம் பாதுகாக்கப்பட வேண்டும் என்பதை வற்புறுத்திக் கூறினார். நோயாளிகள் பற்றி வீண்பேச்சு பேசுவதை ஃபிராய்டு தடைசெய்தார். அவர்களைப் பற்றி எழுதிய போதும் அடையாளம் காண முடியாதபடி பெயர்களை மாற்றி எழுதினார். மனம் திறந்து பேச இந்த அணுமுறை அவசியம் என்று கருதினார்.

ஃபிராய்டு பயன்படுத்திய உளப்பகுப்பாய்வு செறிவான ஒரு சிகிச்சைமுறை. ஒவ்வொரு நாளும் (சனி, ஞாயிறு தவிர்த்து) நோயாளி அமர்வுகளுக்கு வர வேண்டும். மேலும், இது ஒரு நீண்ட காலச் சிகிச்சைமுறை. பொதுவாக மூன்று முதல் ஐந்து வருடங்கள் வரை நீடிக்கும். உளப்பகுப்பாய்வுச் சிகிச்சையின் போது அறிவுரைகளோ ஆலோசனைகளோ கூறப்படுவது இல்லை. தன் பிரச்சினைகளுக்குத் தானே தீர்வுகளைத் தேடிக்கொள்ள வேண்டும். உளப்பகுப்பாய்வாளர் கேட்கும்

கேள்விகளும் கூறும் பொருள் விளக்கங்களும் இதனால் ஏற்படும் சுயதரிசனமும் இதற்குத் துணைபுரியும் என்பதுதான் இந்தச் சிகிச்சை முறையின் தத்துவம். எனவேதான் உளப்பகுப்பாய்வு நெறிப்படுத்தப்படாத ஒரு சிகிச்சைமுறை *(Non - directive therapy)* என்று வகைப்படுத்தப்படுகிறது. ஃபிராய்டு வாழ்ந்த காலத்தில் உளப்பகுப்பாய்வு பெரும் செல்வாக்கு பெற்ற ஓர் இயக்கமாக வளர்ந்தது. அவரைப் பின்பற்றியவர்களுக்கு அறிவியல் சமூகத்தின் அங்கீகாரம் கிடைத்தது. விரைவில் அவருக்குப் பல மாணாக்கர்கள் உருவானார்கள்.

மேலே கூறப்பட உளப்பகுப்பாய்வுமுறை மரபார்ந்த உளப்பகுப்பாய்வு முறை *(Classical psychoanalysis)* என்று இப்போது அறியப்படுகிறது. அதன் மூல வடிவத்தில் அது இப்போது பயன்படுத்தப்படுவது இல்லை. ஆனால் உளப்பகுப்பாய்வின் சில கூறுகள் இன்றைய பல உளவியல் சிகிச்சைமுறைகளில் பயன்படுத்தப்படுகின்றன. உளவியல் சிகிச்சையாளர்கள், மனநல ஆலோசகர்கள், உளப்பகுப்பாய்வாளர்கள் என்ற துறைசார் வல்லுநர்கள் பற்றிய விவரங்களைப் பெட்டிச் செய்தி 13.1 எடுத்துக்கூறுகிறது. அடுத்ததாக, ஃபிராய்டு பார்த்த மூன்று நோயாளிகளைக் பற்றி அறிந்துகொள்வோம்.

பெட்டி *13.1* உளப்பகுபாய்வாளர், உளவியல் சிகிச்சையாளர், மனநல ஆலோசகர்

உளப்பகுப்பாய்வாளர் (Psychoanalyst)

ஃபிராய்டியக் கோட்பாடுகளின்படி உள்ளத்தைப் பகுப்பாய்வு செய்பவர். உளப்பகுப்பாய்வுச் சிகிச்சை இன்றைய நாளில் செல்வாக்கு இழந்துள்ளதால் மரபார்ந்த உளப்பகுப்பாய்வாளர்களைக் காண்பது அரிதாகவே உள்ளது.

உளவியல் சிகிச்சையாளர் (Psychotherapist)

மனநலம் சார்ந்த பிரச்சினைகளுக்குப் பேச்சுவழியாகச் சிகிச்சை அளிப்பவர். உளவியல் சிகிச்சைகளில் நடத்தைச் சிகிச்சை, அறிகைச் சிகிச்சை, உளஇயங்கியல் சிகிச்சை முறை போன்ற பல சிந்தனைப் பள்ளிகள் உள்ளன. பெரும்பான்மையான உளவியல் சிகிச்சையாளர்கள் பலதரப்பட்ட சிகிச்சை உத்திகளைப் பயன்படுத்தி வருகிறார்கள்.

மனநல ஆலோசகர் (Psychological counsellor)

கவுன்சிலர்கள் என்று அறியப்படும் இவர்கள் உங்களது சக்தியைக் கொண்டே உங்களது பிரச்சினைக்குத் தீர்வு காண உதவுவதைக் குறிக்கோளாகக் கொண்டவர்கள். இவர்கள் பல வகையான உளவியல் உத்திகள் மூலம் ஆலோசனைக் கூறி உங்கள் மனதில் புதிய சிந்தனையைத் தூண்டவும், உங்கள் உறவுகளை மேம்படுத்தவும், பிரச்சினை களுக்குத் தீர்வு காணவும் வழிவகுப்பதை நோக்கமாகக் கொண்டவர்கள்.

மனநல மருத்துவர் (Psychiatrist)

இவர்கள் மனநோய்களுக்கு ஏற்ற மருந்துகளைப் பரிந்துரைப்பார்கள். ஆனாலும் பெரு மனக்கோளாறு களுக்கும் பிற உளவியல் சார்ந்த பிரச்சினைகளுக்கும் சிகிச்சை அளிக்கும்போது தவிர்க்க முடியாதபடி ஏதோ ஒரு உளவியல் அணுகுமுறையை கடைபிடிப்பதுண்டு.

எம்.எஸ். தம்பிராஜா

இயல் 14

ஃபிராய்டு பார்த்த மூன்று நோயாளிகள்

தன் வாழ்நாளில் ஃபிராய்டு நூற்றுக்கும் மேற்பட்ட நோயாளிகளைப் பார்த்தார் என்பது அவர் எழுதிய ஆய்வுக்கட்டுரைகளிலிருந்து தெரிய வருகிறது. இவற்றுள் ஆறு நோயாளிகளைப் பற்றி அவர் விரிவாக எழுதியுள்ளார். சில நோயாளிகள் பற்றிய குறிப்புகள் மிக நீளமானவை. காட்டாக, கீழே கூறப்பட்டுள்ள 'எலி மனிதன்' என்ற நோயாளியைப் பற்றிய அறிக்கை 150 பக்கங்களைக் கொண்டது. தான் பார்த்த நோயாளிகள் பற்றி அவர் பல விரிவுரைகள் ஆற்றினார். ஆனால் அவர்கள் பெயர்களையோ அடையாளங்களையோ அவர் எப்போதுமே கூறியது இல்லை. அவர்களுக்குப் புனைப் பெயர்கள் அளித்தார். அவர் பார்த்தவர் களின் வரலாறு, நோய்க்குறிகள், கனவுகள், தான் மேற்கொண்ட உளப்பகுப்பாய்வு, தனக்குத் தோன்றிய எண்ணங்கள், அவற்றிலிருந்து முகிழ்த்த கோட்பாடுகள் ஆகியவற்றை அவர் தெளிவாகப் பதிவுசெய்கிறார். ஒரு நோயாளியின் விவரங்களை ஆய்வுசெய்து எழுதுவது தனியாள் ஆய்வு (Case study) என்று அறியப்படுகிறது (பெட்டி 14.1). இதுவே ஃபிராய்டு கையாண்ட ஆய்வுமுறை. இம்மாதிரியான ஆய்வுகளை அடிப்படையாகக் கொண்டு பெறப் பட்டவையே அவரது கோட்பாடுகள். அவர் பார்த்த மூன்று நோயாளிகளின் 'கதைகள்' இங்கே சுருக்க மாகத் தரப்படுகின்றன. இதை வாசிக்கும்போது இரண்டு விஷயங்களைக் கவனிக்கவும். ஒன்று அவர்

கையாண்ட சிகிச்சை முறை, மற்றது அவர் அளித்த சிகிச்சை எந்த அளவுக்கு நோயைக் குணப்படுத்தியது என்பது.

டோரா

டோரா *(Dora)*, ஃபிராய்டு பார்த்த ஒரு பெண் நோயாளி. இது ஃபிராய்டு அவளுக்கு அளித்த புனைப் பெயர். அப்போது அவளுக்கு வயது 18. அவள் தந்தை ஒரு தொழில் அதிபர். அவர் ஏற்கெனவே தனக்கு இருந்த பிரச்சினைகளுக்காக ஃபிராய்டைப் பார்த்திருந்தார். வசதியான குடும்பம். அவர் தன் மகளான டோராவைப் பார்க்கும்படி ஃபிராய்டைக் கேட்டுக்கொண்டார். அவளுக்குப் புத்தி புகட்டும்படியும் கூறினார். டோரா விருப்பமில்லாமலே ஃபிராய்டைப் பார்க்க வந்தாள். ஃபிராய்டு அவளை 11 வாரங்கள் பார்த்தார். அவளது நோய்க்குறிகளின் வரலாற்றை ஆரம்பம் முதல் இறுதிவரை கேட்டு அறிந்தார். அவள் கனவுகளையும் ஆராய்ந்தார். அவளின் தனியாள் ஆய்வை 130 பக்கங்கள் கொண்ட ஒரு நூலாக எழுதி அதற்கு 'ஹிஸ்டீரியா உள்ள ஒருவரின் பகுப்பாய்வுக் கூறு' *(Fragment of an analysis of a case of Hysteria)* என்ற பெயரில் 1905இல் வெளியிட்டார்.[1] அன்று முதல் 'டோராவின் கதை' உளப்பகுப்பாய்வு வட்டாரங்களில் மிகப் பிரசித்தி பெற்ற ஓர் ஆய்வாகக் கருதப்பட்டுவருகிறது.

ஃபிராய்டைப் பார்க்க வந்தபோது டோராவுக்குத் திடீர் மயக்கம், வலிப்பு, மூச்சுத் திணறல், இடைவிடாத இருமல், திடீர் பேச்சிழப்பு போன்ற பலவிதமான நோய்க்குறிகள் இருந்தன. அவளைப் பரிசோதித்த மருத்துவர்களால் எந்த ஒரு காரணத்தையும் கண்டுபிடிக்க முடியவில்லை. இது நரம்புத்தளர்ச்சி சார்ந்த இருமல் *(Nervous cough)* என்று கூறி அன்றைய நாளில் புழக்கத்தில் இருந்த பல சிகிச்சைகளை அளித்தார்கள். ஆயினும் நிலைமை நாளுக்குநாள் மோசமாகிக்கொண்டே வந்தது.

அத்தோடு, அவள் தன் தந்தையுடனும் தாயுடனும் அடிக்கடி வாக்குவாதங்களில் ஈடுபட்டாள். அவள் மனநிலையும் கவலைக்கிடமாக இருந்தது. சில வேளைகளில் மனச்சோர்வுற்று தனிமையை நாடினாள். ஒரு நாள் அவள் எழுதியிருந்த ஒரு கடிதத்தை அவள் பெற்றோர்கள் கண்டுபிடித்தார்கள். அதில் தான் தற்கொலை செய்துகொள்ளப்போவதாக எழுதியிருந்தாள். இதைக் கண்டு அதிர்ச்சியடைந்த பெற்றோர்கள் அதைப் பற்றி அவளிடம் விசாரித்தபோது வாக்குவாதம் ஏற்பட்டது. இந்த வாக்குவாதத்தின்போது அவள் முதல் தடவையாக மூர்ச்சையானாள். பின்நாளில் இம்மாதிரியாக அவள் பல தடவைகள்

நினைவு இழப்பது வழக்கமாக இருந்தது. இதன் பிறகு அவள் ஃபிராய்டிடம் அழைத்து வரப்பட்டாள். அவளைச் சோதனை செய்த ஃபிராய்டு அவளுக்கு ஏற்பட்டிருப்பது மிதமான ஹிஸ்டீரியா *(Petite hystérie)* என்று அபிப்பிராயப்பட்டார். அவளை உளப்பகுப்பாய்வு முறையால் சிகிச்சை செய்ய முடிவு செய்தார்.

டோராவில் குடும்பத்தில் பல பிரச்சினைகள் இருந்தன. அவள் பெற்றோரின் குடும்ப வாழ்க்கை மகிழ்ச்சி தருவதாக இருக்கவில்லை, பல புதிர்களும் சிக்கல்களும் இருந்தன. டோராவின் குடும்பத்தினர் அயல் வீட்டில் வசிந்துவந்த ஒரு குடும்பத்தோடு நெருக்கமான நட்பு கொண்டிருந்தனர். ஃபிராய்டு இந்தக் குடும்பத்தை 'கே' என்று குறிப்பிடுகிறார். கே தம்பதியின ரிடையே நிலவிய உறவும் நிறைவற்றதாகவே இருந்தது. இந்த இரு குடும்பங்களுக்கும் இடையே அசாதாரணமான ஓர் உறவு இருந்துவந்தது. டோராவின் தந்தை ஒரு கட்டத்தில் நோயுற்று இருந்தபோது திருமதி கே அவருக்குக் கண்ணும் கருத்துமாகப் பணிவிடை செய்தார் என்று கூறப்பட்டது. திரு 'கே'வுக்கும் டோராவுக்கும் இடையே நடந்த ஒரு சம்பவமே அவளை ஃபிராய்டிடம் அழைத்துவரக் காரணமாக இருந்தது. திரு கே டோராவுடன் பல தடவைகள் தகாத முறையில் நடந்து கொண்டார் என்றும் அதனால் ஒருநாள் தான் அவரைக் கன்னத்தில் அறைந்ததாகவும் டோரா கூறினாள். திரு கே இதை மறுத்தார். டோராவின் தந்தையும் டோரா கூறியதை நம்பவில்லை. ஆனால் ஃபிராய்டு டோராவுடன் தனியே பேசியபோது அவர் தன்னை 14 வயது முதல் பல முறை பாலியல் நச்சரிப்புக்கும் துன்புறுத்தல்களுக்கும் ஆளாக்கி வந்ததாக அவள் உறுதியாகக் கூறினாள்.

கூடவே, ஓர் இரகசியத்தையும் வெளிப்படுத்தினாள். தன் தந்தையும் திருமதி கேயும் மிக நெருக்கமான உறவு கொண்டிருந்தனர் என்றும் தன் தாய் அதைக் கண்டும் காணாதது போல நடந்துகொள்கிறாள் என்றும் கூறினாள். இதனால்தான் தன் தந்தை இந்த விஷயத்தில் அவளை நம்பாமல் திரு கே வுடன் ஒத்துப்போகிறார் என்றும் கூறினாள். இந்தத் தகாத நட்பு டோராவுக்குப் பெரும் வேதனை தருவதாக இருந்துவந்தது. தன் தகப்பனார் அவரது கள்ளக்காதலுக்காகத் தன்னைக் காவு கொடுக்கவும் தயாராக இருக்கிறார் என்று குற்றம் சாட்டினாள். இதைக் கூறிய சில நாட்களில் டோராவின் இருமல் குறைந்தது. ஃபிராய்டு டோராவைப் புத்திசாலி என்றும் கவர்ச்சிகரமான ஒரு பெண் என்றும் விவரிக்கிறார்.

ஃபிராய்டு, டோரா கூறும் விஷயங்களை உன்னிப்பாகக் கேட்டுக்கொள்கிறார். அவள் கூறுவதைத் தடையற்ற இயைவு முறையால் (காண்க: இயல் 13) அறிந்துகொள்கிறார். அவள் கனவுகளையும் ஆராய்கிறார். பின் அவர் விளக்கத்தை எடுத்துக் கூறுகிறார். ஃபிராய்டு கூறும் விளக்கம் வழக்கத்துக்கு மாறானது. டோராவுக்குத் தன்னை அறியாமலே திரு கே மேல் ஓர் ஈர்ப்பு ஏற்பட்டுள்ளது என்றும் ஆனால் நிறைவேறாத தன் காதலை உணராமல் அதைத் திசைமாற்றி திரு கே தன்னுடன் தகாதமுறையில் நடந்துகொண்டார் என்று உணர்கிறாள் என்பதே ஃபிராய்டின் விளக்கமாக இருந்தது. டோரா இதைத் திட்டவட்டமாகப் பல முறை மறுக்கிறாள். ஆனால் ஃபிராய்டு இது ஒரு தற்புனைவு என்று மீண்டும் மீண்டும் வற்புறுத்திக் கூறுகிறார் (போதாததற்கு, டோரா திருமதி கே மீது தன்பாலின ஈர்ப்புக் காதல் கொண்டிருந்தாள் என்றும் கூறுகிறார்). அடிப்படையில் தன் தந்தை மீது கொண்ட காதலே இடம் மாறி அவளை இவ்வாறு சிந்திக்க உந்துகிறது என்று விளக்கமளிக்கிறார். அதாவது அவளுக்கு இருந்த எல்லாப் பிரச்சினைகளுக்கும் இடிபஸ் சிக்கலே (பார்க்க: இயல் 6) அடிப்படைக் காரணம் என்பதே அவரது தீர்க்கமான முடிவு. சுருங்கச் சொன்னால் இந்த முக்கோணக் காதலைப் (அல்லது காமத்தை) பின்வருமாறு கூறலாம்: டோராவின் தந்தைக்குத் திருமதி கேயுடன் காதல் – திரு கேவுக்கு டோரா மீது காதல் – டோராவுக்கு திரு கே மீது மறைமுகமான காதல். இதில் முதல் இரண்டும் உண்மைநிலையை உணர்த்துகின்றன, ஆனால் மூன்றாவது ஒரு தற்புனைவு. இது டோரா தன் தந்தை மீது கொண்டிருந்த இச்சை, அதாவது இடிபஸ் சிக்கலின் மாற்று வடிவமாக இப்போது திரு கே மீது காதல் ஏற்பட்டுள்ளது. அவர் கூறும் உளவியல் விளக்கத்துக்குச் சான்றாக டோரா கூறிய இரண்டு கனவுகளைக் காரணம் காட்டுகிறார். இதில் டோராவுக்கு அடிக்கடி வந்த ஒரு கனவை மட்டும் பார்ப்போம்.

“வீடு தீப்பிடித்து எரிகிறது. என் தந்தை என் கட்டிலருகே நிற்கிறார். தூக்கத்திலிருந்த என்னை எழுப்புகிறார். நான் அவசர அவசரமாக உடுத்திக்கொள்கிறேன். இந்தச் சமயத்தில் தாய் தன் நகைப்பெட்டியைக் காப்பாற்றிக்கொள்ள வேண்டும் என்று பதற்றப்படுகிறாள். ஆனால் என் தந்தை, ‘உன் நகைப் பெட்டிக்காக என் இரண்டு பிள்ளைகளும் தீயில் எரிந்து மடிவதை நான் அனுமதிக்க முடியாது’ என்று கூறுகிறார். நாங்கள் எல்லோரும் கீழ்த்தளத்துக்கு ஓடுகிறோம். வெளியே போனவுடனே நான் விழித்துக்கொள்கிறேன்.”

இந்தக் கனவையும் டோராவின் மற்ற கனவுகளையும் கேட்டுத் தெரிந்துகொண்ட ஃபிராய்டு அவை அவளது பாலியல்

வேட்கைகளைப் பிரதிபலிக்கின்றன என்று பொருள்விளக்கம் கூறுகிறார். கனவில் வந்த நகைப்பெட்டி டோராவின் கன்னித் தன்மையின் குறியீடு என்றும் அதைக் காப்பற்றிக்கொள்வதில் அவள் தாய் ஆர்வம் காட்டுகிறாள். ஆனால் தந்தையோ தன் குடும்பத்தைக் காப்பாற்றுவது அதைவிட முக்கியம் என்று கருதுகிறார், அவளது கன்னித்தன்மை கெடுவதை தந்தை பொருட் படுத்தவில்லை என்று கூறுகிறார்.

இந்தக் கனவு தாங்கள் எல் (L) என்ற இடத்துக்குப் போயிருந்த போது பல தடவைகள் வந்ததாக டோரா கூறுகிறாள். இதே இடத்தில்தான் திரு கே தகாத முறையில் நடந்துகொண்டார் என்றும் கூறுகிறாள். அங்கே இருக்கும்போது ஒருநாள் தான் கண்ணயர்ந்தபோது திடீரென திரு கே தன் படுக்கையின் அருகில் நின்றது அவளுக்கு நினைவுக்குவருகிறது. இதைக் கேட்ட ஃபிராய்டு, கனவைப் பின்வருமாறு விளக்குகிறார்: "உன் கனவில் திரு கே, உன் படுக்கை அருகே நிற்கிறார். அவர் உனக்கு ஒரு நகைப்பெட்டியைப் பரிசாகக் கொடுத்தார் (இது உண்மையான ஒரு சம்பவம்). நீ இப்போது அவருக்கு உன் நகைப்பெட்டியைப் (அதாவது உனது கன்னித்தன்மையை) பரிசாகத் திருப்பிக் தர வேண்டும் (Return present). திரு கே க்கு அவர் மனைவி கொடுக்க மறுக்கும் பாலியல் இன்பத்தை நீ கொடுக்கத் தயாராக இருக்கிறாய். ஆனால் இந்த எண்ணம் உன் நனவு மனதிலிருந்து ஒடுக்கப்பட்டுவிடுகிறது. பெரும் வலிமையோடு ஒடுக்கப்பட்டுவிட்டதனால் அதன் ஒவ்வொரு கூறும் அதன் எதிர்த் தன்மையைப் பெற்றுவிடுகிறது... திரு கே மீது நீ கொண்டிருக்கும் இச்சையை இந்தக் கனவு உறுதிப்படுத்துகிறது."

இந்தச் சுற்றி வளைத்த விளக்கத்தை டோரா ஏற்றுக்கொள்ளத் தயாராக இல்லை. அவர் கூறுவது தவறு என்று பலமுறை அடித்துக் கூறுகிறாள். ஒரு நாள், "இதுவே நான் உங்களைப் பார்க்க வரும் கடைசி தடவை. நான் இனி சிகிச்சைக்கு வரமாட்டேன்" என்று உறுதியாகக் கூறுகிறாள். அதன் பின் சிகிச்சைக்கு வருவதை நிறுத்திக்கொள்கிறாள். ஆனால், அவள் கனவின் பொருள் விளக்கத்தை ஃபிராய்டு பின்வருமாறு பதிவு செய்கிறார்: "தொடர்ந்து உளப்பகுப்பாய்வு செய்திருந்தால் அவள் திரு கே மீது கொண்டிருந்த காதல் 'பொய்' என்ற அவளது கூற்று 'உண்மை' எனத் தெரியவந்திருக்கும்."

சிகிச்சையை நிறுத்தி 15 மாதங்களுக்குப் பின் மீண்டும் ஒரு முறை டோரா அவரைப் பார்க்க வந்தாள் என்று ஃபிராய்டு தன் ஆய்வுநூலின் பிற்சேர்க்கையில் குறிப்பிடுகிறார். கே குடும்பத்தில் ஒரு குழந்தை இறந்தபோது அந்தச் சாவு வீட்டுக்குத் தான்

போனதாக அவள் கூறுகிறாள். அந்தச் சமயத்தில் திருமதி கேயைப் பார்த்து, "உனக்கும் என் தகப்பனாருக்கும் இடையே இருந்த கள்ளக்காதல் எனக்குத் தெரியும்" என்று நேரடியாகவே கூறினேன் என்று சொல்கிறாள். திருமதி கே அதை மறுக்க வில்லை என்றும் திரு கே தன்னுடன் தகாத முறையில் நடந்து கொண்டதையும் அவர் வாயாலேயே ஏற்றுக்கொள்ளச் செய்தேன் என்றும் ஃபிராய்டுக்குக் கூறுகிறாள். அதுமட்டுமல்ல, தன் தந்தை இப்போது தன்னை நம்புகிறார் என்றும் கூறுகிறாள். ஆனால், சில மாதங்களுக்குப் பின் தனக்கு மீண்டும் பேச்சிழப்பு ஏற்பட்டு ஆறு வாரங்கள் நீடித்தது என்றும் கூறுகிறாள். ஆனால் ஃபிராய்டு அவளுக்குச் சிகிச்சையளிக்க முன்வரவில்லை.

டோரா என்ற பெண்ணின் உண்மையான பெயர் ஐடா பவர் *(Ida Bauer)*. இந்தப் பெண்ணின் கதையை ஆய்வு செய்தவர்கள் அவள் பிற்காலத்தில் குணமானதாகவும் நான்கு ஆண்டுகளின் பின் ஓர் இசையமைப்பாளரைத் திருமணம் செய்துகொண்ட தாகவும் அதன்பின் அவர்கள் அமெரிக்காவுக்குப் புலம்பெயர்ந்த தாகவும் அவர்களுக்கு ஒரு மகன் பிறந்ததாகவும் கூறுகிறார்கள்.

டோராவுக்கு ஃபிராய்டு அளித்த சிகிச்சையிலிருந்து உளப் பகுப்பாளர்கள் கற்றுக்கொள்ள வேண்டிய பல பாடங்கள் உள்ளன என்று பயிற்சிவகுப்புகளில் கூறப்பட்டுவந்தது. இடிபஸ் சிக்கல் பலவாறாக வெளிப்படுகிறது என்பதற்கு உதாரண மாகவும் பெண்களிடையேயும் தன்பால் ஈர்ப்பு உண்டு என்பதற்கு எடுத்துக்காட்டாகவும் கூறப்பட்டுவந்தது. அதே நேரத்தில் டோராவின் ஆய்வுக் குறித்துப் பலத்த விமர்சனங்கள் முன்வைக்கப்பட்டுள்ளன. டோராவை அவர் கனிவுடன் அணுகவில்லை, ஓர் எதிரியுடன் வாக்குவாதம் செய்வதுபோல நடந்துகொண்டார் என்று சிலர் குற்றம் சாட்டினார்கள். ஓர் இளம் பெண் தான் பாலியல் தொந்தரவுகளுக்கு ஆளாக்கப் படுவதாகத் திருப்பித் திருப்பிக் கூறுகிறாள், அதை ஃபிராய்டு ஏன் பொருட்படுத்தவில்லை? மாறாக அதைத் திரித்துக் கூறுகிறார். இது மருத்துவ நல்லறத்தை மீறும் செயலில்லையா? ஃபிராய்டு தன் கோட்பாடுகளை மெய்ப்பிப்பதில்தான் கண்ணும் கருத்துமாக இருந்தாரே தவிர நோயாளியைக் குணப்படுத்துவதில் அல்ல என்பதைத்தானே இது காட்டுகிறது? இவ்வாறான பல குற்றச்சாட்டுகள் உள்ளன. டோராவைப் பொறுத்தவரை தனக்கும் அவளுக்கும் இடையே உருவான உறவைத் (மாற்றீடை) தான் சரிவரக் கையாளவில்லை என்று ஃபிராய்டு சுயவிமர்சனம் செய்துகொண்டார் என்பதும் குறிப்பிடத்தக்கது.

சின்னஞ்சிறு ஹான்ஸ்

ஃபிராய்டு குழந்தைகளுக்கு சிகிச்சையளித்தது இல்லை. வயதுவந்தவர்களுக்கு மட்டுமே உளப்பகுப்பாய்வு முறையில் சிகிச்சையளித்தார். ஃபிராய்டுக்கு ஹான்ஸ் என்றொரு நண்பர் இருந்தார். ஃபிராய்டின் கோட்பாடுகளில் மிகுந்த ஆர்வம் கொண்டவர். அவரின் ஐந்து வயது மகன் குதிரைகளைக் காணும்போதெல்லாம் கடும் அச்சம் கொண்டு மிரண்டு ஓடுவதாகக் கூறி ஹான்ஸ் ஃபிராய்டின் உதவியை நாடினார். ஃபிராய்டு சிறுவன் ஹான்ஸை ஒரு தடவைகள் மட்டுமே பார்த்தார். உளப்பகுப்பாய்வையும் சிகிச்சையையும் அவனது தகப்பனார் மூலமே மேற்கொண்டார். இந்த தனியாள் ஆய்வை 1909இல் ‘ஓர் ஐந்து வயதுச் சிறுவனின் பேரச்சத்தின் பகுப்பாய்வு’ என்ற பெயரில் ஓர் ஆய்வுக்கட்டுரையாக எழுதினார்.[2] அவன் பெயரை ஹான்ஸ் என்று பதிவுசெய்கிறார். உளப்பகுப்பாய்வு வட்டாரங்களில் அவன் சின்னஞ்சிறு ஹான்ஸ் *(Little Hans)* என்று அறியப்படுகிறான்.

சிறுவன் ஹான்ஸ் குதிரைகளைக் கண்டபோதெல்லாம் பேரச்சம் *(Phobia)* கொள்கிறான் என்றும் குதிரை தன்னைக் கடித்துவிடும் என்று அச்சப்படுகிறான் என்றும் தெரியவருகிறது. இதனால் அவன் வெளியே போக மறுக்கிறான் என்றும் வீட்டிலேயே அடைந்துகிடக்கிறான், இது ஒரு பெரும் பிரச்சினையாக உருவெடுத்துள்ளதாகவும் அவன் தந்தை கூறினார் (அன்றைய நாளில் குதிரை வண்டிகள் இப்போதுள்ள கார்களுக்குச் சமமாக இருந்தன என்பதை நினைவுபடுத்திக் கொள்ளவும்.) ஃபிராய்டு இந்தப் பிரச்சினையை உளப்பகுப்பாய்வு முறையில் ஆராய முடிவு செய்தார். அவன் தந்தையை அவனது கனவுகள், அனுபவங்கள் ஆகியவற்றை விவரமாகக் கேட்டுத் தெரிந்துகொள்ளச் சொல்கிறார். படங்கள் வரைவதன் மூலமும் கேள்விகள் கேட்பதன் வழியாகவும் அவனின் மனநிலையைப் புரிந்துகொள்ளச் சொல்கிறார். அவன் மூன்றரை வயதாக இருந்தபோது அவனுக்கு ஒரு தங்கை பிறந்தாள். அதன்பின் குழந்தைகள் எப்படிப் பிறக்கின்றன, தந்தையும் தாயும் எப்படி குழந்தைகளை உருவாக்குகிறார்கள் என்பனவற்றை அறிந்து கொள்ளும் ஆர்வம் அவனுக்கு ஏற்பட்டது என்று தெரியவருகிறது அதே நேரத்தில் தன் ஆண்குறி பற்றியும் தந்தையின் ஆண்குறி பற்றியும் எண்ணிப்பார்த்தான். குதிரையின் ஆண்குறி பெரியதாக இருந்தது அவனுக்கு வியப்பாக இருந்தது. இவை யாவுமே அவன் தன் தந்தைக்குக் கூறிய விவரங்கள்.

சிறுவன் ஹான்சின் பேரச்சமானது இடிபஸ் சிக்கலை அடிப்படையாகக் கொண்டது என்று ஃபிராய்டு விளக்கம் கூறினார். அதாவது, சிறுவன் ஹான்ஸ் அவன் தாய் மேல் காதல் கொண்டிருந்தான். எனவே, தன் தந்தை மீது பொறாமையும் கடும் வெறுப்பும் கொண்டிருந்தான். தந்தையின் இடத்தின் தான் இருக்க ஆசைப்பட்டான். ஆனால் தந்தையோ தன்னைவிடப் பெரியவர், வலிமை வாய்ந்தவர். அவர் தன்னை ஆண்மை நீக்கம் செய்துவிடுவார் என்ற அச்சம் அவனைப் பற்றிக்கொண்டது. நனவிலி மனதில் இருந்த இந்த ஆசையை அவனது நனவு மனதினால் ஏற்றுக்கொள்ள முடியவில்லை. இந்த இடிபஸ் சிக்கலின் விளைவாக ஏற்பட்ட மனப்போராட்டத்தின் விளைவாகத் தந்தை மீது அவன் கொண்டிருந்த அச்சத்தைக் குதிரையின் மீது சுமத்தினான், அதாவது தன் அச்சத்தை இடமாற்றம் செய்தான் (ஒரு பெரிய வெள்ளைக் குதிரை தரையில் வீழ்ந்து கால்களை உதைத்தபடி கதறித் தடுமாறியதை அவன் ஒரு நாள் கண்டதாகத் தெரியவந்தது என்பது குறிப்பிடத்தக்கது). எனவே, வீட்டைவிட்டு வெளியே போக மறுக்கிறான். இதனால் எப்போதும் தாயுடன் இருக்கவும் முடிகிறது. அவன் ஆசை (தாய் மேல் கொண்ட காதல்) நிறைவேறுகிறது.

இது மட்டுமன்றி, அவன் தன் ஆண்குறியைத் தொடுவதைக் கண்டு அவனது தாய் அவனைக் கண்டித்து வந்தாள் என்பதும் தெரியவருகிறது. அவனை மருத்துவரிடம் அழைத்துக்கொண்டு போய் அதை வெட்டிவிடுவதாகப் பல முறை பயமுறுத்தி இருந்தாள். எனவே, ஆண்குறி நீக்கம் கண்கூடான ஒன்றாக அவனுக்குப் பட்டது. இதைக் கேட்ட ஃபிராய்டு, தாயும் தந்தையும் இது குறித்து அவனுடன் இணக்கமாகப் பேசும்படி கேட்டுக் கொள்கிறார். அவரின் அறிவுரையின் பேரில் அவன் தாய் அவனைப் பயமுறுத்துவதை நிறுத்திக்கொண்டாள். தாயும் தந்தையும் பாலியல் விஷயங்கள் பற்றி அவனுடன் நேரடியாகப் பேசத் தொடங்கினார்கள். நாளடைவில் அவன் அச்சம் நீங்கியது என்று ஃபிராய்டு கூறுகிறார்.

இந்தக் கதைக்கு ஒரு பின்குறிப்பும் உண்டு. இதை ஃபிராய்டு பின்வருமாறு பதிவுசெய்தார்: “சில மாதங்களுக்கு முன் 1922ஆம் ஆண்டு இளவேனிற் காலத்தில் ஓர் இளம் வாலிபன் என்னைச் சந்திக்க வந்தான். தான்தான் சின்னஞ்சிறு ஹான்ஸ் என்று தன்னை அறிமுகப்படுத்திக்கொண்டான். . . அப்போது அவனுக்கு வயது 19. தன்னைப் பற்றி ஃபிராய்டு எழுதிய கட்டுரையை தான் வாசித்ததாகச் சொன்னான் . . . நல்ல உயரமான வாலிபன் . . . தான் தற்போது நலமாக இருப்பதாகவும் தனக்கு இப்போது எந்த நோய்நொடியும் இல்லை என்றும் கூறினான் . . . அவன்

கூறிய ஒரு விஷயம் என்னைத் துணுக்குறச் செய்தது... நான் அதை விளக்கப் போவதில்லை... நான் அவனைப் பற்றி எழுதியிருந்ததை வாசித்தபோது எல்லாமே தனக்குப் புரியாத புதிராக இருந்தன என்று கூறினான். அவனுக்கு இருந்த பேரச்சம் பற்றியோ அது குறித்துத் தாய்தந்தையர் அவனிடம் பேசியது பற்றியோ அவனுக்கு எந்த நினைவும் இருக்கவில்லை. அவன் எல்லாவற்றையும் முற்றாக மறந்துபோய் இருந்தான்!"

ஃபிராய்டைப் பொறுத்தவரை சிறுவன் ஹான்சின் கதை பெரும் முக்கியத்துவம் வாய்ந்தது என்று அவர் கருதினார். இதுகாறும் அவர் குழந்தைப் பருவ பாலுமை (இயல் 6) என்ற தன் கோட்பாட்டுக்கு வயதுவந்தவர்கள் கூறுவதையும் அவர்களின் கனவுகளையுமே ஆதாரமாகக் கொண்டே கூறிவந்தார். சிறுவன் ஹான்ஸ் பற்றிய இந்தத் தனியாள் ஆய்வு குழந்தைகளுக்கும் பாலுமை உணர்வு உண்டு என்பதற்கான நேரடிச் சான்றாக உள்ளது என்று இப்போது அவரால் கூற முடிந்தது. இடிபஸ் சிக்கல் பற்றிய தனது கோட்பாட்டுக்குக் கிடைத்த வெற்றியாக அவர் இதைப் பிரகடனப்படுத்தினார்.

பல ஆய்வாளர்கள் சின்னஞ்சிறு ஹான்ஸ் தனியாள் ஆய்வைக் கடுமையாக விமர்சித்துள்ளார்கள். ஹான்ஸ் தன் தகப்பனைக் கண்டு அச்சப்படவில்லை, மாறாக தன் தாயைக் கண்டுதான் பயப்பட்டான் என்பது ஃபிராய்டு கூறும் கதையிலிருந்தே தெரியவருகிறது என்பது அவர்கள் வாதம்.

ஃபிராய்டுக்குப் பின்வந்த உளப்பகுப்பாளர்கள்கூடத் சிறுவன் ஹான்ஸ் பற்றிய இந்தத் தனியாள் ஆய்வு பற்றி வித்தியாசமான வேறு விளக்கங்கள் கூறுகிறார்கள். குறிப்பாக, ஜான் பொல்பி (John Bowlby) என்பார் சிறுவன் ஹான்சின் கதைக்கு இன்னொரு விளக்கம் அளித்தார்.[3] இவர் தாய்க்கும் மகனுக்கும் உள்ள உறவையே முதன்மைப்படுத்துகிறார் (காண்க: இயல் 16). ஹான்ஸ் தாய் சொல் கேட்காதபோது தான் அவனை விட்டுப் போய்விடுவதாகப் பயமுறுத்தும் பழக்கம் அவன் தாய்க்கு இருந்தது என்று ஃபிராய்டு ஹான்ஸ் பற்றிய தன் அறிக்கையில் குறிப்பிடுகிறார். எனவே, தாய் தன்னைக் கைவிட்டு விடுவாள் என்ற அச்சமே குதிரை மீது சுமத்தப்பட்ட அச்சமாக இடமாற்றம் பெற்றது என்பது ஜான் பொல்பியின் விளக்கம். ஒரு தாய்க்கும் அவள் குழந்தைக்கும் உள்ள உறவை ஃபிராய்டு ஒரு பொருட்டாகக் கருதவில்லை என்பதைப் பல உளவியலாளர்கள் சுட்டிக்காட்டி வந்துள்ளார்கள். ஃபிராய்டுக்குப் பின் வந்த மெலனி கிளைன் போன்ற உளப்பகுப்பாளர்கள் தாயுக்கும் தன் குழந்தைக்கும் இடையே உருவாகும் பாசப் பிணைப்பின்

முக்கியத்துவதை வலியுறுத்தினார்கள். உளவியல் ஆய்வுகளும் இதையே கூறுகின்றன.

இந்த விமர்சனங்கள் ஃபிராய்டின் அணுகுமுறையைப் பற்றி ஓர் உண்மையை உணர்த்துகின்றன. பொதுவாகக் கூறுவதானால் அவர் பார்த்த நோயாளிகளின் பிரச்சினைகளுக்கு வேறு விளக்கங்கள் இருக்கக்கூடும் என்று எண்ணிப்பார்க்கத் தவறினார். தான் பிடித்த முயலுக்கு மூன்று கால்கள் என்று கூறும் பிடிவாதம் அவருக்கு இருந்துவந்தது என்பதைப் பல விமர்சகர்கள் சுட்டிக்காட்டி வருகிறார்கள்.[4]

எலி மனிதன்

என்ஸ்ட் லான்சர் (Ernst Lanzer) என்பவர் 29 வயதான ஒரு வழக்கறிஞர். அவர் ஃபிராய்டைக் காண வந்தபோது, சில விரும்பத்தகாத எண்ணங்கள் தன் மனதில் அடிக்கடித் தோன்றி பெரும் தொல்லை தருவதாகக் கூறினார். தன் காதலிக்கும் தந்தைக்கும் ஏதோ தீங்கு நடந்துவிடப் போகிறது என்ற எண்ணம் எந்தக் காரணமுமின்றி மனதில் அடிக்கடித் தோன்றி அவரைத் துன்புறுத்தியது. ஆனால் இந்த எண்ணம் தவறானது, அதில் உண்மையும் இல்லை என்று தெரிந்தும்கூடத் தன்னால் அந்த எண்ணங்கள் மனதுக்குள் வருவதைக் கட்டுப்படுத்த முடியவில்லை என்றும் அவை தன்னை நிலைகுலையச் செய்கின்றன என்றும் கூறினார். ஆனால், சில செயல்களைச் செய்தால் இதிலிருந்து ஓரளவு விடுதலை பெற முடிகிறது என்றும் கூறினார். இந்தச் செயல்கள் அபத்தமானவை என்பதை அவர் அறிந்திருந்த போதிலும் அவற்றை செய்யவேண்டிய கட்டாயம் இருந்துவந்தது. இதனால் அவர் தற்காலிகமாக ஓரளவு ஆறுதல் பெற்றாலும் மீண்டும் அதே எண்ணம் மனதில் மீண்டும் மீண்டும் தோன்றி அவரைத் துன்புறுத்தி வந்தது. தற்கொலை செய்துகொள்ள எண்ணும் அளவுக்கு இந்த எண்ணங்கள் அவரைச் சித்திரவதை செய்தன. இம்மாதிரியான மனக்கோளாறு சுழல் எண்ணம் மற்றும் கட்டாயச் செய்கைக் கோளாறு என்று இன்றைய நாளில் அறியப்படுகிறது (காண்க: இயல் 12). இந்தக் கோளாறு பற்றி ஓரிரு செய்திகள்:

நம் எல்லோருக்குமே சில தருணங்களில், தொல்லை தரும் சில எண்ணங்கள் அடிக்கடி மனதில் தோன்றுவதுண்டு. சில வேளைகளில் அவை நீடித்து நிலைப்பதும் உண்டு. அவற்றை எளிதில் அகற்ற முடிவது இல்லை. காட்டாக, ஏதாவது ஒரு குற்றம் இழைத்த பின் அது பற்றிய எண்ணங்கள் நம் மனதில் அடிக்கடித் தோன்றி சில நாட்கள் நம்மைத் துன்புறுத்துவது உண்டு. ஆனாலும்

நாளடைவில் இவற்றை நாம் மறந்துவிடுகிறோம். இதேபோல, நமக்கு நெருக்கமான ஒருவரின் மரணத்தின் பின் அவர் நினைவு அடிக்கடி மனதில் தோன்றுவது இயல்பானதே. ஆனால் சிலருக்கு அவர்கள் மனதில் சில தேவையற்ற எண்ணங்கள் வேண்டாத விருந்தாளிகள்போல மீண்டும் மீண்டும் தோன்றி மனதை ஆக்கிரமித்துக்கொள்வதுண்டு. அவற்றை மனதிலிருந்து அகற்ற முடிவதில்லை. இந்த வகையான எண்ணங்கள் பெரும்பாலும் விரும்பத்தகாதவையாகவே இருக்கும்; கட்டுப்படுத்த முடியாதவை யாகவும் தொல்லை தருவதாகவும் இருக்கும். இவை சுழல் எண்ணங்கள் (Obsessive thoughts) என்று அறியப்படுகின்றன. இம்மாதிரியான எண்ணங்களினால் துன்பப்படும்போது ஏதாவது ஒரு காரியத்தைச் செய்தால் அதிலிருந்து ஓரளவு விடுதலை பெறுவது சாத்தியமாகிறது. இதனால் இந்தச் செயல்களை மீண்டும் மீண்டும் செய்வார்கள். இந்த மனக்கோளாறு மிகைவிருப்புக் கட்டாயக் கோளாறு (Obsessive compulsive disorder, OCD) என்று இன்றைய நாளில் அறியப்படுகிறது. காட்டாக, இந்த மனக்கோளாறு உள்ளவர்கள் பலருக்குக் கைகள் அசுத்தமாக இருப்பது போன்ற எண்ணங்கள் அடிக்கடித் தோன்றும். எனவே, தம் கைகளைப் பலமுறை கழுவ வேண்டும் என்ற கட்டாயம் ஏற்படும். இதனால் கைகள் சிவந்து போவதுவரை மீண்டும் மீண்டும் கழுவுவார்கள்.

இதுதான் எர்னஸ்ட் லான்சருக்கு இருந்த மனக்கோளாறு. அவரது காதலிக்கு அல்லது அவர் தந்தைக்கு ஏதோ எதிர்பாராத தீங்கு வரப்போகிறது என்பதே அவருக்கு இருந்த சுழல் எண்ணம். இந்த எண்ணம் அவர் மனதை ஆக்கிரமித்துக்கொள்ளும் சமயங் களில் அவர் சில அபத்தமான காரியங்களில் ஈடுபட்டார். கதவை 21 முறை மூடித் திறந்தால் அந்த ஆபத்து ஏற்படாது என எண்ணி அதே செயலை மீண்டும் மீண்டும் செய்தார். ஒரு நாள் அவர் காதலி வேறொரு நகருக்குக் குதிரைவண்டியில் போவதாக இருந்தது. அவள் பயணம் செய்யும் வழியே அவர் நடந்து போனபோது பாதையின் குறுக்கே ஒரு கருங்கல் இருப்பதைக் கண்டார். இதனால் அவள் போகும் வண்டி கவிழ்ந்துவிடும் என்று எண்ணி அதை அகற்றினார். ஆனால் அதை அகற்றிய பின்னரும் அபாயம் நீங்கியதாக அவருக்குத் தெரியவில்லை. தான் செய்தது சரிதானா என்ற ஐயம் அவருக்குத் தோன்றியது. எனவே அந்தக் கல்லை அது இருந்த இடத்துக்கு நகர்த்தினார். இன்னும் மனம் திருப்தி அடையாததனால் கல்லை அகற்றுவதும் திருப்பிப் போடுவதுமாகப் பல முறை செய்து களைத்துப் போனார். முடிவில்லாத இந்த ஐயங்கள் சுழல் ஐயங்கள் (Obsessional doubts) என்று அழைக்கப்படுகின்றன. தன் செயல் பொருளற்றது,

அபத்தமானது என்று அறிந்திருந்தும் அவரால் அதிலிருந்து விடுபட முடியவில்லை. மனநல மருத்துவத்தில் இவை கட்டாயச் செயல்கள் (*Compulsions*) என்று அறியப்படுகின்றன. (சிலருக்கு வெளியே போகும்போது கதவை அடைத்துத் தாழிட்டோமா என்று ஐயம் தோன்றுவதுண்டு. இதனால் பூட்டைப் பலமுறை சரி பார்ப்பதுண்டு. இது இயல்பானதே. ஆனால் இம்மாதிரியான 'சரி பார்ப்பு'ச் செயல்கள் வரம்பு மீறிப் போனால் அது கட்டாயச் செய்கை என்ற மனக்கோளாறின் அறிகுறியாக இருக்கலாம்).

லான்சருக்குப் பெரும் மனவேதனையை உண்டுபண்ணும் இன்னொரு விஷயமும் இருந்தது. அவர் இராணுவத்தில் பணிபுரியும்போது கீழை நாடுகளில் குற்றவாளிகளை வதை செய்யும் ஒரு முறையைப் பற்றிக் கேள்விப்பட்டார். ஒரு பானையில் எலிகளைப் போட்டு அதைக் குற்றவாளியின் புட்டத்தில் கட்டிவிடுவார்கள். எலிகள் குற்றவாளியின் ஆசானவாயிலைக் கடித்துத் துளைத்துக்கொண்டு அவன் குடலுக்குள் நுழையும். இந்தக் கதையைக் கேட்ட லான்சருக்குத் தனக்கும் இவ்வாறு நடக்கக்கூடும் என்ற எண்ணம் உண்டாகியது. இதுவே ஒரு சுழல் எண்ணமாக உருவெடுத்து அவரைக் கடும் துன்பத்துக்கு ஆளாக்கியது. தன் காதலியும் தகப்பனாரும் இதே மாதிரி சித்திரவதை செய்யப்படுவார்கள் என்ற எண்ணமும் அடிக்கடி அவர் மனதில் தோன்றிப் பெரும் பதற்றத்தை ஏற்படுத்தியது. இதனால்தான் அவருக்கு ஃபிராய்டு 'எலி மனிதன்' என்று பெயர் சூட்டினார்.

எலி மனிதன் ஃபிராய்டிடம் சிகிச்சைக்கு வந்தபோது இது போல பலவிதமான சுழல் எண்ணங்களும் கட்டாயச் செய்கைகளும் இருந்தன. அவருக்கு வாழ்க்கையே வெறுத்துப் போய்த் தற்கொலை செய்துகொள்வதே நல்லது என்றுகூட எண்ணினார். ஆனால் தற்கொலை செய்துகொள்வதா இல்லையா என்ற ஐயமும் தோன்றி அவரை நிலைகுலையச் செய்தன!

எலி மனிதனின் கதையைக் கேட்டு ஃபிராய்டே அதிர்ந்து போனார். அவரை உளப்பகுப்பாய்வு செய்ய முடிவுசெய்தார். உளப்பகுப்பாய்வின்போது பல தகவல்கள் தெரியவந்தன. அவருக்கு ஐந்து அல்லது ஆறு வயதாக இருந்தபோது அவரைக் கவனித்துவந்த பணிப்பெண் அவளது பாலியல் உறுப்பைக் காட்டி அதைத் தொடச்சொன்னது அவருக்கு நினைவுக்கு வந்தது. அவர் இதைத் தன் தந்தையிடம் கூறத் தயங்கினார். இதை அவர் அறிந்தால் தன்னைத் தண்டிப்பார் என்ற பயமும் குழந்தைப் பிராயத்தில் ஏற்பட்டதாகக் கூறினார். ஃபிராய்டு இதற்கு இடிபஸ் சிக்கல் என்றும் ஆண்மை நீக்க அச்சம் என்றும்

பொருள் விளக்கம் அளித்தார். அவர் மனதில் தன் தந்தையின் மீது ஒருபக்கம் அன்பும் பாசமும் இருந்தது என்றும் மறு பக்கம் அச்சம், வெறுப்பு ஆகிய முரண்பட்ட உணர்ச்சிகள் இருந்தன என்றும் விளக்கமளித்தார். இந்த இருமுகப் போக்கு *(Ambivalence)* அவரைத் துன்புறுத்துவதாகவும் அதன் காரணத்தை அவரது குழந்தைப் பருவ அனுபவங்களிலே தேடிக் கண்டுபிடிக்க வேண்டும் என்றும் ஃபிராய்டு கருதினார். எலி மனிதனின் உளப்பகுப்பாய்வுச் சிகிச்சை 11 மாதங்கள் நீடித்தது. ஃபிராய்டு பல விளக்கங்கள் கூறுகிறார். எலிகள் தன் குதத்துக்குள் புகுந்துவிடலாம் என்ற அச்சத்தைப் பற்றி எலி மனிதனுக்குப் பொருள் விளக்கம் கூறும்போது தன் வாழ்க்கையில் உறுதியான எந்த முடிவையும் எடுக்க இயலாமல் உள்ளமைக்கு எதிர்வினையாக உருவானதே இந்த அச்சம் என்று எடுத்துரைக்கிறார்.

எலி மனிதன் பற்றி ஃபிராய்டு எழுதிய கட்டுரை நீளமானது.[5] அதை வாசிக்கும்போது அவரின் மதிநுட்பமும் எலி மனிதன் மேல் அவர் கொண்டிருந்த அக்கறையும் தெள்ளத் தெளிவாகத் தெரியவருகிறது. உளப்பகுப்பாய்வு ஒரு வருடம் நீடித்தது என்றும் இறுதியில் எலி மனிதன் முற்றாகக் குணமடைந்தார் என்று ஃபிராய்டு தான் எழுதிய நீள்கட்டுரையில் பதிவுசெய்கிறார். பிற்காலத்தில் எலி மனிதனுக்கு இருந்த பிரச்சினைகள் தீர்ந்தனவா என்பது பற்றி உறுதியான தகவல்கள் இல்லை.

மேலே கூறப்பட்ட மூவரைத் தவிர ஃபிராய்டு டெனியல் ஷுபர், 'ஓநாய் மனிதன்', அன்னா ஓ ஆகியவர்கள் பற்றியும் நீண்ட ஆய்வுகளை எழுதினார். ஃபிராய்டு அளித்த சிகிச்சையிலிருந்து உளப்பகுப்பாய்வு சிகிச்சைமுறை பற்றி ஓரளவு அறிந்துகொள்ள முடிகிறது.

உளவியல் மற்றும் மனநல மருத்துவம் ஆகிய துறைகளில் பல ஆய்வுமுறைகள் பயன்படுகின்றன (காண்க: பெட்டிச் செய்தி 14.1). ஃபிராய்டு பயன்படுத்திய முறை தனியாள் ஆய்வுமுறை என்று அறியப்படுகிறது. இன்றைய நாளில் உளவியல் ஆராய்ச்சியிலும் மருத்துவத்திலும் தனியாள் ஆய்வுமுறை குறையுள்ளதோர் ஆய்வுமுறையாகக் கருதப்படுகிறது. இந்த ஆய்வுமுறையில் தேர்ந்தெடுப்பட்டவர்களுக்கு மட்டுமே சிகிச்சை அளிக்கப் படுகிறது என்பதைக் கவனிக்கவும். சிகிச்சை பலனளிக்கிறதா என்பதை அறிந்துகொள்ள ஒரே மனக்கோளாறு உள்ள இரண்டு மக்கட் குழுக்களைத் தேந்தெடுத்து ஒரு குழுவுக்குச் சிகிச்சை யளித்து அதன் விளைவுகளைச் சிகிச்சை பெறாத குழுவுடன் ஒப்பிட்டுப் பார்ப்பதே சரியான முறை. இது கட்டுப்படுத்தப்பட்ட சோதனைமுறை என்று அறியப்படுகிறது. இதன் வழியாக இரு

குழுக்களிலும் ஏற்படும் முன்னேற்றம் சிகிச்சையினால்தான் பெறப்பட்டதா, அல்லது தானாக நோய் குணமானதா (பல நோய்கள் தானாகவே குணமாவதுண்டு) என்பது தெரிய வரும். ஆனால் ஃபிராய்டு கடைப்பிடித்த முறை வேறு. அவர் மீது சுமத்தப்படும் குற்றங்களில் இதுவும் ஒன்று,

நடைமுறையில் உளநரம்பு நோய் உள்ளவர்கள் எல்லோரும் உளப்பகுப்பாய்வுக்கு ஏற்றுக்கொள்ளப்படுவது இல்லை. முதலில், உளப்பகுப்பாய்வுச் சிகிச்சை ஒருவருக்கு ஏற்றதா என்பதை உளப்பகுப்பாளர் தீர்மானிப்பார். பலர் உளப்பகுப்பாய்வு சிகிச்சைக்குத் தகுதியானவர்கள் இல்லை என்று முடிவு செய்யப்படுவது உண்டு. பொதுவாக, கடுமையான நோய் உள்ளவர்கள், வெளிப்படையாகப் பேசத் தயங்குகிறவர்கள், தமக்குள்ள பிரச்சினைகள் பற்றி எண்ணிப்பார்க்க இயலாதவர்கள் எனக் கருதப்படுபவர்கள் எனப் பலர் உளப்பகுப்பாய்வுக்கு ஏற்றுக்கொள்ளப்படுவது இல்லை. சில விமர்சகர்கள் இதை இளம் வயதினர், கவர்ச்சியானவர்கள், பேச்சாற்றல் கொண்டவர்கள், படிப்பறிவு உள்ளவர்கள், அறிவுத்திறன் மிகுந்தவர்கள், வாழ்க்கையில் வெற்றி கண்டவர்கள் ஆகியவர்களே உளப்பகுப்பாய்வு சிகிச்சைக்குத் தேர்தெடுக்கப்படுகிறார்கள் என்று குற்றம் சாட்டுகிறார்கள். ஃபிராய்டு பார்த்த நோயாளிகளும் சரி, அவருக்குப் பின் வந்த உளப்பகுப்பாய்வாளர்களும் சரி, இந்த உண்மையை ஏற்றுக்கொள்ளவே வேண்டும். உளப்பகுப்பாய்வுக்கு எதிராக முன்வைக்கப்படும் ஒரு பெரும் குற்றச்சாட்டு இது. ஆங்கிலத்தில் இது *YAVIS Syndrome (Young, Attractive, Verbal, Intelligent, and Successful)* என்று கிண்டலாக அழைக்கப்படுகிறது.

பெட்டிச் செய்தி 14.1 உளவியல் ஆய்வுமுறைகள்

உளவியலிலும் மருத்துவத்திலும் அறிவியல் வழிநின்று நடத்தப்படும் ஆராய்ச்சிகள் சில முக்கியக் கொள்கைகளைக் கடைப்பிடிக்க வேண்டப்படுகின்றன. முதன்முதலாகக் குறிப்பிட்ட ஓர் ஆய்வின் எடுகோள் *(Hypothesis)* என்ன என்பதைத் தெளிவாகக் எடுத்துக்கூற வேண்டும். பின் அதைப் பரிசோதனைக்கு உட்படுத்த வேண்டும். பரிசோதனை பாரபட்சமற்றதாக, அகச்சாய்வு அற்றதாக இருக்கவேண்டும். அத்தோடு, அதே பரிசோதனையை வேறு பல ஆய்வாளர்கள் மீண்டும் செய்து அதே முடிவுக்கு வரவேண்டும். இது ஆய்வின் நம்பகத்தன்மை *(Reliability)* என்று வழங்கப்படுகிறது.

உளவியலிலும் மருத்துவத்திலும் பல ஆய்வுமுறைகள் உள்ளன. அவற்றுள் முக்கியமானவை பின்வருமாறு:

தனியாள் ஆய்வுமுறை (Case studies)

தனியாள் ஆய்வின் நோக்கமானது, ஒரு நபரைப் பற்றி ஆழமாகப் புரிந்துகொள்ளுதல் ஆகும். இது அவரின் வரலாறு, அனுபவங்கள், நோய்க்குறிகள், சூழல் பற்றித் தேவைப்படுகின்ற தகவல்களின் தொகுப்பு ஆகும். தற்போதைய பிரச்சினைக்குப் பின்னணியில் உள்ள காரணிகள் தொடர்பான ஒட்டு மொத்தமான ஒரு விளக்கத்தை உருவாக்குவதே இதன் நோக்கமாகும். இந்த நேர்காணலின்போது அவரிடம் கேள்விகள் கேட்பதே ஆய்வாளரின் முக்கியக் கடமையாகக் கருதப்படுகிறது. அவரது பதில்களையும் எதிர்வினைகளையும் கொண்டு ஆய்வாளர் ஒரு முடிவுக்கு வருகிறார். இதில் மதிப்பீடு செய்வதற்கான புறநிலைக் கருவிகள் எதுவும் இல்லை. ஃபிராய்டு பயன்படுத்திய ஆய்வுமுறை இதுவே. இந்த முறையில் பல குறைபாடுகள் உள்ளன. எனவே, தற்போது இது ஓர் ஆரம்பகட்ட ஆய்வாக மட்டுமே பயன்படுத்தப் படுகிறது.

நேரடி அவதானிப்பு முறை (Direct observation)

இதில் ஒருவரது நடத்தை வேறொருவரால் (ஆய்வாளரால்) அவதானிக்கப்படுகிறது. முதலில் ஆய்வு செய்யப்படும் நடத்தை எது என்பதைத் திட்டவட்டமாக வரையறை செய்துகொள்ள வேண்டும். குறிப்பிட்ட ஒரு நேரத்தில் முன்கூட்டியே தீர்மானிக்கப்பட்ட அந்த நடத்தையை அவதானித்துப் பதிவு செய்யவேண்டும். காட்டாக, ஃபிராய்டு கூறியபடி இடிபஸ் சிக்கல் என்பது உண்மையா என்பதைக் கண்டறிய மூன்று வயது முதல் ஆறு வயதுள்ள குழந்தைகளைத் தேர்ந்தெடுத்து அவர்கள் தத்தம் பெற்றோரோடு நடந்துகொள்ளும் விதத்தை உற்றுக்கவனித்துப் பதிவுசெய்ய வேண்டும். இந்த முறையின் வழிநின்று இடிபஸ் சிக்கலை இரண்டு ஆராய்ச்சியாளர்கள் எவ்வாறு ஆராய்ந்தார்கள் என்பதை இயல் 6இல் கண்டோம்.

பரிசோதனை முறை (Experimental method)

இதுவே அறிவியல் துறையில் பெரும்பாலும் கையாளப்படும் ஆய்வுமுறை ஆகும். இதில் பல வகைகள் உள்ளன. ஆய்வுக் கூடத்தில் நடத்தப்படும் சோதனைகளுக்கு எடுத்துக்காட்டாகக் கனவுகள் பற்றிய ஆராய்ச்சியில் உறக்கத்தின்போது மனிதனின்

மூளையின் மின்அலைகளைப் பதிவுசெய்வதைக் கூறலாம் (காண்க: இயல் 10). இதேபோல, குழந்தைகளின் அறிவுத் திறன் வளர்ச்சியை ஆராய ஜீன் பியாஜே *(Jean Piaget)* குழந்தைகளின் சில திறன்களைப் பரிசோதித்தார். காட்டாக, குச்சிகளை அவற்றின் உயரத்துக்கு ஏற்ப வகைப்படுத்தல், ஒரு கொள்கலனில் உள்ள நீரின் அளவை மதிப்பிடல் போன்ற அறிவுத்திறன்களை வெவ்வேறு வயதுக் குழந்தைகளைப் பரிசோதிப்பதன் வழியாக ஆராய்ந்தார். இது குழந்தை உளவியலில் வரலாற்று முக்கியத்துவம் வாய்ந்த ஒரு பரிசோதனையாகக் கருதப்படுகிறது. இதிலிருந்து பெறப்பட்ட பொருண்மைகள் இளம் குழந்தைகளுக்குக் கற்பிக்கும் முறைகளில் பெரும் தாக்கத்தை உண்டுபண்ணியுள்ளன.

கட்டுப்படுத்தப்பட்ட சோதனைமுறைகள் (Controlled trials)

ஒரு நோய்க்கு மருந்துகள் பயனளிக்கின்றனவா என்று அறிந்துகொள்ளவும் மனக்கோளாறுகளுக்கு உளவியல் சிகிச்சைகள் பயனளிக்கின்றனவா என்பதை அறியவும் பயன் படுத்தப்படும் ஆய்வு முறை கட்டுப்படுத்தப்பட்ட சோதனை முறையே. இதில், ஒரு குறிப்பிட்ட மனக்கோளாறு உள்ள ஒரு குழுவினருக்கு உளவியல் சிகிச்சை (அல்லது மருந்து) அளிக்கப்படும். அதே கோளாறு உள்ள அதனையொத்த இன்னொரு குழுவினருக்குச் சிகிச்சை அளிக்கப்பட மாட்டாது. பின் இந்த இரு குழுவினருக்கும் எந்த அளவுக்குக் நோய் குணமாகிறது என்று கணிக்கப்படும். இதிலிருந்து நோயுற்றவர்கள் குணமாவது சிகிச்சையினாலா அல்லது அது தற்செயலானதா என்று அறிந்துகொள்ள முடிகிறது. குழுக்களைத் தேர்வுசெய்வது, அவர்களுக்குச் சிகிச்சையளிப்பது, நோய்க்குறிகளைக் கணிப்பது ஆகிய படிநிலைகளில் பல விதிகளைக் கண்டிப்பாகக் கடைப்பிடிக்க வேண்டும். இன்றைய நாளில் மருத்துவ, உளவியல் சிகிச்சைகள் பயனளிக்கின்றனவா என்பதைக் கண்டறிய பயன்படுத்தப் படும் ஆய்வுமுறை இதுவே.

இயல் 15

உளப்பகுப்பாய்வு இயக்கத்தின் வளர்ச்சியும் தேய்வும்

1902இல் ஃபிராய்டு வியன்னா பல்கலைக் கழகத்தில் பேராசிரியராக நியமிக்கப்பட்டார். இது அவரது நரம்பியல் ஆய்வுகளுக்காக வழங்கப்பட்டதே தவிர உளவியலுக்காகவோ மனநல மருத்துவத்துக் காகவோ அல்ல. ஃபிராய்டின் கோட்பாடுகளுக்கு எப்போதுமே பெரும் எதிர்ப்பு இருந்துவந்துள்ளது. அறிவுசார் சமூகமும் உளவியலாளர்களும் மனநல மருத்துவர்களும் அவர் முன்வைத்த கருத்துகளை ஏற்றுக்கொள்வதில் பெரும் தயக்கம் காட்டினார்கள். எனவே ஃபிராய்டு தன் ஆய்வுகளைத் தனியாகவே நடத்திவந்தார். நாளடைவில் அவரைச் சுற்றி ஒரு சிறு குழு படிப்படியாக உருவாகியது. உளப்பகுப்பாய்வில் ஆர்வம் கொண்ட சிலர் ஒவ்வொரு புதன்கிழமையும் ஃபிராய்டின் பணிஅறையில் கூடி உளப்பகுப்பாய்வு பற்றிக் கலந்துரையாடினார்கள். இது ‘புதன் கிழமை உளவியல் சங்கம்’ என்று அழைக்கப்பட்டது. இங்கே தாம் பார்த்த நோயாளிகள் பற்றி உளப் பகுப்பாய்வுக் கோட்பாட்டின் அடிப்படையில் கலந்துரையாடினார்கள்.

இந்தச் சங்கம் பற்றிய செய்தி வாய்ச்சொல் மூலம் பரவியது. 1906ஆம் ஆண்டளவில் 17 பேர்களை மட்டுமே கொண்டிருந்த இந்தச் சங்கத்தில் விரைவில் வேறு பலர் சேர்ந்துகொண்டார்கள். பின் புதன் கிழமைச் சங்கம் விரிவு பெற்று அதற்கு வியன்னா உளப்பகுப்பாய்வுக் கழகம் என்று பெயரிடப்பட்டது.

வியன்னா உளப்பகுப்பாய்வுக் கழகத்தில் ஓட்டோ ரேன்க் *(Otto Rank)* என்ற உளவியலாளர் செயலாளராக விளங்கினார்.

வியன்னா நகரில் மட்டுமே அறியப்பட்ட இந்தக் கழகத்தில் 1907ஆம் ஆண்டில் வேற்று நாட்டவர் பலர் அங்கத்தவரானார்கள். சுவிஸ்லாந்தின் புகழ்பெற்ற பர்கோலி மனநல மருத்துவமனையிலிருந்து மூவர் இந்தக் கழகத்தின் உறுப்பினரானார்கள். இதில் ஒருவர் லுட்விக் பிஸ்வாங்கர் *(Ludwig Binswanger)* , மற்றவர் கார்ல் எப்பிராஹாம் *(Karl Abraham)*, மூன்றாமவர் கார்ல் யுங் *(Carl Yung)*. ஃபிராய்டுக்கும் கார்ல் யுங்க்குக்கும் இடையே நெருக்கமான ஓர் உறவு உருவாகியது. யுங் ஏற்கெனவே யூஜன் புலூலர் *(Eugen Bleuler)* என்ற புகழ்வாய்ந்த மனநல மருத்துவரின் கீழ்ப் பணிபுரிந்தவர். மேலும், யுங் அன்றைய சமுதாயத்தின் தராதரங்கள்படி உயர்குடியைச் சேர்ந்தவராகக் கருதப்பட்டார். கழகத்தில் இருந்த அனைவரும் யூத மதத்தைச் சேர்ந்தவர்கள். எனவே யுங்கின் வருகை ஃபிராய்டுக்குச் சாதகமாக அமைந்தது. இருவரும் ஏற்கெனவே கடிதம் மூலம் தொடர்பு கொண்டிருந்தார்கள். மேலும் யுங் துடிப்பானவர், பல புதிய கருத்துகளைத் தற்சிந்தையுடன் முன்வைக்கத் தயங்காதவர். யுங்கை விட ஃபிராய்டு இருபது வயது மூத்தவர். எனவே அவர்களிடையே ஒரு தந்தைக்கும் மகனுக்குமான ஓர் உறவு உருவாகியது. யுங் தனது வாரிசாக வரத்தகுதி உள்ளவர் என்று ஃபிராய்டு கருதினார்.

உளப்பகுப்பாய்வு அலை

யுங்க்கு அடுத்து ஹங்கரியைச் சேர்ந்த மருத்துவர் சண்டோர் ஃபிரென்சி *(Sandor Ferenczi)* என்பவர் இவர்களுடன் இணைந்தார். ஐக்கிய ராஜ்ஜியத்தைச் சேர்ந்த எர்னஸ்ட் ஜோன்ஸ் *(Ernest Jones)* என்ற நரம்பியல் வல்லுநரும், அமெரிக்காவைச் சேர்ந்த ஆப்ரஹாம் பிரிலும் *(Abraham Brill)* கழகத்தில் சேர உளப் பகுப்பாய்வு முதல் முறையாக ஆங்கிலம் பேசும் உலகுக்கு அறிமுகமானது. இதன் உச்சக்கட்டமாக அனைத்துலக ஃபிராய்டிய உளவியல் அவையின் முதலாவது கூட்டம் வியன்னாவில் உள்ள சால்ஸ்பர்க் நகரில் 1908ஆம் ஆண்டு நடைபெற்றது. அதே ஆண்டு அனைத்துலக உளப்பகுப்பாய்வு என்ற ஆய்விதழ் வெளியிடப்பட்டது. ஃபிராய்டு, யுங், ஃபிரென்ஸி ஆகிய மூவரும் உளப்பகுப்பாய்வு பற்றி விரிவுரை ஆற்ற அமெரிக்காவுக்கு அழைக்கப்பட்டார்கள். உளப்பகுப்பாய்வுக்கு மேலும் பெருமை சேர்க்கும் வகையில் அமெரிக்காவின் கிளார்க் பல்கலைக்கழகம் ஃபிராய்டுக்குக் கௌரவ முனைவர் பட்டம் வழங்கியது. ஆக, 1909ஆம் ஆண்டளவில் ஃபிராய்டு உலகப் புகழ் பெற்றவரானார்.

உளப்பகுப்பாய்வு அறிவுலகில் பிரபலம் பெற்ற ஓர் இயக்கமாக வளரலாயிற்று. இதன் அடுத்த கட்டமாக, 1910ஆம் ஆண்டு அகில உலக உளப்பகுப்பாய்வுச் சங்கம் தொடங்கப்பட்டது. முதலாம் உலக யுத்தத்தால் சிறிது காலம் இதன் செயல்பாடுகள் இடைநிறுத்தப்பட்டன. ஆனாலும் 1920ஆம் ஆண்டில் பெர்லின் நகரில் உளப்பகுப்பாய்வு நிறுவனம் மீண்டும் திறக்கப்பட்டது. உளப்பகுப்பாய்வுச் சிகிச்சைமுறையைக் கற்றுக்கொள்வதில் பலர் ஆர்வம் காட்டினார்கள். எனவே, ஓர் உளப்பகுப்பாய்வுப் பயிற்சிப் பாடத்திட்டம் உருவாக்கப்பட்டு, பெர்லின் நகரில் பயிற்சி வகுப்புகள் நடத்தப்பட்டன. அதன் பின் லண்டன், வியன்னா, புடாபெஸ்ட் ஆகிய நகரங்களில் கிளைகள் நிறுவப் பட்டன. பின் 1930களில் அமெரிக்காவில் நியுயார்க், சிக்காகோ ஆகிய நகரங்களில் கிளைகள் திறக்கப்பட்டன. வசதி குறைந்த நோயாளிகளுக்குக் கட்டணமின்றிச் சிகிச்சை பெற வசதிகள் செய்துகொடுக்கப்பட்டன. ஐரோப்பாவிலும் அமெரிக்காவிலும் பல உளப்பகுப்பாளர்கள் உருவானார்கள்.

1911இல் ஃபிராய்டு அமெரிக்காவுக்கு அழைக்கப்பட்டபோது அவர் அங்கு ஆற்றிய சொற்பொழிவுகள் மனநலத் துறையில் பெரும் தாக்கத்தை உண்டுபண்ணின. இதன்பின் உளப்பகுப்பாய்வு அமெரிக்காவில் பரவலாக வேர்கொண்டது. ஓர் உளப்பகுப்பாய்வு அலையே அங்கு உருவாகியது. பெரும்பாலான அமெரிக்க மனநல மருத்துவர்கள் உளப்பகுபாய்வில் பயிற்சி பெறத் தொடங்கி னார்கள். மனநல மருத்துவப் படிப்பில் உளப்பகுப்பாய்வு ஒரு கூறாகச் சேர்க்கப்பட்டது. இந்தக் கட்டத்தில் உளவியல் சிகிச்சை களுக்கிடையே உளப்பகுப்பாய்வு ஏகபோக உரிமை பெற்று விளங்கியது. இதுவே உளப்பகுப்பாய்வின் உச்சக் கட்டம் என்று கூறலாம்.

ஃபிராய்டிய இயக்கத்தின் தாக்கம் இந்தியத் துணைக் கண்டத்திலும் எதிரொலித்தது. 1911ஆம் ஆண்டு முதல் கொல்கத்தாவைச் சேர்ந்த ஜிரிந்திரசேகர் போஸ் (1887–1953) மனதின் செயல்பாடுகள் பற்றிச் சிந்தித்தும் எழுதியும் வந்துள்ளார். குறிப்பாக, அமுக்கம் என்ற மனஇயக்கம் பற்றி ஜி. போஸ் ஓர் ஆய்வுக் குறிப்பை எழுதி இருந்தார். இது ஃபிராய்டு கூறிய தற்காப்பு முறையை ஓரளவு ஒத்ததாக இருந்தது. இதை அவர் ஃபிராய்டுக்கு அனுப்பி வைத்தார். உளப்பகுப்பாய்வில் ஜி. போஸ் காட்டிய அக்கறையை ஃபிராய்டு வரவேற்றார். ஃபிராய்டுக்கும் ஜி. போசுக்கும் இடையே அடிக்கடி கடிதத் தொடர்புகள் இருந்து வந்தன. 1922ஆம் ஆண்டு ஜி.கே. போஸ் இந்திய உளப்பகுப்பாய்வுச் சங்கத்தை நிறுவி அதன் தலைவரானார். அவர் 1953இல் இறக்கும்

வரை இந்தப் பதவியை வகித்தார். எனினும் போஸ்சுடைய கருத்தாக்கங்களுக்கும் ஃபிராய்டின் கோட்பாடுகளுக்கும் பெரும் வேறுபாடுகள் உள்ளன. போஸின் தத்துவங்களை ஃபிராய்டு ஏற்றுக்கொண்டார் என்பதற்குச் சான்றுகள் இல்லை. இன்றும் இந்திய உளப்பகுப்பாய்வுக் கழகம் இயங்கிவருகிறது. அதன் பாடத்திட்டத்தில் உளப்பகுப்பாய்வுடன் பொதுஉளவியலும் கற்றுக்கொடுக்கப்படுகிறது. இங்கே பயிற்சி பெற குறைந்தபட்சம் நான்கு ஆண்டுகளாகும் என்று கூறப்படுகிறது.

இந்த நிலைமை அமெரிக்காவில் 1970கள் வரையும் ஐரோப்பாவில் 1980கள் வரையும் நீடித்தது. ஆனால் 1970 அளவில் புதிய உளவியல் சிகிச்சைமுறைகள் அறிமுகமாயின. இவற்றுக்கு முன்னோடியாகத் திகழ்ந்தது நடத்தைச் சீராக்கம் என்ற புதிய உளவியல் சிகிச்சை முறையே. இந்தத் தத்துவம் நடத்தைவாதம் *(Behaviourism)* என்று அறியப்படுகிறது. இதை அடுத்து, 1970களில் இன்னொரு சிந்தனைப் பள்ளி உளவியலில் உருவாகியது. இது அறிவு சார்ந்த இயக்கம் *(Cognitive model)* என்று அழைக்கப்பட்டது. இதன்படி, மனிதனின் நடத்தையையும் அவனது உணர்ச்சிகளையும் அவனது சிந்தனையே வழிநடத்துகிறது என்ற கருத்து முன்வைக்கப்பட்டது. நமக்கு ஏற்படும் அனுபவத்தை விட அதை நாம் எவ்வாறு புரிந்துகொள்கிறோம் என்பது முக்கியம் என்ற கருத்து முக்கியத்துவம் பெற்றது. மனித நடத்தையில் சிந்தனை ஒரு முக்கியப் பாகம் வகிக்கிறது என்ற அடிப்படையில் அறிகை *(Cognition)*, அதாவது நாம் எவ்வாறு ஒரு விஷயத்தை அர்த்தப்படுத்திக்கொள்கிறோம் என்ற கருத்து பிரபலம் பெற்றது. இது உளவியலில் ஏற்பட்ட ஒரு புரட்சியாகக் கருதப்படுகிறது. இந்த அறிகைப் புரட்சி உளவியலை உலுக்கியது. இதன்பின் உளவியல் புதிய திசையில் பயணிக்க ஆரம்பித்தது. இது இன்றுவரை ஆதிக்கம் செலுத்திவருகிறது. (காண்க: இயல் 17).

உளப்பகுப்பாய்வு இயக்கத்தில் பிளவுகள்

ஃபிராய்டு வாழ்ந்த காலத்தில் உளப்பகுப்பாய்வு பெரும் செல்வாக்குப் பெற்ற ஓர் இயக்கமாக வளர்ந்தது. அவருக்குப் பல மாணாக்கர்கள் உருவானார்கள். அவரைப் பின்பற்றியவர்களுக்குச் சமூகத்தின் அங்கீகாரம் கிடைத்தது. ஆனாலும் அவரது கருத்து களுக்கு எப்போதுமே அறிவியல் புலத்தைச் சேர்ந்தவர்களிடம் இருந்து பலத்த எதிர்ப்பு இருந்துவந்தது. ஃபிராய்டு கூறிய கருத்துகள் அறிவியல் சார்ந்தவையா அல்லது மெய்யியல் சார்ந்தவையா என்ற கேள்விகள் எழுப்பப்பட்டன. அவரை மாபெரும் சிந்தனையாளர் என்று ஒரு கூட்டம் போற்றிய அதே நேரத்தில் அவரது கோட்பாடுகள் போலியானவை,

பொய்யான கருத்துகளை அறிவார்ந்த மொழியில் முன்வைத்து ஏமாற்றுகிறார் என்ற குற்றச்சாட்டும் முன்வைக்கப்பட்டுள்ளது.

ஆரம்பம் முதற்கொண்டு உளப்பகுப்பாய்வு இயக்கம் ஒரு மூடுண்ட குழுவாகவே இருந்துவந்தது. ஃபிராய்டின் விவாதத் திறமையால் மற்றவர்கள் ஈர்க்கப்பட்டார்கள். உளப்பகுப்பாய்வு இயக்கத்தின் நிறுவனர் என்ற காரணத்தால் இயக்கத்தைச் சார்ந்தவர்களிடையே அவருக்குப் பெரும் மதிப்பும் மரியாதையும் இருந்துவந்தது. அவர் கூறிய கருத்துகளை அவர்கள் ஏற்றுக்கொண்டார்கள். ஆனால், உளப்பகுப்பாய்வு இயக்கம் அதன் உச்சக் கட்டத்தில் இருந்தபோது உள்வட்டக்காரர்களிடையே கூடக் கருத்துபேதங்கள் ஏற்படத் தொடங்கின. அவருக்கு எதிராக கலகக் குரல்கள் எழுந்தன. விரைவில் உளப்பகுப்பாய்வு இயக்கத்தில் விரிசல்களும் மோதல்களும் ஏற்படத் தொடங்கின. விளைவாகப் பலர் அவரை விட்டு விலகிச்சென்றார்கள்.

இந்தப் பிளவுகளுக்குப் பல காரணங்கள் இருந்தபோதிலும் இரண்டு காரணங்களைக் குறிப்பிட்டுக் கூற வேண்டும். மனிதனுக்குக் கிடைக்கப்பெற்ற உணர்ச்சிகளுள் ஃபிராய்டு பாலுணர்ச்சிக்கு முதலிடம் அளித்தைப் பலர் ஏற்றுக்கொள்ள மறுத்தார்கள். மனித இயல்புக்கும் வளர்ச்சிக்கும் பாலுணர்வே அடிப்படையான உந்துசக்தியாக விளங்குகின்றது என்ற கூற்றை அவர்கள் ஏற்றுக்கொள்ளவில்லை. மனிதனுக்குப் பல இயல்புணர்ச்சிகள் உள்ளன, அவற்றில் பாலுணர்ச்சியும் ஒன்று என்பது அவர்கள் கருத்தாக இருந்தது. இது ஒரு காரணம் என்றால் தன்னை மற்றவர்கள் விமர்சிப்பதை ஃபிராய்டு பகையுணர்வோடு நோக்கினார் என்பது இன்னொரு காரணம். மற்றவர்கள் கருத்துகளுக்கு அவர் செவிசாய்த்ததாக பதிவுகள் இல்லை. அவர்தான் உளப்பகுப்பாய்வின் தந்தை என்பதை மற்றவர்கள் ஏற்றுக்கொண்டாலும் புதிய கருத்துகளை அவர்கள் முன்வைத்தபோது அவற்றைப் பரிசீலனை செய்யக்கூட ஃபிராய்டு மறுத்தார். உளப்பகுப்பாய்வு இயக்கம் பிளவுபட அவரது இந்த பிடிவாதப் போக்கு ஒரு முக்கியக் காரணமாக இருந்தது. ஃபிராய்டைப் வானளாவப் புகழ்ந்து எழுதும் ஆய்வாளர்கள் கூட இதை மறுப்பது இல்லை.

அவர் தனது கோட்பாடுகளை மாற்றிக்கொள்ளவோ விட்டுக்கொடுக்கவோ ஒருபோதும் தயாராக இருக்கவில்லை. அவற்றை விடாப்பிடியாகப் பற்றிக்கொண்டு மற்றவர்களைக் கடுமையாக விமர்சனம் செய்தார். விளைவாக, உளப்பகுப்பாய்வுக் குழாம் பிளவுபடத் தொடங்கியது. உளப்பகுப்பாய்வின் மூவேந்தர் களாக அறியப்பட்ட ஃபிராய்டு, யுங், அட்லர் ஆகிய மூவரும்

பிரிந்து தத்தம் வழியே செல்லும் நிலை ஏற்பட்டது. ஃபிராய்டிய இயக்கத்தில் இருந்து முதன்முதலாக விலகிச் சென்றவர் ஆல்பிரட் ஆட்லர் ஆவார்.

ஆல்பிரட் ஆட்லர்

ஆல்பிரட் ஆட்லர் *(Alfred Adler, 1870–1937)* ஆஸ்திரிய நாட்டைச் சேர்ந்த ஒரு மருத்துவர். உளப்பகுப்பாய்வுக் கழகத்தின் தலைவராகப் பதவி வகித்தவர். உளவியலில் தனிமனிதனின் அகம் பற்றிப் பேசுவது மட்டும் போதாது, அவன் வாழும் சமுதாயம், பற்றியும் அதன் தாக்கங்கள் பற்றியும் பேசுவது முக்கியம் என்ற கருத்தைக் கொண்டவர். தனிமனிதனின் பாலுமை, மூர்க்கம் ஆகியவை போலவே சமுதாய அமைப்பும் அதன் அரசியலும் மனிதனின் உளவியலைத் தீர்மானிக்கின்றன என்று அவர் வாதிட்டார். மனிதர்கள் எப்போதும் முழுநிறைவை அடைய விழைகிறார்கள். இந்தத் துடிப்பே அவர்களுடைய வாழ்க்கையை யும் சமூக ஆர்வங்களையும் வழிநடத்துகின்றது என்று அட்லர் கருதினார். 1911இல் அவர் ஃபிராய்டை விட்டுப் பிரிந்தார். அவர் முன்வைத்த உளப்பகுப்பாய்வுச் சிந்தனைப்பள்ளி தனிமனித உளவியல் *(Individual Psychology)* என்று அறியப்படுகிறது.[1] இந்தக் கோட்பாட்டின் அடிப்படையில் அவர் உருவாக்கிய சிகிச்சை முறை ஃபிராய்டின் சிகிச்சைமுறையிலிருந்து விலகிச்செல்கிறது. ஒருவருக்குச் சிகிச்சையளிக்கும்போது ஒரு குறிக்கோளை நிர்ணயித்துக்கொண்டு அதை நோக்கி நகர வேண்டும்; கடந்த கால நிகழ்வுகளையும் அடிமன இயக்கங்களையும் ஆராய்வதை விட பாதிக்கப்பட்டவர்களின் மனதளவில் தன்னிறைவு அடைய அவர்களுக்கு உதவ வேண்டும்; இதில் குடும்பமும் சமுதாய உறவுகளும் முக்கியமானவை. இதுவே அட்லரின் அணுகு முறையாக இருந்தது. இவை பற்றி நேரடியாகப் பேசி பதிக்கப் பட்டவர்களின் அப்போதைய பிரச்சினைகளுக்குத் தீர்வு காணுவதை அட்லர் முக்கியமாகக் கருதினார். ஃபிராய்டின் சிகிச்சைமுறையிலிருந்து முரண்படும் முக்கியப் புள்ளியாக இது விளங்கியது. இன்றைய உளவியல் சிகிச்சைகள் பலவற்றில் அவரது மனிதநேயக் கருத்துகளின் தாக்கங்களைக் காணலாம்.

கார்ல் யுங்

ஃபிராய்டிடமிருந்து பிரிந்துசென்றவர்களில் குறிப்பிடத்தக்க ஆளுமையாக விளங்குபவர் கார்ல் யுங் *(Carl Jung; 1895–1961)*. யுங், சுவிஸ் நாட்டைச் சேர்ந்த ஒரு மனநல மருத்துவர். அன்றைய நாளில் உலகப் புகழ் பெற்றிருந்த யூஜின் புளூவர் *(Eugen Bleuler)* என்ற மனநல மருத்துவரின் கீழ்ப் பயிற்சி பெற்றவர். அவர் ஏற்கெனவே உளவியலில் பல ஆராய்ச்சிகள் செய்திருந்தார். அவர் ஆரம்பத்தில்

ஃபிராய்டின் அபிமானத்துக்கு உரியவராகத் திகழ்ந்தார். ஃபிராய்டும் அவரும் சந்தித்தபோது அவர்கள் இருவரும் 13 மணி நேரங்களாக இடைவிடாது உளப்பகுப்பாய்வுக் கோட்பாடுகள் பற்றிக் கலந்துரையாடினார்கள் என்று கூறப்படுகிறது. 1910ஆம் ஆண்டு நிறுவப்பட்ட உலக உளப்பகுப்பாய்வுச் சங்கத்தின் தலைவராக யுங் தேர்ந்தெடுக்கப்பட்டார். அவர்களிடையே நெருக்கமான ஒரு நட்புறவு உருவாகி இருந்தது. ஃபிராய்டு அமெரிக்கா சென்றபோது அவருடன் யுங்கும் கூடச் சென்றார். தன்னுடைய குழாமில் இருந்தவர்களில் மிகத் திறமையானவராக ஃபிராய்டு அவரை மதித்துவந்தார். யுங் ஒரு கிறித்தவர். அவர் தந்தை ஒரு கிறித்தவப் பாதிரியார். அதுவரை யூத மதத்தைச் சேர்ந்தவர்களை மட்டுமே கொண்டிருந்த உளவியல் பகுப்பாய்வு இயக்கம் வேற்று மதத்தவர் ஒருவரின் வருகையை வரவேற்றது. இதனால் உளப்பகுப்பாய்வுக் கழகம் யூதர்களின் கூடாமாக இருந்து வந்தது என்ற பழிச்சொல் நீங்கும் என்று ஃபிராய்டு நம்பினார்.

ஆனாலும் விரைவில் இருவருக்கும் இடையே முரண்பாடு களும் பகைமையும் ஏற்படத் தொடங்கின. ஃபிராய்டின் இரண்டு கோட்பாடுகளை யுங் ஏற்றுக்கொள்ள மறுத்தார். ஒன்று மனதின் இயங்குசக்தியாக விளங்கும் லிபிடோ பாலுமையை அடிப்படையாகக் கொண்டது என்ற ஃபிராய்டின் நிலைப்பாடு. உள்ளத்தை இயக்கும் சக்தி (லிபிடோ) பொதுவான ஓர் உயிர்ச் சக்தி, அது ஃபிராய்டு கூறியதுபோல பாலுமையை மட்டும் கொண்டதல்ல என்பது யுங்கின் வாதம்.

மற்றது, யுங்கின் கருத்தின்படி நனவிலியானது இரு வகைப் பட்டது, ஒன்று தனிஆள் நனவிலி *(Personal unconscious)*. இது ஃபிராய்டு கூறிய நனவி மனதை ஒத்தது. மற்றது கூட்டு நனவிலி *(Collective unconscious)*. ஒருவனுடைய வாழ்க்கை அனுபவம் சிறியது. அதைவிடப் பெரியவை மானிட இனத்தின் அனுபவங்கள். காலங்காலமாக மக்களின் ஆழ்மனதில் பதிந்துள்ள எண்ணங்கள் கூட்டு நனவிலியில் இடம்பெற்றுள்ளன; அவை தலைமுறை தலைமுறை வழியாகக் கையளிக்கப்பட்டுவருகின்றன; இந்தக் கூட்டு நனவிலியில் பொதிந்துள்ள கூறுகள் உள்ளத்தை இயக்குவதில் முக்கியப் பங்காற்றுகின்றன; ஒருவனின் உடல் அமைப்பு எவ்வாறு மூதாதையரின் உடல் அமைப்பை அடிப்படையாகக் கொண்டுள்ளதோ, அதேபோல அவனுடைய மனதின்அமைப்பும் மூதாதையரின் மனஅமைப்பின் கூறுகளைக் கொண்டிருக்கும்; வெவ்வேறு சமுதாயங்களிலும் காணப்படும் தொன்மக் கதைகள், சடங்குகள் ஆகியவற்றில் உள்ள நனவிலிக் கூறுகளில் மூலப்படிமங்கள் *(Archetypes)* பதிந்துள்ளன; இவை மனிதச் சிந்தனையையும் நடத்தையையும் தீர்மானிப்பதில்

முக்கியப் பங்கு வகிக்கின்றன – இதுவே யுங் கூறும் கூட்டு நனவிலி.[2]

இவ்வாறாக, யுங் புதிய கருத்தாக்கங்களை உருவாக்கியபோது ஃபிராய்டு அவற்றைக் கடுமையாகத் தாக்கி எழுதினார். கூடவே, இருவருக்குமிடையே தனிப்பட்ட பிரச்சினைகளும் உருவாகின. ஒரு கட்டத்தில் யுங் தான் சிகிச்சை பார்த்த ஒரு பெண் நோயாளியுடன் பாலியல் தொடர்புகொண்டிருந்தார். இது உளப்பகுப்பாய்வு மற்றும் மருத்துவ அறநெறிகளுக்கு முரணானது. இருவரிடையேயும் நடைபெற்ற கடிதப் பரிமாற்றங்கள் பிரச்சினையைச் சிக்கலடையச் செய்தன. கூடவே, ஹிட்லரின் நாசி எதிர்ப்புக் கொள்கையை யுங் கடைப்பிடித்தார் என்ற குற்றசாட்டும் எழுந்தது. அவர் கிறித்தவ மதத்தவர், தீவிர இறை உணர்வாளர், மறைஞான விஷயங்களில் *(Mysticism)* நம்பிக்கை கொண்டவர். உளவியலில் மதம் முக்கியமான பாத்திரத்தை வகிக்கிறது என்பது அவர் கருத்து. கிறித்தவ மதத்தினரின் உளவியல் வேறு, யூத மதத்தவரின் உளவியல் வேறு என்ற கருத்தையும் அவர் முன்வைத்தார். இது பெரும் சர்ச்சையைக் கிளப்பியது. 1912இல் அவர் ஃபிராய்டை விட்டுப்பிரிந்தார்.

தான் உருவாக்கிய சிகிச்சைமுறைக்கு அவர் 'பகுப்பாய்வு உளவியல்' *(Analytic psychology).* என்று பெயரிட்டார். அவர் நிறையவே எழுதினார். உளப்பகுப்பாய்வு மரபில் வந்த ஒரு முக்கியமான சிந்தனையாளராக யுங் இன்றும் கருதப்படுகிறார்.

எரிக் ஃபிராம்

ஃபிராய்டிய கருத்துகளை கடுமையாக விமர்சனம் செய்தவர்களில் எரிக் ஃபிராம் *(Eric Fromm, 1900–1980)* என்ற உளப்பகுப்பாளர் முக்கியமானவர். இவர் ஆரம்ப கால ஃபிராய்டிய குழுவைச் சேர்ந்தவரல்லர். ஃபிராய்டின் மாணவரும் அல்லர். இவர் பிற்காலத்தில் உளப்பகுப்பாளராகப் பயிற்சி பெற்றவர். ஃபிராய்டு கூறியது போல மனிதனின் உளவியல் அமைப்பை உயிரியல் காரணிகள் மட்டும் தீர்மானிப்பது இல்லை, இதில் சமூகக் காரணிகளுக்கும் சமமான பங்குண்டு என்று வாதாடியவர்களில் இவர் முக்கியமானவர். மனிதனுக்கும் அவன் வாழும் சமுதாயத் துக்கும் இடையே உள்ள உறவு மாறிக்கொண்டே வருகிறது. ஃபிராய்டு கூறியது போல அந்த உறவு நிரந்தரமானது அல்ல என்று சுட்டிக்காட்டினார்.

மனிதன் சமுதாயத்தோடு கொள்ளும் உறவுமுறை அவன் மனநலத்தையும் சமுதாயத்தின் மனவளத்தையும் தீர்மானிக்கிறது என்ற கருத்தை ஆணித்தரமாக முன்வைத்தார். அவர் எழுதிய

நூல்களான 'மனவளமான சமுதாயம்', 'உளவியலும் பண்பாடும்', 'உளப்பகுப்பாய்வில் உள்ள நெருக்கடிகள்' போன்ற நூல்கள் பெரும் செல்வாக்குப் பெற்றன. மனதின் இயக்கங்களை அரசியல் சமூகக் காரணிகளுடன் தொடர்புபடுத்தி சமூக அக்கறையுடனும் மனிதநேயத்துடனும் மனித இருப்பின் பிரச்சினைகளை அணுகிய சிந்தனையாளராக ஃபிராம் போற்றப்படுகிறார். அவர் எழுதிய 'மனவளமான சமுதாயம்' என்ற நூல் தமிழுக்கு மொழியாக்கம் செய்யப்பட்டுள்ளது.[3]

ஆல்பிரட் அட்லர், யுங் போன்றவர்கள் போலவே ஆரம்ப காலத்தில் ஃபிராய்டு குழுவில் உறுப்பினர்களாக இருந்த ஒட்டோ ரான்க் (*Otto Rank 1884–1939*) வில்ஹைம் ரீட்ச் (*Wilhelm Reich, 1897–1957*), போன்றவர்களும் ஃபிராய்டு முன்வைத்த கருத்துகளை முழுமையாக ஏற்றுக்கொள்ளாமல் புதுப்புதுக் கருத்தாக்கங்களை உருவாக்கினார்கள். விளைவாக, உளப்பகுப்பாய்வில் பலதரப்பட்ட சிந்தனைப் பள்ளிகள் கிளைத்தன. உளப்பகுப்பாய்வு வரலாற்று ஆசிரியர்கள் இவர்களைப் புதிய ஃபிராய்டியர்கள் (*Neo - Freudians*) என்று அழைப்பதுண்டு.

*1939*ஆம் ஆண்டு ஃபிராய்டு காலமானார். அவரது மறைவின் பின் ஃபிராய்டியத் தத்துவங்களை அடுத்து வந்த தலைமுறையினர் முன்னெடுத்துச் சென்றார்கள். ஃபிராய்டு விட்டுச் சென்ற அதே தடத்தில் பயணித்தாலும் சில ஃபிராய்டியக் கோட்பாடுகளை மெல்ல மெல்லக் கைவிட்டார்கள். அதேபோல சில புதிய கருத்துகளை முன்நிறுத்தினார்கள். விளைவாக, செவ்வியல் ஃபிராய்டியத்தில் பல மாறுதல்கள் ஏற்பட்டன. இதனை அடுத்த இயலில் காண்போம்.

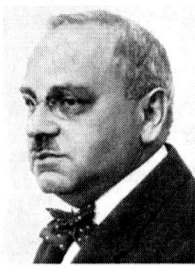

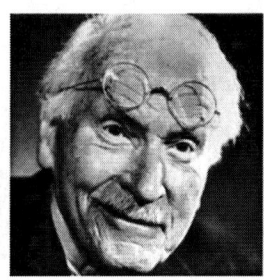

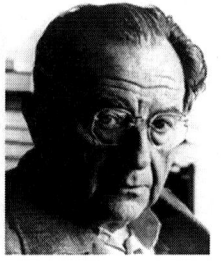

படம் 15.1 ஃபிராய்டை விட்டுப் பிரிந்த கிளர்ச்சியாளர்கள்
யுங் – ஆல்பிரட் ஆட்லர் – எரிக் ஃபிராம்

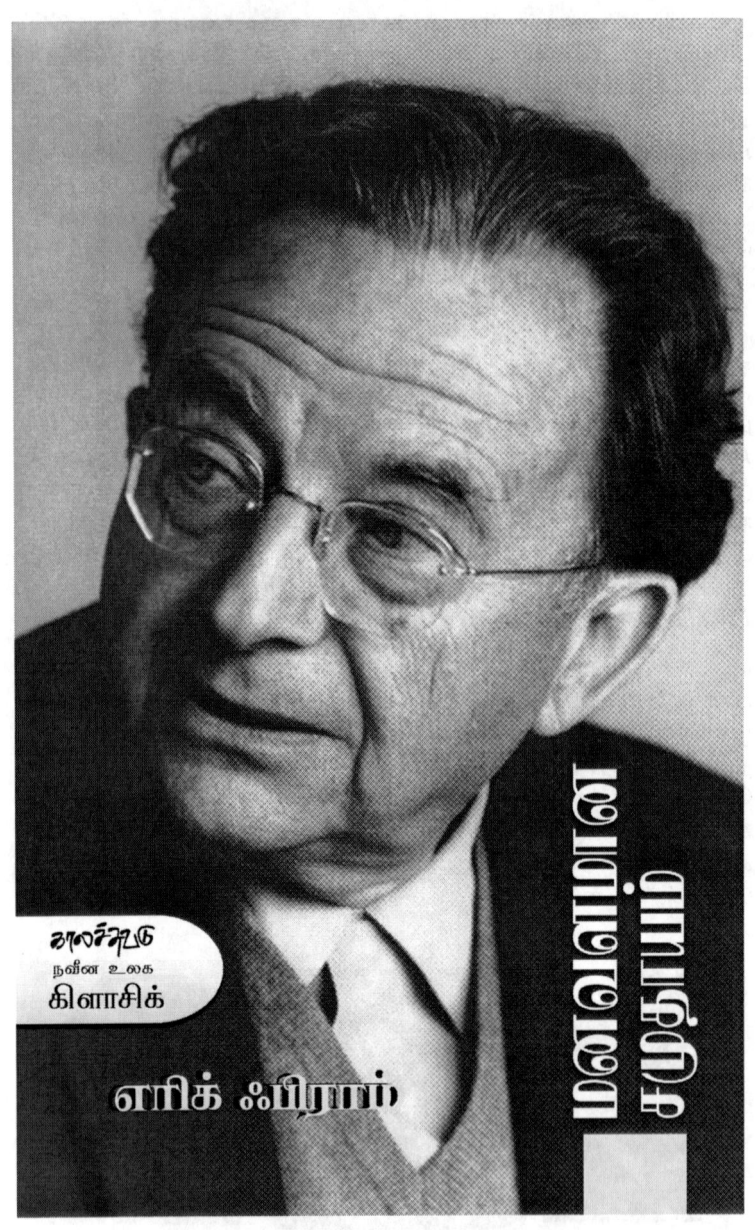

படம் 15.2 'மனவளமான சமுதாயம்' புத்தகம்

இயல் 16

ஃபிராய்டுக்குப் பின்

இருபதாம் நூற்றாண்டின் நடுப்பகுதியில் உளப்பகுப்பாய்வில் பெரும் மாற்றங்கள் ஏற்படத் தொடங்கின. ஃபிராய்டின் கோட்பாடுகளை உள்வாங்கிக்கொண்ட புதிய தலைமுறையினர் அவரது கோட்பாடுகளைச் செழுமைப்படுத்தி முன்னெடுத்துச் சென்றனர். இவர்கள் ஃபிராய்டு கீறிய வட்டத்துக்கு வெளியே சிந்திக்கவும் துணிந் தார்கள். விளைவாக, ஆக்கபூர்வான பல புதுப்புதுக் கருத்துகளும் கோட்பாடுகளும் சிகிச்சைமுறைகளும் உருவாகின. இந்தப் புதிய தலைமுறையினரிடையே அன்னா ஃபிராய்டு, மெலனி கிலைன், எரிக் ஃப்ராம், ஜான் பொல்பி, எரிக் எரிக்சன் ஆகியோரது பங்களிப்புகள் குறிப்பிடத்தக்கவையாகும்.

அன்னா ஃபிராய்டு

சிக்மண்ட் ஃபிராய்டின் நான்காவது மகளான அன்னா ஃபிராய்டு (Anna Freud, 1895–1982) ஓர் உளப்பகுப்பாளராகப் பயிற்சி பெற்றுத் தன் தந்தை யின் கருத்தாக்கங்களை மேம்படுத்தினார். இட் என்ற நனவிலி அமைப்பில் கவனம் செலுத்துவதைவிட அன்றாட வாழ்க்கையில் செயல்படும் ஈகோ என்ற அகம் கூடுதலாகக் கவனம் பெற வேண்டும் என்பது அவர் அணுகுமுறையாக இருந்தது. ஃபிராய்டு கூறிச்சென்ற மனதின் தற்காப்பு முறைகளை அன்னா விரிவுபடுத்தி எழுதினார். இன்றும் மனதின் தற்காப்பு முறைகள் பற்றிக் கற்பிக்கும்போது அன்னா ஃபிராய்டு கூறிய கருத்துகளே பெரிதும் பேசப் படுகின்றன.

அன்னா ஃபிராய்டின் அடுத்த பங்களிப்பாக அவர் இளம் குழந்தைகளை உளப்பகுப்பாய்வு முறையில் ஆராய்ந்ததைச் சொல்லலாம். குழந்தைப் பருவ அனுபவங்கள் வயதுவந்தவர்களின் மனப்போக்குகளையும் ஆளுமையையும் நடத்தைகளையும் தீர்மானிப்பதில் முக்கியப் பங்கு வகிக்கின்றன என்பதை ஃபிராய்டு ஏற்கெனவே கூறியிருந்தார். வயதுவந்தவர்களுக்குச் சிகிச்சை செய்யும்போது சிக்மண்ட ஃபிராய்டு அவர்களிடம் இருந்து அவர்களின் குழந்தைப் பருவ அனுபவங்களைக் கேட்டு அறிந்தார். குழந்தைகளுக்கு உளவியல் சிகிச்சை அளித்த பலரும் அக்காலத்தில் பெற்றோர்களிடம் இருந்தே அவர்களின் பிள்ளைகளைப் பற்றிக் கேட்டுத்தெரிந்துகொண்டார்கள். குழந்தைகளை நேரடியாகப் பார்க்கும் வழக்கம் அக்காலத்தில் இருக்கவில்லை. சிறுவன் ஹான்ஸ்சுக்கு ஃபிராய்டு நேரடியாகச் சிகிச்சையளிக்கவில்லை என்பதை நினைவுபடுத்திக்கொள்ளவும் (காண்க: இயல் 14)

ஆனால் அன்னா ஃபிராய்டு குழந்தைகளை நேரடியாகவே உற்றுநோக்கியும் அவர்கள் விளையாடும்போதும் பெற்றோருடன் உறவாடும்போதும் உன்னிப்பாகக் கவனித்தும் முடிவுகளுக்கு வந்தார். இது உளப்பகுப்பாய்வில் ஒரு புதிய அத்தியாயமாக அமைந்தது. மனநலப் பிரச்சினைகள் குழந்தைகளுக்கும் ஏற்படுவது உண்டு என்பதையும் அவர்களுக்கு உளப்பகுப்பாய்வு முறையில் சிகிச்சை அளிக்க முடியும் என்பதையும் நிறுவிய பெருமை அன்னா ஃபிராய்டையே சாரும். குழந்தை மனநலச் சிகிச்சையில் அன்னா ஃபிராய்டு ஒரு முன்னோடியாகக் கருதப்படுகிறார். இவர் எழுதிய நூல்கள் ஆறு தொகுப்புகளாக வெளியிடப் பட்டுள்ளன.[1]

மெலனி கிளைன்

வியன்னாவில் பிறந்த மெலனி கிளைன் (Melanie Kliene, 1882– 1960) என்ற உளப்பகுப்பாய்வாளர் 1926இல் லண்டனுக்குக் குடிபெயர்ந்தார். அன்னா ஃபிராய்டு போலவே அவரும் குழந்தைகள் பற்றிய ஆய்வுகளை மேற்கொண்டார். குழந்தைகளை உன்னிப்பாக உற்றுநோக்குவதன் மூலம் குழந்தைகளின் உள வளர்ச்சி குழவிப்பருவத்திலேயே (இரண்டு வயதளவில்) ஆரம்பமாகிவிடுகிறது என்ற கருத்தை முன்வைத்தார். அன்றைய காலக்கட்டத்தில் இது உளப்பகுப்பாய்வுத் துறையில் ஒரு புரட்சிகரமான கருத்தாக இருந்தது.

பிறந்த சிசுவானது ஆரம்பத்தில் தன்னைத் தாயிலிருந்து பிரித்துப்பார்ப்பதில்லை, தாயும் தானும் ஒன்று என்றே

நினைக்கிறது. நாளடைவில் தான் வேறு, தன் தாய் வேறு என்பதை உணர்ந்து, தான் (*Self*) என்றும் புறப்பொருள் (*Object*) என்றும் பிரித்துப்பார்க்கும் திறனைப் பெறுகிறது. இது இரண்டு வயதுக்கு முன்னரே உருவாகிறது. புறத்தே உள்ளவர் தாயாகவோ தந்தையாகவோ அல்லது வேறொருவராகவோ, ஏன் ஒரு பொருளாகக்கூட இருக்கலாம், ஃபிராய்டின் வழிநின்று இவற்றை மெலனி கிலைன் புறமிகள் (*Objects*) என்று அழைக்கிறார் (காண்க: இயல் 4). ஆனால் இன்னும் ஒரு படி மேலேபோய்க் குழந்தைகளின் மனவளர்ச்சிக்கு அவர்கள் புறமிகளிடம் ஏற்படுத்திக்கொள்ளும் உறவு முக்கியமானது என்று வலியுறுத்திக் கூறுகிறார். இந்த உறவு பரஸ்பரம் அன்பார்ந்ததாக இருக்கும்போது மனவளர்ச்சி ஆரோக்கியமானதாகவும் வளமாகவும் அமையும். பிற்காலத்தில் மற்றவர்களுடன் அன்பான பிணைப்புகளை ஏற்படுத்திக் கொள்வதற்கு இது அடித்தளமாக அமைகிறது என்பது அவர் கூற்று. அவர் முன்மொழிந்த இந்தக் கோட்பாடு ‘புறமி உறவுக் கோட்பாடு’ (*Objects relations theory*) என்று அழைக்கப்படுகிறது.[2]

ஃபிராய்டு தனி ஒரு மனிதனின் மனஅமைப்பைப் பற்றிப் பேசினாரே தவிர மனிதர்கள் மற்றவர்களுடன், குறிப்பாக நெருக்கமான குடும்பத்தினருடன், ஏற்படுத்திக்கொள்ளும் உறவுகள் பற்றி அதிகம் பேசவில்லை. மெலனி கிளைனின் கோட்பாடு தனிமனிதனின் உளவியலையும் தாண்டி முதல்முறையாக உளப்பகுப்பாய்வில் பிற மனிதர்களுடன் குறிப்பாகக் குடும்பத்தினருடன் ஏற்படுத்திக்கொள்ளும் உறவுகள் பற்றிப் பேசத்தொடங்கியது. எனவேதான் உளப்பகுப்பாய்வுத் துறைக்கு வளம் சேர்த்தவர்களில் கிளைன் ஒரு குறிப்பிடத்தக்க ஆளுமையாகக் கருதப்படுகிறார். குழந்தைகளுக்கு உண்டாகும் மனநலப் பிரச்சினைகளுக்கு அளிக்கப்படும் இன்றைய உளவியல் சிகிச்சைகளில் மெலனி கிளைனின் கோட்பாடுகள் பெரும் செல்வாக்கு செலுத்தி வருகின்றன.[3]

ஜான் பொல்பி

இருபதாம் நூற்றாண்டின் நடுப்பகுதியில் அறிவியல் முறை நின்று உளப்பகுப்பாய்வுக் கோட்பாடுகள் பரிசோதனைகளுக்கு உட்படுத்தப்பட்டன. மரபுசார்ந்த ஃபிராய்டியக் கோட்பாடுகளை அறிவியல் தராதரங்களுக்கு ஏற்ற முறையில் ஆராய்வதில் பெரும் பிரச்சினைகள் உள்ளமை படிப்படியாகத் தெரியவந்தது. அதே வேளையில் உளப்பகுப்பாய்வு சார்ந்த புதுப்புதுக் கருத்துகளை முன்வைத்தவர்கள் அவற்றை அறிவியல் முறைப்படி நிரூபிக்க வேண்டிய கட்டாயம் ஏற்பட்டது. இந்த அறைகூவலை ஏற்று உளப்பகுப்பாய்வைப் புதிய திசை நோக்கிப் பயணிக்கச்

செய்தவர்களில் இங்கிலாந்தைச் சேர்ந்த ஜான் பொல்பி (*John Bowlby, 1907–1990*) என்ற மனநல மருத்துவர் முக்கியமானவர்.

ஜான் பொல்பி உருவாக்கிய கோட்பாடு பற்றுடைமைக் கோட்பாடு (*Attachment theory*) என்று அறியப்படுகிறது. ஒரு குழந்தைக்கும் அதன் தாய்க்கும் (அல்லது அதைப் பராமரிப்பவருக்கும்) இடையே முதல் இரண்டு ஆண்டுகளின் போது ஓர் அன்பார்ந்த ஒட்டுதல் உருவாகிறது, இந்த உறவானது குழந்தையின் உணர்வு சார்ந்த பிற்கால வளர்ச்சிக்கு மிக முக்கியமானது என்பதை ஆய்வுகள் வழியாக போல்பி எடுத்துக்காட்டினார். மிகச் சிறு வயதில் பெற்றோர் அல்லது கவனிப்பாளரின் பிரிவு (அல்லது நிராகரிப்பு) குழந்தையின் மனவளர்ச்சியில் பெரும் தாக்கத்தை ஏற்படுத்துகிறது என்பதை எடுத்துக்காட்டினார். இரண்டாம் உலகப் போரின்போது சிறு வயதில் பெற்றோரிடம் இருந்து பிரிக்கப்பட்ட சிறுவர்கள் பலர் பிற்காலத்தில் திருடர்களாகவும் குற்றம் இழைப்பவர்களாகவும் இருந்ததைச் சுட்டிக்காட்டி, குழந்தைப் பருவத்தில் தாய்க்கும் குழந்தைகளுக்கும் இடையே முதல் இரண்டு ஆண்டுகளில் ஏற்படும் பற்றானது குழந்தைகளின் ஆரோக்கியமான உணர்ச்சி சார்ந்த வளர்ச்சிக்கு இன்றியமையானது என்று எடுத்துக்காட்டினார். ‘அன்னையின் அன்பு குழந்தைக்கு வைட்டமின் போன்றது’ என்பது அவரது புகழ்பெற்ற வாசகம். ஒரு குழந்தை ஆரம்பத்தில் தனக்கு நெருக்கமானவர் ஒருவருடன் (தாய் என்று வாசிக்கவும்) உருவாக்கிக்கொள்ளும் பந்தமானது அது வளர்ந்து ஆளாகிய பின் ஏற்படுத்திக்கொள்ளும் முக்கிய உறவுகளான நட்பு, ஆண் – பெண் உறவு ஆகியவற்றுக்குப் படிக்கற்களாக அமைகின்றன என்று கூறுகிறார். அதுமட்டுமன்றி ஒருவர் தன்னைப் பற்றி அமைத்துக்கொள்ளும் சுயபிம்பத்துக்கும் அடிப்படையாக அமைவது சேய்க்கும் தாய்க்கும் இடையே உள்ள பந்தமே என்றும் கூறுகிறார்.[4]

வெறும் கோட்பாடுகளுடன் நின்றுவிடாமல் அவர் குழந்தைக்கும் அதன் அன்னைக்கும் இடையே உள்ள பந்தத்தை அளவிட ஒரு பரிசோதனையைக் கண்டுபிடித்தார். ஜான் பொல்பியும் மேரி ஐன்ஸ்வர்த் (*Mary Ainsworth*) என்ற உளவியலாளரும் பற்றுடைமை பற்றி நடாத்திய பரிசோதனை குழந்தை உளவியலில் ஒரு மைல்கல்லாகக் கருதப்படுகிறது.[5]

எனவே, மனதின் இயங்குசக்தியாக ஃபிராய்டு கூறிய பாலுமை சார்ந்த உள்ளுணர்வுகளுடன் பற்றுடைமையையும் இணைத்துப்பார்க்க வேண்டியுள்ளது. மெலனி கிளைன் முன் வைத்த புறமி உறவு கோட்பாட்டுடனும் இது ஒத்துப் போகிறது.

எரிக் எரிக்சன்

ஜெர்மன் உளவியலாளரான எரிக் எரிக்சன் *(Erik Erikson; 1902–1994)* ஓர் உளவியல் பகுப்பாய்வாளர் ஆவார். ஃபிராய்டின் உளவியல் கருத்துகளில் பெரும்பாலானவற்றை ஏற்றுக்கொண்டு மேலும் சில புதிய கருத்துக்களை முன்வைத்தவர்களில் இவரும் ஒருவர். சிக்மண்ட் ஃபிராய்டின் கருத்தான குழந்தைப்பருவ பாலுமை இளம்பிராயத்துடன் தொடர்புகொண்டது. ஆனால் எரிக் எரிக்சன் மனிதனின் வாழ்நாள் வளர்ச்சியைப் பிறப்பு முதல் இறப்புவரை ஏற்படும் மாற்றங்களாக, படிநிலைப்படிகளாகப் பார்க்கிறார். ஒரு தனிமனிதனின் வாழ்வில் சமுதாயம் ஏற்படுத்தும் தாக்கங்களை ஆய்வு செய்துள்ளார். மனிதன் வாழ்நாள் முழுவதும் இந்த உலகத்துடன் இணைந்து செயலாற்றுவதால் ஏற்படும் வளர்ச்சியை எட்டு சமூக உளவியல்சார் படிநிலைகளாக *(Psycho - social stages of development)* விளக்குகிறார்.[6] ஒவ்வொரு படிநிலையிலும் ஒருவர் எதிர்நோக்கும் முரண்பாடுகளையும் அவற்றை வெற்றிக்கொள்ள வேண்டிய அவசியத்தையும் வலியுறுத்துகிறார். மனிதனின் ஆளுமை வளர்ச்சி ஃபிராய்டு கூறியபடி ஐந்து வயதில் தீர்மானிக்கப்படுவதில்லை, அது முதுமை வரை தொடர்கிறது என்று கூறுகிறார்.

ஆனாலும், ஃபிராய்டு வழிநின்று அவர் கோட்பாடுகளை வளர்த்தெடுத்த கிளைன், பொல்பி, எரிக்சன் போன்றவர்கள் ஆகட்டும், அவருடன் முரண்பட்டு விலகிப்போன யுங், ஆட்லர் போன்றவர்கள் ஆகட்டும், இவர்கள் யாவருக்கும் ஆசானாக விளங்கியவர் ஃபிராய்டு என்பதை மறுக்க முடியாது. ஃபிராய்டு என்ற தனிமனிதன் ஆரம்பித்துவைத்த உளப்பகுப்பாய்வு இயக்கம் பல விவாதங்களைத் தோற்றுவித்தது. விளைவாக, ஃபிராய்டியக் கோட்பாடுகள் சில வழக்கிழந்து போக வேறு சில கூறுகள் வளர்த்தெடுக்கப்பட்டும் பயன்படுத்தப்பட்டும்வருகின்றன. இதை அடுத்த இயலில் காண்போம்.

'ஃபிராய்டியப் பேரரசின் சரிவும் வீழ்ச்சியும்'

இதேசமயம், குறிப்பாக 1970களில் ஃபிராய்டியக் கோட்பாடுகளைப் பல ஆராய்ச்சியாளர்கள் பரிசோதனைகள் மூலம் ஆராயத் தொடங்கினார்கள். நனவிலி மனம், குழந்தைப் பருவ பாலியல் வளர்ச்சி, இடிபஸ் சிக்கல் ஆகியவற்றில் அவர்கள் கவனம் செலுத்தினார்கள். இன்னொரு சாரார் உளப்பகுப்பாய்வுச் சிகிச்சை எந்த அளவுக்குப் பயனளிக்கிறது என்று அறிவியல் பூர்வமாகச் சோதித்துத் தம் கண்டுபிடிப்புகளை வெளியிட்டார்கள்.

இவர்களின் கண்டுபிடிப்புகள் ஃபிராய்டின் கோட்பாடுகளை மெய்ப்பிப்பதாக இருக்கவில்லை. விளைவாக, ஃபிராய்டு கடுமையாக விமர்சிக்கப்பட்டார். இந்தக் காலக்கட்டத்தில் அவரைத் தாக்கி எழுதியவர்களில் பிரித்தானியாவைச் சேர்ந்த பேராசிரியர் ஹான்ஸ் ஐசென்க் (Hans Eysenck. 1916–1977) முக்கியமானவர். இன்றைய உளவியலின் முன்னோடியானவர்களில் இவரும் ஒருவர். ஃபிராய்டு கையாண்ட (தனியாள்) ஆய்வு முறையை ஐசென்க் கடுமையாகச் சாடினார். பரிசோதனைகள் வழியாக ஃபிராய்டின் கோட்பாடுகளை நிரூபிக்க முயன்ற உளவியலாளர்களின் கண்டுபிடிப்புகளைச் சுட்டிக்காட்டி அவரது கருத்துகளுக்கு அறிவியல் சான்றுகள் இல்லை என்பதை எடுத்துக்கூறினார்.[7] இதேபோல வேறு பல ஆய்வுகளும் ஃபிராய்டின் கோட்பாடுகளைக் கேள்விக்குறியாக்கின. ஐசென்க் எழுதிய 'ஃபிராய்டியப் பேரசின் சரிவும் வீழ்ச்சியும்' என்ற நூல் உளவியல் வட்டாரங்களில் மட்டுமன்றி பொது வாசகர்களிடையேயும் பெரும் வரவேற்பு பெற்றது.[8] ஃபிராய்டு கூறிய கோட்பாடுகளுக்குப் போதுமான அறிவியல் சான்றுகள் இல்லை என்பதைப் இன்னும் பலர் சுட்டிக்காட்டியுள்ளார்கள்.[9,10] உளவியல் அறிவுப்புலனில் ஃபிராய்டின் செல்வாக்கு சரிவதற்கு இவை காரணமாக இருந்தன. இதன்பின் உளவியல் ஃபிராய்டியக் கோட்பாடுகளைக் கைவிட்டு வேறு திசையில் பயணிக்கலாயிற்று.

இயல் 17

உளப்பகுப்பாய்வு இன்று

ஃபிராய்டு உருவாக்கிய உளப்பகுப்பாய்வு இரண்டு கூறுகளைக் கொண்டது. ஒன்று, உள்ளத்தின் அமைப்பையும் (இட், அகம், அதியகம்) அதன் இயக்கம் (லிபிடோ, தற்காப்பு முறைகள்), மனவளர்ச்சி (குழந்தைப் பருவப் பாலுமை, இடிபஸ் சிக்கல்) பற்றியது. இவை கோட்பாடு சார்ந்தவை. மற்றது, உளப்பகுப்பாய்வு என்ற சிகிச்சைமுறை. இது உளவியல், மனநல மருத்துவம் சார்ந்தது; உளப்பகுப்பாய்வின் பயன்பாடு பற்றியது. உளப்பகுபாய்வில் உள்ளடங்கியுள்ள இந்த இரு கூறுகளையும் வேறுபடுத்திப்பார்ப்பது அவரது பங்களிப்பைப் சரிவரப் புரிந்துகொள்ளத் துணை புரியும். உளப்பகுப்பாய்வு என்ற சிகிச்சைமுறையை அதன் பயன்பாடு குறித்து இன்றைய அறிவியல் தராதரங்களின்படிச் சீர்தூக்கிப் பார்ப்பதே இந்த இயலின் குறிக்கோளாகும்.

உளப்பகுப்பாய்வை உளநரம்பு நோய்களைக் குணப்படுத்தப் பயன்படுத்தப்படும் ஒரு சிகிச்சை முறையாக ஃபிராய்டு முன்னெடுத்தார். உளநரம்பு நோய்கள் என்பன மனப்பற்றம், இசிப்புநோய், அச்சக் கோளாறுகள், சுழல் எண்ணங்கள், கட்டாயச் செய்கைக் கோளாறு ஆகியவற்றை உள்ளடக்கும் என்பதை முன்னர் பார்த்தோம் (காண்க: இயல் 12). ஃபிராய்டு சிகிச்சை செய்த பெரும்பாலான நோயாளி களுக்கு இம்மாதிரியான மனக்கோளாறுகளே இருந்தன. மனச்சிதைவு, மனச்சோர்வு போன்ற பெரும் மனக்கோளாறுகள் உள்ளவர்களுக்கு

ஃபிராய்டு சிகிச்சை செய்யவில்லை என்பதையும் கவனிக்கவும். அன்றைய காலக்கட்டத்தில் அம்மாதிரியான கடும் மனநோய் உள்ளவர்கள் மனநலக் காப்பகங்களில் சிகிச்சை பெற்றார்கள். ஃபிராய்டு இம்மாதிரியான காப்பகங்களில் பணிபுரிந்தது இல்லை. எனவே, மனச்சிதைவு உள்ளிட்ட பெரும் மனநோய்கள் உள்ளவர்களைப் பார்த்த அனுபவம் உண்மையில் அவருக்கு இல்லை என்றே கூற வேண்டும். அம்மாதிரியான மனநோய் உள்ளவர்கள் உளப்பகுப்பாய்வுக்குத் தகுந்தவர்கள் இல்லை என்பது அவர் கருத்தாக இருந்தது. இன்றும் பெரும் மனநோய் களுக்கு உளப்பகுப்பாய்வு முறை பயன்படுத்தப்படுவது இல்லை என்பதையும் கவனிக்கவும்.

உளப்பகுப்பாய்வு உளநரம்பு நோய்களுக்கு ஏற்றதொரு சிகிச்சை முறையா?

இசிப்பு நோயை ஃப்ரூவர் அறிதுயில் மூலம் குணப்படுத்தி வந்தார் என்பதையும் ஃபிராய்டு பேச்சு வழியாக, அதாவது உளப்பகுப்பாய்வு வழியாக, இசிப்பு நோய்க்குச் சிகிச்சை அளித்தார் என்பதையும் முன்னர் பார்த்தோம் (காண்க: இயல் 2). ஆனாலும் உளப்பகுப்பாய்வு உளநரம்பு நோய்களுக்குப் பலனளிக்கிறதா என்பது பற்றி ஆரம்பத்தில் இருந்தே சந்தேகங்கள் இருந்துவந்தன. தான் சிகிச்சை அளித்தவர்களில் எத்தனை பேர் குணமானார்கள் என்பது குறித்து ஃபிராய்டு தீர்க்கமாக எழுதவில்லை. அவர் ஆறு நோயாளிகளின் சிகிச்சை விவரங்களை மட்டுமே விவரமாகத் தந்துள்ளார். ஃபிராய்டின் நோயாளிகளுக்குப் பின்னாளில் என்ன ஆயிற்று என்று சிலர் ஆராய்ந்து எழுதியுள்ளார்கள். அவர் சிகிச்சை அளித்தவர்களில் பலர் குணமாகவில்லை என்பது இப்போது தெரியவந்துள்ளது.

காட்டாக, ஓநாய் மனிதன் *(Wolf man)* என்று ஃபிராய்டு பெயரிட்ட சேர்கி பேம்ஜெப் *(Sergei Pankejeff)* என்பவருக்கு ஃபிராய்டு சிகிச்சையளித்தார். இவருக்குப் பல பேரச்சங்களும் வேறு மனக்கோளாறுகளும் இருந்தன. ஆனாலும் ஃபிராய்டு அளித்த சிகிச்சை வெற்றியளிக்கவில்லை. பல ஆண்டுகளாக வெவ்வேறு மனநல மருத்துவர்களிடம் சிகிச்சை பெற்றதாகப் பிற்காலத்தில் அவரை நேரில் கண்டு விசாரித்து அறிந்தவர்கள் எழுதியுள்ளார்கள்.[1] டோரா என்ற இளம்பெண் ஃபிராய்டிடம் சிகிச்சை பெற்றுவந்தார் என்பதையும் அதை அவள் தானாகவே நிறுத்திக்கொண்டார் என்பதையும் இயல் 14இல் பார்த்தோம். இவ்வாறாக, அவரது காலத்திலேயே உளப்பகுப்பாய்வின் பயன் குறித்துப் பல கேள்விகள் எழுப்பப்பட்டு வந்தன.

1950களில் அமெரிக்காவில் உளநரம்பு நோய்களுக்கு மட்டுமல்லாமல் அன்றாட வாழ்வியல் பிரச்சினைகளுக்கும் மனஅழுத்தத்துக்கும் உளப்பகுப்பாய்வு ஒரு 'சிகிச்சை' முறையாகக் நடைமுறையில் இருந்துவந்தது. சாதாரண வாழ்வியல் மனஅழுத்தங்களுக்குச் செல்வந்தர்கள் – குறிப்பாக ஹாலிவுட் நட்சத்திரங்கள் – உளப்பகுப்பாய்வுச் சிகிச்சையை நாடினார்கள். இது உளப்பகுப்பாய்வுக்குப் பெரும் விளம்பரமாக விளங்கியது. ஆனால் உளவியல், மனநல வட்டாரங்களில் அது கடும் விமர்சனத்துக்கு உள்ளாகியது.

இதற்கு இரண்டு காரணங்கள் இருந்தன. ஒன்று, ஃபிராய்டு கடைப்பிடித்த உளப்பகுப்பாய்வு பயனளிக்கிறது என்பதற்கு ஆராய்ச்சிச் சான்றுகள் இருக்கவில்லை. அவரும் அவர் குழாமைச் சார்ந்தவர்களும் எழுதிய தனியாள் வரலாறு ஆய்வுகள் (Case studies) மட்டுமே இருந்தன. எனவே, உளப்பகுப்பாய்வு பலன்தரும் ஒரு சிகிச்சைமுறை தானா என்பதை அறியப் பல ஆய்வுகள் 1950, 1960களில் மேற்கொள்ளப்பட்டன. இந்த ஆராய்ச்சிகளில் கட்டுப்படுத்தப்பட்ட சோதனைமுறையின் (Controlled trials) படி ஆய்வுசெய்தபோது சிகிச்சை பெற்றவர்களுக்கும் சிகிச்சை பெறாதவர்களுக்கும் நோய்க்குறிகளில் எந்த வித்தியாசமும் இருந்ததாகத் தெரியவில்லை.[2] இந்தக் கண்டுபிடிப்பை, அதாவது உளப்பகுப்பாய்வு உளநரம்பு நோய்களுக்குப் பலனளிப்பது இல்லை என்ற முடிவைப் பல ஆராய்ச்சிகள் உறுதிசெய்துள்ளன. ஆனாலும் உளப்பகுப்பாய்வை ஆராய்வதில் சில நடைமுறைப் பிரச்சினைகள் இருந்தன என்பதையும் நாம் எண்ணிப்பார்க்க வேண்டும். இயல் 13இல் கூறப்பட்டதுபோல உளப்பகுப்பாய்வு தனிப்பட்ட ஒருவருக்கு அளிக்கப்படும் ஒரு சிகிச்சை. உளநரம்பு நோய்கள் எல்லோருக்கும் ஒரே மாதிரியாக இருப்பது இல்லை. அவரவர் ஆளுமை, அனுபவங்கள், மனோபாவங்கள் போன்ற காரணிகளால் நோயின் போக்கு தீர்மானிக்கப்படுகிறது. இதைக் கட்டுப்படுத்தப்பட்ட சோதனைமுறைகள் கணக்கில் கொள்வதில்லை.

இருப்பினும், ஆராய்ச்சிச் சான்றுகள் இல்லாத ஒரு சிகிச்சை முறையை அறிவியல்சமூகம் ஏற்றுக்கொள்ள மறுத்ததில் வியப்பில்லை. எனவே, இன்றைய மனநல மருத்துவத்திலும் உளவியல் சிகிச்சையிலும் ஃபிராய்டு முன்வைத்த உளப்பகுப்பாய்வுச் சிகிச்சைமுறை பயன்படுத்தப்படுவது இல்லை. அதாவது, ஃபிராய்டிய உளப்பகுப்பாய்வு என்ற சிகிச்சைமுறை இப்போது ஏறத்தாழ காலாவதியாகிவிட்டது என்றுதான் கூற வேண்டும்.

புதிய உளவியல் சிகிச்சைமுறைகள்

அடுத்ததாக, இந்த ஆராய்ச்சி முடிவுகள் வெளிவந்துகொண்டிருந்த கட்டத்தில் வேறு பல உளவியல் சிகிச்சைமுறைகள் நடைமுறைக்கு வரத்தொடங்கின என்பதும் உளப்பகுப்பாய்வு சிகிச்சைமுறை செல்வாக்கு இழந்தமைக்கு ஒரு முக்கியக் காராணமாக அமைந்தது. நடத்தைச் சீராக்கம் *(Behavior modification)*, அறிகைச் சிகிச்சை *(Cognitive therapy)* போன்ற சிகிச்சைமுறைகள் பல பொதுமனக்கோளாறுகளுக்குப் பயனுள்ளவை என்பதை ஆய்வுகள் எடுத்துக்காட்டின. இம்மாதிரியான சிகிச்சைமுறைகள் ஒப்பீட்டளவில் குறுகிய காலச் சிகிச்சைமுறைகளாகும். இந்தப் புதிய சிகிச்சைமுறைகள் சில மாதங்களில் பலன் தந்தன. மாறாக, உளப்பகுப்பாய்வுச் சிகிச்சையானது பல ஆண்டுகள் நீடிக்கும், எனவே, உளப்பகுப்பாய்வு பின்னுக்குத் தள்ளப்பட்டதில் வியப்பில்லை. ஃபிராய்டு காலத்தில் உளநரம்பு நோய்களுக்கு வேறு சிகிச்சைமுறைகள் இருக்கவில்லை என்பதையும் நினைவு கூரவும்.

இந்தக் கட்டத்தில் வழக்குக்கு வந்த சிகிச்சைமுறைகளில் முதன்மையானது அறிகை – நடத்தைச் சிகிச்சை *(Cognitive behaviour therapy, CBT)* என்ற சிகிச்சைமுறையே. இந்தச் சிகிச்சை யானது எண்ணங்கள், உணர்வுகள், நடத்தைகள் ஆகிய மூன்றும் ஒன்றுடன் ஒன்று தொடர்புடையவை என்ற அடிப்படையில் அமைந்த ஒரு சிகிச்சைமுறையாகும்[3] (காண்க: வரைபடம் 17.1). நடத்தை என்பது நனவிலி உந்தல்களாலோ ஆழ்மனத் தூண்டுதலாலோ நடைபெறும் ஒன்றல்ல. மாறாக ஒரு மனிதன் எப்படித் தன்னையும் புறஉலகையும் புரிந்துகொள்கிறான், அந்த எண்ணங்களையும் உணர்ச்சிகளையும் எவ்வாறு ஒழுங்குமுறைப் படுத்துகின்றான், அதன் மீது எப்படிச் செயல்படுகின்றான் என்பதைப் பொறுத்தே நடத்தை அமையும். எனவே, நடத்தையை மாற்ற வேண்டுமானால் ஒரு மனிதனது புரிந்துகொள்ளும் பாணியை (அறிகையை) மாற்றவேண்டும் என்று இந்தக் கோட்பாடு கூறுகிறது. எண்ணங்களும் உணர்வுகளும் மனிதரின் நடத்தையில் எவ்வளவு தூரம் செல்வாக்கு அல்லது பாதிப்பை ஏற்படுத்துகின்றன என்று புரிந்துகொள்வதற்கு இந்தச் சிகிச்சை முறை உதவுகிறது. அச்ச உணர்வு, போதைப் பழக்கம், மனஅழுத்தம், பதற்றம் போன்ற உளச்சீர்கேடுகளைப் போக்க இந்தச் சிகிச்சை முறையே தற்போது பயன்படுத்தப்படுகின்றது.

இதில் ஒருவர் தனக்குள்ள பிரச்சினைகளை நேருக்கு நேர் எதிர்கொள்ள வேண்டப்படுகிறார். அதாவது இந்தச் சிகிச்சை யானது ஒருவருக்குத் தற்போது, அதாவது இந்த நேரத்தில்

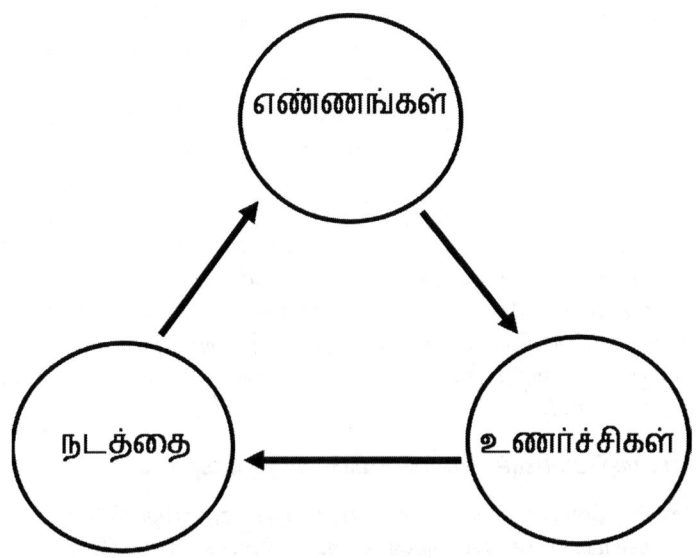

வரைபடம் 17.1 அறிவுசார் சிகிச்சைமுறை

(Here and now) என்னென்ன பிரச்சினைகள் உள்ளனவோ அவற்றின் மீது கவனம் செலுத்துகிறது. அதுமட்டுமன்றி, அவர் தனது பிரச்சினைகள் குறித்து உடனடி நடவடிக்கை எடுக்கவும் *(Action - oriented)* வேண்டப்படுகிறார். காட்டாக, மனச்சோர்வினால் தன்னைத்தானே குறைகூறிக்கொள்ளும் ஒருவருக்கு அவர் மனதில் இம்மாதிரியான எண்ணம் தோன்றும் போதெல்லாம் அதை எதிர்த்துப் போராட சில உத்திகள் கற்றுக்கொடுக்கப்படுகின்றன. அவர் மனதில் தோன்றும் எதிர்மறை எண்ணைங்களை (அறிதிறனை) மாற்றிஅமைப்பதே இந்தச் சிகிச்சைமுறையின் முக்கியக் குறிக்கோள். இதில் பல உத்திகள் கற்றுக்கொடுக்கப்படும். இதற்கு வெறும் பேச்சு மட்டும் போதாது, சிகிச்சையாளர் அறிவுறுத்தும் சில நடவடிக்கைகளைச் செய்துபார்க்க வேண்டும் என்று வலியுறுத்தப்படுகிறது. எனவே, மனச்சோர்வினால் மற்றவர்களிடமிருந்து ஒதுங்கிகொள்ளும் ஒருவர் பரீட்சார்த்தமாகத் தன் பழைய நண்பர் ஒருவரைச் சந்தித்து அவருடன் சில நிமிடங்களாவது உரையாட வேண்டப் படுவார். அந்த அனுபவத்தில் இருந்து என்ன கற்றுக்கொண்டார் என்பதை அறிந்துகொள்ள சிகிச்சையாளர் ஆர்வம் காட்டுவார். இம்மதிரி யான 'பரிசோதனைகள்' வழியாக எதிர்மறை எண்ணங்கள் குறையும், மனச்சோர்வும் படிப்படியாகக் குணமாகும் என்பதே அறிகை – நடத்தைச் சிகிச்சையின் அடிப்படைத் தத்துவம்.

மனச்சோர்வு, அச்சக் கோளாறுகள், இசிப்புநோய், கட்டாயச் செய்கைகள் போன்ற பொது மனக்கோளாறுகளுக்கு, அதாவது முன்பு உளநரம்பு நோய்கள் என்று அழைக்கப்பட்ட அத்தனை கோளாறுகளுக்கும், அறிகை – நடத்தைச் சிகிச்சை பெரிதும் பயனளிக்கிறது என்பதற்கு இப்போது வலுவான ஆராய்ச்சிச் சான்றுகள் உள்ளன. மேலும், முன்னர் கூறியது போல உளப்பகுப்பாய்வு போலல்லாது இவை குறுகிய காலத்தில் பயனளிக்கும் சிகிச்சைமுறைகள். எனவே. சமகால நடைமுறையில் பொது மனக்கோளாறுகளுக்கு இந்தச் சிகிச்சைமுறைகளே பெரிதும் பரிந்துரைக்கப்படுகின்றன.[4] உளப்பகுப்பாய்வின் பின்னடைவுக்கு இதுவும் ஒரு காரணம். ஆனாலும் உளப்பகுப்பாய்வுக் கொள்கைகள் முற்றாகத் தோற்றுப்போய்விடவில்லை.

உளப்பகுப்பாய்வுச் சிகிச்சையின் மறு அவதாரம்

உளநரம்பு நோய் உள்ளவர்கள் மரபுசார்ந்த, அதாவது ஃபிராய்டிய உளப்பகுப்பாய்வினால் பயனடைவது இல்லை என்ற போதிலும் ஃபிராய்டு கூறிய உளப்பகுப்பாய்வின் பல கூறுகள் பயனுள்ளவை என்ற அடிப்படையில் புதியதொரு சிகிச்சைமுறையும் ஏறக்குறைய இதே காலத்தில் வழக்குக்கு வந்தது. இதை உளப்பகுப்பாய்வின் மறு அவதாரம் என்று கூறலாம். இதை ஒரு சிகிச்சைமுறை என்று கூறுவதைவிட ஓர் அணுகுமுறை என்று கூறுவதே பொருத்தமாக இருக்கும். இது உளஇயங்கியல் அணுகுமுறை *(Psychodynamic approach)* என்று வழங்கப்படுகிறது. இது உள்ளத்தை இயக்கும் சக்திகள் எப்போதும் மாறிக்கொண்டே இருக்கும் என்பதை அடிப்படையைக் கொண்டது.

இந்த அணுகுமுறைக்கு அடிப்படையாக அமைந்துள்ளது ஃபிராய்டு கூறிய சில கருத்துகளே. குறிப்பாக, உளம் சார்ந்த பிரச்சினைகளுக்கும் பொது மனக்கோளாறுகளுக்கும் நனவிலி மனதில் உண்டாகும் போராட்டங்களும் அச்சங்களும் காரணம் என்ற ஃபிராய்டின் கூற்றை இந்தச் சிந்தனைப் பள்ளி ஏற்றுக் கொள்கின்றது. அதேபோல, நமது நடத்தை, மனப்பாங்கு, உணர்ச்சிகள், மனச்சிக்கல்கள் ஆகியவற்றுக்கு நமது குழந்தைப் பருவ அனுபவங்கள் முக்கியக் காரணமாக அமைகின்றன என்பதையும் ஒத்துக்கொள்கிறது. அதே வேளையில் தனியொரு மனிதனின் வளர்ச்சிநிலையும் அவன் முன்னுள்ள அன்றாடக் குடும்ப, சமுதாய, வாழ்வியல் பிரச்சினைகளைச் சமாளிக்க உதவும் வகையில் சிகிச்சை அமைய வேண்டும் என்றும் கூறுகிறது. சிகிச்சையின்போது ஃபிராய்டு கூறிய மாற்றீடு, எதிர்மாற்றீடு, மனத்தடை, மனதின் தற்காப்பு முறைகள் ஆகியவற்றில் சிகிச்சை

யாளர் சிறப்புக் கவனம் செலுத்த வேண்டும் என்றும் வலியுறுத்து கிறது (வரைபடம் 17.2).

காட்டாக, மனச்சோர்வு உள்ள ஒருவருக்குச் சிகிச்சை யளிக்கும்போது குழந்தைப் பருவத்தில் அவருக்கும் அவர் தாய் தந்தைக்குமிடையே இருந்த உறவுகள் பிற்காலத்தில் அது அவரின் அன்றாட உறவுகளை எவ்வாறு பாதிக்கிறது என்பதையும் நோயுற்றவரும் மனநலப் பணியாளரும் கூட்டாக ஆராய்வார்கள். தற்போதுள்ள பிரச்சினைகளை எவ்வாறு எதிர்கொள்வது என்பது பற்றியும் பேசுவார்கள். அதாவது ஈகோ எனப்படும் அகம் விவேகமுடன் செயல்பட வேண்டும் என்பதும், அதைப் பலப்படுத்துவதால் உளம் சார்ந்த பிரச்சினை களைச் சீர்செய்ய முடியும் என்பதுவுமே இதன் அடிப்படைத் தத்துவம். பொதுவாகக் கூறுமிடத்து இந்தச் சிகிச்சைமுறையின் குறிக்கோள்கள் பின்வருமாறு: (1) ஒருவரது தற்போதைய நிலையை அவரது கடந்தகால அனுபவங்கள், குறிப்பாக குழந்தைப் பருவ அனுபவங்கள் எவ்வாறு பாதிக்கின்றன என்பது பற்றிய தன்னுணர்வை ஏற்படுத்துவது (2) இப்போதைய பிரச்சினைகள் குறித்து அவர் என்னென்ன செய்ய முடியும் என்ற விழிப்புணர்வை உருவாக்குவது. சிகிச்சையாளர் ஃபிராய்டு கூறிய விதிகளின்படி நோயுற்றவரோடு ஓர் இணக்கமான உறவை உருவாக்கிக்கொள்ள முயல்வார். இந்த நேர்காணல்களின்போது சிகிச்சையாளர் மாற்றீடு, எதிர்மாற்றீடு, மனத்தடை போன்ற உறவுசார்ந்த விஷயங்களில் மிகுந்த அக்கறை காட்டுவார்.

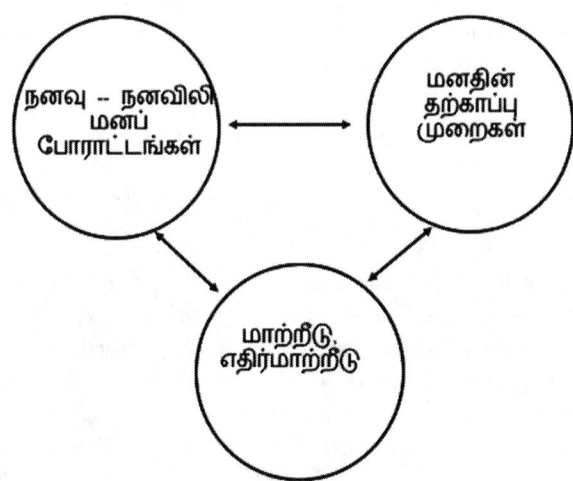

வரைபடம் 17.2 உள இயக்காற்றல் சிகிச்சை: முக்கியக் கூறுகள்

இந்தச் சிகிச்சை முறையில் கனவுகளின் பொருள் விளக்கம், குழந்தைப் பருவப் பாலுமை, இடிபஸ் சிக்கல் ஆகியவை பற்றிப் பேசப்படுவது இல்லை என்பதைக் கவனிக்கவும். அத்தோடு, எரிக் எரிக்சன், எரிக் ஃப்ரோம் போன்ற சிலரின் கருத்துகளும் உள்ளடக்கப்பட்டுள்ளன. ஃபிராய்டு கூறியது போல உளஇயங்கியல் அணுகுமுறையின் குறிக்கோள் நோயுற்றவர் தன்னைப் பற்றியும் தன் மனம் இயங்கும் விதம் பற்றியும் அறிந்துகொள்வதே ஆகும். எனவே ஒருவருக்கு உள்ள பிரச்சினைகள் குறித்தத் தன்னுணர்வையும் தன்னறிவையும் *(Insight)* ஏற்படுத்துவதே சிகிச்சையின் குறிக்கோள். இன்று, உளவியலாளர்கள், மனநல மருத்துவர்கள், மனநல ஆலோசகர்கள் எனப் பலதரப்பட்டவர்களும் இம்முறையை அல்லது இந்த முறையின் சில கூறுகளைப் பயன்படுத்திவருகிறார்கள். இந்தச் சிகிச்சை முறை சில வாரங்கள் அல்லது மாதங்கள் வரை நீடிக்கும் ஒரு குறுகிய காலச் சிகிச்சைமுறையாகும். இது குறுகியகால உளஇயங்கியல் சிகிச்சை *(Short term psychodynamic psychotherapy)* என்று அழைக்கப்படுகிறது. மனப்பதற்றம், மனச்சோர்வு போன்ற பல பொது மனக்கோளாறுகளுக்கு இது பயனளிக்கிறது என்பதற்கு ஆராய்ச்சிச் சான்றுகள் உள்ளன.[5]

இந்த நூலில் இதுவரை உளப்பகுப்பாய்வுக் கோட்பாடுகள் பற்றியும் அதன் அடிப்படையில் அமைந்த உளப்பகுப்பாய்வுச் சிகிச்சை பற்றியும் கூறினோம். இனி, தனிமனித உளவியலையும் தாண்டி ஃபிராய்டு சமூகம், நாகரிகம் பற்றியும் மனிதர்களது வாழ்க்கையுடன் நெருங்கிய தொடர்புடைய மதம், கலை இலக்கியம் ஆகியவை பற்றியும் என்ன கூறினார் என்பதை அடுத்து வரும் இயல்களில் காண்போம்.

பெட்டி 17.1 உளவியல் சிகிச்சைமுறைகள்

இன்றைய மனநலச் சிகிச்சைமுறைகளில் நடைமுறையில் உள்ள மூன்று அணுகுமுறைகள்:

நடத்தை மாற்றம்/சீராக்கம்: ஒருவரின் நடத்தையினால் ஏற்படும் விளைவுகளை மாற்றுவதனால் அவரின் உணர்ச்சிகள், நடத்தை சார்ந்த பிரச்சினைகளை மாற்ற இயலும் என்ற அடிப்படையில் அமைந்த ஒரு சிகிச்சை முறை. காட்டாக, மனச்சோர்வினால் பாதிக்கப்பட்ட ஒருவர் தனிமையை நாடாமல் மற்றவர்களுடன் கலந்து உறவாடுவது, உடற் பயிற்சிகள் செய்வது, தான் விரும்பிச் செய்யும் செயல்களில் ஈடுபடுவது போன்ற நடத்தைகளை ஓர் ஒழுங்குமுறையின்படிச்

செய்வதால் மனச் சோர்வைப் படிப்படியாகக் குணமாக்க முடியும் என்பதை அடிப்படையாகக் கொண்ட ஒரு சிகிச்சை முறை.

அறிவுசார் (அறிகை – நடத்தை) சிகிச்சை: ஒருவரின் எண்ணங்களில் மாற்றங்களை ஏற்படுத்துவதனால் அவரது உணர்ச்சிகளையும் நடத்தைகளையும் மாற்ற முடியும் என்ற அடிப்படையில் உருவாக்கப்பட்ட சிகிச்சைமுறை. காட்டாக, மனச்சோர்வினால் பாதிக்கப்பட்ட ஒருவரின் எதிர்மறை எண்ணங்களைத் திருத்தி அமைப்பதால் மனச்சோர்வைப் போக்க முடியும் என்ற கொள்கையின் அடிப்படையில் அமைக்கப்பட்ட ஒரு சிகிச்சைமுறை. நடைமுறையில் இது மேலே கூறப்பட்ட நடத்தை மாற்றத்தையும் உள்ளடக்கும்.

உள இயங்கியல் சிகிச்சை: *(நனவிலி)* மனதின் போராட்டங்கள், குழந்தைப் பருவ அனுபவங்களின் தாக்கங்கள், அன்றாட வாழ்வியல் பிரச்சினைகள் ஆகியவற்றை ஆராய்ந்து அதைப் பாதிக்கப்பட்டவருக்கு உணர்த்துவதைக் குறிக்கோளாகக் கொண்ட சிகிச்சைமுறை. ஃபிராய்டியச் சிந்தனையின் பல கூறுகளை உள்ளடக்கியது.

இயல் 18

குழு உளவியல்

மானுடர்கள் தனித்து வாழ்வதில்லை, பிற மனிதர்களுடன் கூட்டாகச் சேர்ந்து வாழ்வதே மனித இயல்பு. மனிதனுக்குள்ள உடன்பிறந்த இயல்புணர்வுகளில் இதுவும் ஒன்று. விலங்குகளும் கூட்டம் கூட்டமாகவே வாழ்கின்றன. ஆனாலும் மனித குலத்தின் சிறப்பம்சம் என்னவென்றால் அவன் எப்போதும் குடும்பம், குடி, குலம், இனம், தேசம் ஆகியவற்றின் அங்கத்தவனாக, அதாவது ஒரு குழுவின் உறுப்பினனாகவே எப்போதும் வாழ்ந்துவந்திருக்கிறான். குடும்பம் என்பது ஒரு சிறு குழு; இனம், தேசம் என்பவை பெருங்குழுக்கள். மனிதன் தனியொருவனாக நடந்துகொள்ளும் விதத்துக்கும் அவன் ஒரு குழுவாகச் செயல்படும் போது நடந்துகொள்ளும் முறைக்கும் ஏதேனும் வித்தியாசம் உள்ளதா என்ற கேள்வி ஃபிராய்டு வாழ்ந்த காலத்திலேயே பல அறிஞர்களால் ஆராயப்பட்டுவந்துள்ளது. இது குழு உளவியல் (Group psychology) என்று அறியப்படுகிறது. ஃபிராய்டு 1924ஆம் ஆண்டு எழுதிய 'குழு உளவியலும் அகத்தின் பகுப்பாய்வும்' என்ற கட்டுரை குழு உளவியலுக்கு அவர் அளித்த மகத்தான பங்களிப்பாகக் கருதப் படுகிறது.[1] இதுவரை தனிமனித மனதைப் பற்றி மட்டுமே எழுதிவந்த ஃபிராய்டு இந்தக் கட்டுரையில் மனிதன் ஒரு குழுவாகச் செயல்படும்போது எவ்வாறு இயங்குகிறான் என்பதை உளப்பகுப்பாய்வின் வழி நின்று ஆராய்கிறார். இந்தக் கட்டுரை பின்வருமாறு ஆரம்பிக்கிறது:

மேலோட்டமாகப் பார்க்கும்போது தனிமனிதனின் உளவியலுக்கும் மனிதக் குழுக்களின் உளவியலுக்கும் இடையே பெரும் வித்தியாசம் உள்ளது என்று தோன்றியபோதிலும் அதை நுணுகி ஆராயும்போது இந்த வித்தியாசங்கள் சொற்பமானவையே என்று தெரியவரும். தனிமனித உளவியல் தனியாள் பற்றியது, அவன் தன் இயல்புணர்வுகளின் உந்தல்களுக்கு எவ்வாறு நிறைவு காண முயல்கிறான் என்பது பற்றியதாக இருந்தபோதிலும், சில விதிவிலக்கான சந்தர்ப்பங்களில் மட்டுமே, அதாவது மிக அரிதாகவே, அவன் மற்றவர்களுடன் கொண்டுள்ள உறவு களைப் புறக்கணிக்க முடியும். தனிஒருவனின் உளவாழ்வில் இன்னொருவர் தவிர்க்க முடியாதபடி – ஒரு முன்னுதாரணமாக, ஒரு புறப்பொருளாக, உதவி செய்பவராக, எதிரியாக – ஏதோ ஒரு வகையில் சம்பந்தப்பட்டிருப்பார். எனவே, தனிமனித உளவிய லானது அதன் விரிந்த பொருளில்... ஆரம்பத்திலிருந்தே சமூக உளவியலாகவும் விளங்குகிறது...

ஒரு நபர் அவரது பெற்றோர், உடன்பிறந்தார், தன் அன்புக்குக் குரியவர், தனது மருத்துவர் ஆகியவர்களுடன் கொண்டிருக்கும் உறவுமுறைகளைக் வைத்துப்பார்க்கும்போது ... இதைச் சமூகக் காரண காரியத் தொடர்பாகவே (Social Phenomena) பார்க்க வேண்டியுள்ளது... ஆனாலும் மேலே கூறப்பட்ட உறவுகள் யாவும் அவர் இன்னொரு நபருடன் அல்லது ஒரு சில நபர் களுடன் கொண்டுள்ள உறவையே குறிக்கிறது... ஆனால் நாம் குழு உளவியல் என்று பேசும்போது தனியொரு மனிதன் ஓர் இனத்தின், ஒரு நாட்டின், ஒரு குலத்தின், பணியிடத்தின், ஒரு நிறுவனத்தின் உறுப்பினனாகச் செயல்படுவதைக் குறிக்கிறது.

இவ்வாறு தெளிவாக குழு உளவியலை வரையறை செய்யும் ஃபிராய்டு மனிதன் இரண்டு விதமாகக் கூட்டாக இயங்குகிறான் என்றும் வேறுபடுத்திக் காண்கிறார். ஒன்று தற்காலிகமாக உருவாகும் கூட்டம் (Crowd). ஒரு பேருந்தில் பயணம் செய்பவர்கள், ஒரு திரை அரங்கில் படம் பார்ப்பவர்கள், ஒரு விபத்து நடந்த இடத்தில் கூடுபவர்கள் ஆகியவர்களை இதற்கு எடுத்துக்காட்டாகக் கூறலாம். மற்றது, குடும்பம், இனம், தேசம் போன்றவை ஒழுங்காக அமையப்பெற்ற குழுக்கள் (Groups). இந்த இரண்டுக்குமிடையே பல வித்தியாசங்கள் உள்ளன. ஃபிராய்டு பெரும்பாலும் பெருங்குழுக்கள் பற்றியே பேசுகிறார். ஆனாலும் போகிறபோக்கில் கூட்டங்கள் பற்றி ஃபிராய்டு கூறிச் செல்கிறார்.

கூட்டமும் குழுவும்

கூட்டங்கள் தற்காலிகமாக உருவாகின்றன, பின் கலைந்து போகின்றன. இதன் உறுப்பினர்கள் ஒருவரையொருவர் அறிய மாட்டார்கள். கூட்டங்களாக இயங்கும்போது ஒருவனின் இயல்புகள் அவன் தனியொருவனாகச் செயல்படுவதிலிருந்து வித்தியாசமாக உள்ளன என்பதை ஃபிராய்டு சுட்டிக் காட்டுகிறார். ஒரு கூட்டத்தின் உறுப்பினர்கள் விரைவாக உணர்ச்சிவசப்படுகிறார்கள், தனிமனிதனாக இயங்கும்போது கடைப்பிடிக்கும் கட்டுப்பாடுகளை மீறி நடந்துகொள்வார்கள். காட்டாக, தனியாளாக வன்முறையை வெறுத்து ஒதுக்கும் ஒருவர் கூட்டமாகச் செயல்படும்போது சற்றும்கூட எண்ணிப் பார்க்காமல் அடிதடிகளில் ஈடுபடுவதை நாம் காணக்கூடியதாக உள்ளது. விளையாட்டுத் திடலில் உள்ள பார்வையாளர்கள், கூட்டம் ஒன்றில் பங்கெடுப்பவர்கள், ஊர்வலத்தில் போகிறவர்கள் போன்றவர்கள் எளிதாகவே வன்முறையில் ஈடுபடுவதையும் இதற்கு உதாரணங்களாகக் கூறலாம். இவ்வாறு கூட்டமாகச் செயல்படும்போது தனிமனிதனின் அறிவுத்திறன் குன்றிப்போகிறது என்று ஃபிராய்டு கூறுகிறார். சாதாரண மொழியில் இது மந்தை மனநிலை *(Herd instinct)* என்றும் அழைக்கப்படுகிறது.

மனிதக் குழுக்கள் வித்தியாசமானவை. சமுதாயத்தில் மனிதன் எப்போதுமே பெரு, சிறு குழுக்களாகவே இயங்கி வந்திருக்கிறான். குடும்பம், அலுவலகப் பணிக்குழு, விளையாட்டு அணி ஆகியவை சிறுகுழுக்கள். இனம், மதம், நாடு ஆகியவற்றில் உள்ள மக்கள், ஓர் இராணுவம், ஒரு நிறுவனம் ஆகியவை பெருங் குழுக்கள். ஒரு பள்ளிக்கூடம், பணியகம் ஆகியவற்றிலும் நாம் பெருங்குழுக்களாகவே செயல்படுகிறோம். இவை முறையாக ஒழுங்குபடுத்தப்பட்டவை. இவ்வாறான குழுக்களின் பண்புகள் என்ன என்பதை ஃபிராய்டு விளக்குகிறார் (இதை வாசிக்கும்போது குடும்பம் போன்ற சிறுகுழுவையோ தமிழினம், இந்து மதத்தவர் என்ற பெருங்குழுவையோ எண்ணிப்பார்ப்பது பயனுள்ளதாக இருக்கும்):

- எந்த ஒரு குழுவுக்கும் ஒரு வரலாறு உண்டு. அக்குழுவின் உறுப்பினர்கள் தொடர்ந்து பல காலம் கூட்டாக இயங்கி வந்திருப்பார்கள். அதாவது, அவர்களுக்குத் தொடர்ச்சி யான ஒரு வரலாறு உண்டு.
- குழுவின் உறுப்பினர்களிடையே உணர்ச்சிபூர்வமான பந்தங்கள் உருவாகி இருக்கும். அவர்கள் பற்றாலும் பாசத்தாலும் பிணைக்கப்பட்டிருப்பார்கள். ஒரு குழுவின்

அங்கத்தினர்கள் தன் குழுவுக்கு விசுவாசமாக நடந்து கொள்வார்கள்.

- குழுக்கள் குறிப்பிட சில சம்பிரதாயங்களும் வழக்கங்களும் கொண்டவை. மரபு, பண்பாடு, வழக்கங்கள், சடங்குகள், போன்றவற்றை இது உள்ளடக்கும்.
- ஒரு குழு தன்னைப் போன்ற வேறு குழுக்களுடன் ஏதோ ஒருவகையில் தொடர்புகொண்டிருக்கும். அதாவது தன் குழு என்று ஒன்று இருந்தால் மாற்றான் குழு என்று ஒன்றும் இருப்பது நியதி.

ஒரு குழுவின் அங்கத்தவனாக ஒருவன் செயல்படும்போது அதன் தாக்கத்தால் அவன் மனதில் சில மாற்றங்கள் ஏற்படுகின்றன. இந்த மனநிலையைக் குழு மனப்பான்மை *(Group mind)* என்று ஃபிராய்டு அழைக்கிறார். ஆகவே குழு உளவியல் என்பது ஒரு மனிதன் ஒரு குழுவின் அங்கத்தவனாக இயங்கும்போது எவ்வாறு நடந்துகொள்கிறான் என்பதை மையமாகக் கொண்டது. இதுதான் மனித வரலாற்றில் மிகத் தொன்மையான உளவியல் என்கிறார் ஃபிராய்டு. ஒரே சமயத்தில் ஒருவன் பல குழுக்களைச் சார்ந்தவனாக இருக்கலாம் என்பதையும் கவனிக்கவும்.

மனிதன் குழுவாகச் செயல்படும்போது அந்தக் குழுவின் அங்கத்தினர் இடையே உள்ள வித்தியாசங்கள் குறைகின்றன; அதன் உறுப்பினர்கள் ஒற்றுமைப்படுவார்கள்; அவர்களுக்குள் ஒரு புரிந்துணர்வு காணப்படும்; தன் குழு உறுப்பினர்களின் விநோதமான குணாம்சங்களைக்கூடப் பொறுத்துக்கொள்வார்கள்; பகைமையும் போட்டியும் குறைகின்றன. அவர்கள் தங்களைத் தன் குழுவுடன் அடையாளப்படுத்திக்கொள்கிறார்கள். இதை ஃபிராய்டு குழந்தைப் பருவத்தில் ஒரு பையன் இடிபஸ் சிக்கலின்போது தன் தந்தையுடன் அடையாளப்படுத்திக் கொள்வதற்குச் சமமானது என்று கூறுகிறார் (காண்க: இயல் 6). ஃபிராய்டியச் சிந்தனைப்படி அடையாளப்படுத்திக்கொள்ளல் *(Identification)* என்பது மனித மனதின் ஒரு முக்கியப் பண்பு. ஆரம்பத்தில் நாம் நம்மை நம் தாய்தந்தையுடன் அடையாளப் படுத்திக்கொள்கிறோம். பின் குடும்பம், நண்பர் குழு, பணிக்குழு, இனம், மதம், தேசம் என்று நம் அடையாளம் விரிவடைகிறது. அதாவது, கூட்டான மக்கள் இணைகிறார்கள், கூட்டுஅடையாளம் பெறுகிறார்கள்

மேலே கூறப்பட்டவை யாவும் அனேகமாக எல்லோரும் அறிந்தவையே. இதில் புதிதாக எதுவும் இல்லை என்பது

உண்மையே. ஆனால் இந்த இடத்தில்தான் ஃபிராய்டு குழுக்களின் முக்கியமான இன்னொரு பண்பைச் சுட்டிக்காட்டுகிறார். இந்த மாதிரியாக 'நாம்' என்ற ஒரு அடையாளத்தை உருவாக்கிக்கொள்ளும்போது 'பிறர்' என்ற குழுவையும் நாம் நம்மை அறியாமலே கட்டமைத்துக்கொள்கிறோம் என்கிறார் ஃபிராய்டு (இன்றைய உளவியலில் இது முறையே உட்குழு *(In - group)* என்றும் வெளிக்குழு *(Out - group)* என்றும் அறியப் படுகிறது). காட்டாக, ஒரு மதத்தைச் சார்ந்தவர்கள் என்று தம்மை அடையாளப்படுத்திக்கொள்பவர்கள் அவர்கள் பிற மதத்தினரை வெளிக்குழுவாகக் கருதுகிறார்கள். அதாவது, தவிர்க்க முடியாதபடி 'என் மதம்', 'உன் மதம்' என்ற பாகுபாடு உருவாகி விடுகிறது. குழுக்கள் விரைவாக உருவாகின்றன என்பதையும் குழுக்களுக்கிடையே போட்டாபோட்டி உண்டாகின்றன என்பதையும் சமீபத்தில் நடத்தப்பட்ட சமூக உளவியல் பரிசோதனைகள் உறுதிப்படுத்துகின்றன (காண்க: பெட்டி 18.1).

பெட்டி 18.1 குழுக்களின் உருவாக்கம்:
ஒரு சமூக உளவியல் பரிசோதனை[5]

முஷாஃப்பர் ஷெரிஃப் என்ற அமெரிக்க உளவியல் ஆய்வாளர் 1954ஆம் ஆண்டு நடத்திய இந்தப் பரிசோதனையில் 11 வயதான 22 சிறுவர்கள் பங்கெடுத்தார்கள். அதற்கு முன் இவர்கள் ஒருவரை ஒருவர் அறிந்திருக்கவில்லை. எந்த ஒழுங்குமுறையு மின்றி இவர்கள் இரண்டு குழுக்களாகப் பிரிக்கப்பட்டார்கள். பின், இவ்விரு குழுவினரும் ஒரு கோடைகால முகாமுக்கு வெவ்வேறாக அழைத்துச் செல்லப்பட்டார்கள். முகாமில் வெவ்வேறு பகுதிகளில் இருத்தப்பட்டார்கள். ஒரு குழு இருப்பதை மற்ற குழு அறியவில்லை. அங்கு இவர்கள் விளையாட்டு, பொழுதுபோக்கு, சமையல் போன்ற நடவடிக்கைகளில் பங்கேற்றார்கள். விரைவில் இவர்கள் ஒரு குழுவாகச் செயல்படத் தொடங்கினார்கள். தத்தம் குழுவுக்கு வெவ்வேறு பெயர் சூட்டிக்கொண்டார்கள். முகாமைப் பராமரிக்கக் கடமைகளைப் பிரித்துக்கொண்டார்கள். ஓரிருவர் குழுவில் தலைமை தாங்கவும் செய்தார்கள். ஒரு வாரத்தில் அவர்களிடையே நட்பும் ஒத்துழைப்பும் காணக் கூடியதாக இருந்தது.

பரிசோதனையின் அடுத்த கட்டமாக, அந்த முகாமின் இன்னொரு பகுதியில் வேறொரு குழு இருப்பதாகப் பரிசோதனையாளர்கள் இரண்டு குழுக்களுக்கும்

அறிவித்தார்கள். இப்போது, ஒவ்வொரு குழுவும் விழிப்புடன் செயல்படத் தொடங்கிது. மற்ற குழு எங்கே நிலைகொண்டிருக் கிறது என்று வேவு பார்க்கத் தொடங்கினார்கள். விரைவில் இரு குழுக்களுக்குமிடையே விளையாட்டுப் போட்டிகள் ஏற்பாடு செய்யப்பட்டன. கயிறிழுப்பு, பந்து விளையாட்டு எனப் பல போட்டிகள் நடந்தன. வெற்றி பெற்ற குழுவுக்குப் பரிசு அளிக்கப்பட்டது. இந்தக் கட்டத்தில் இரு குழுக்களிடையேயும் பெரும் மாறுதல்கள் ஏற்படத் தொடங்கின. போட்டிகளின்போது முரட்டுத்தனமாக மோதிக் கொண்டார்கள். இரு குழுக்களுக்குமிடையே சண்டைகளும் சச்சரவுகளும் ஏற்பட்டன. இரவுவேளைகளில் மற்ற குழுவின் எல்லைக்குள் ஊடுருவி அவர்களின் கொடியை எரித்தார்கள், உடைமைகளைத் சேதப்படுத்தினார்கள், அவர்களை இழிவுபடுத்தும் வாசகங்களை முகாமில் எழுதினார்கள். விளையாட்டுப் போட்டிகளின்போது மிக வன்மையான தாக்குதல்கள் இடம்பெற்றன.

பரிசோதனையின் மூன்றாவது கட்டமாக, இரு குழுக்களும் ஒரு பொதுக் குறிக்கோளை நோக்கி ஒத்துழைக்க வேண்டிய நிலைமையைப் பரிசோதனையாளர்கள் ஏற்படுத்தினார்கள். உதாரணமாக, இரு முகாம்களுக்கும் நீர் விநியோகம் துண்டிக்கப்பட்டது. இரு குழுக்களும் நெடுந்தூரம் நடந்து சென்று நீர் கொண்டுவர வேண்டிய நிலை ஏற்பட்டது. இப்போது, இரு குழுக்களிலும் திடீர் மாற்றங்கள் உண்டாகின. இதுவரை சண்டையிட்டுக்கொண்டிருந்தவர்கள் ஒன்று சேர்ந்து செயல்படத் தொடங்கினார்கள். நீர் கொண்டுவரும் பணியைத் திறம்படச் செய்ய கடமைகளைத் தம்மிடையே பிரித்துக்கொண்டார்கள். ஒவ்வொரு சிறு பணியிலும் இரு குழுவினரும் பங்குபற்றினார்கள். பகைமையும் விரோதமும் குறைந்து ஒத்துழைப்பும் ஒத்தாசையும் உருவாகின. மூன்றாவது வார இறுதியில் முகாம்கள் கலைக்கப்பட்டன. அவர்கள் திரும்பிப்போகும்போது, சிலர் மற்ற முகாமைச் சேர்ந்தவர்களோடு தொலைபேசி எண்களைப் பரிமாறிக் கொண்டார்கள். நண்பர்களாகப் பிரிந்தார்கள்.

இந்தச் சிறு பரிசோதனையிலிருந்து தெரியவருவருவது என்ன?

முதலாவதாக, மனிதக்குழுக்கள் மிகத் துரிதகதியில் உருவாகி ன்றன. ஊர்பேர் தெரியாத 11 சிறுவர்கள் ஒன்றாக முகாமிட்ட ஒரு வார காலத்தில் தங்களை ஒரு குழுவாக அடையாளப்

படுத்திக்கொண்டு இயங்கத் தொடங்கினார்கள். குழுக்கள் விரைவாக உருவாகின்றன என்பது முதல் கண்டுபிடிப்பு.

இரண்டாவதாக, குழுக்களிடையே போட்டாபோட்டி ஏற்படும்போது பகைமையும் விரோதமும் உண்டாகின்றன. அவர்கள் எதிரிகளானார்கள். பரிசோதனையில் பங்குகெடுத்த சிறுவர்களில் வெற்றி பெற்றவர்களுக்குச் சிறு பரிசுகள் வழங்கப்பட்டபோது அவர்களிடையே வன்மம் அதிகரித்தது. இதை யதார்த்த உலகத்துக்குப் பொருத்திப் பார்த்தால் பொருளாதார வளங்களுக்கான போட்டியின் தர்க்கரீதியான ஒரு விளைவே குழுக்களிடையே ஏற்படும் பகைமையும் வன்மமும் என்பது புலனாகும்.

மூன்றாவதாக, இரு சாராரும் ஒன்றுபட்டு ஓர் உயர்நிலைக் குறிக்கோளை நோக்கிப் பாடுபடும்போது குழுக்களிடையே ஒற்றுமையும் நட்பும் நல்லுறவும் உண்டாகின்றன என்பதையும் அந்த 11 வயதுச் சிறுவர்கள் நிரூபித்துக் காட்டினார்கள்.

இந்தப் பரிசோதனையில் இரண்டு குழுக்களும் சம அதிகாரம் கொண்டிருந்தன என்பதையும் கவனிக்கவும். இது குறித்து பின்நாளில் முஷாஃபர் ஷெரிஃபிடம் கேட்டபோது அவர், “சம பலம் இல்லாத குழுக்களாக இருந்திருந்தால் நிலைமையை எங்களால் கட்டுப்படுத்தியிருக்க முடியாது போயிருக்கும், ஒரு போரே வெடித்திருக்கும்” என்று பதிலளித்தார்! இந்தப் பரிசோதனை சமூக உளவியலின் ஒரு மைல்கல்லாகப் கருதப்படுகிறது.

குழுக்களின் தற்காப்பு முறைகள்

இயல்பாகவே மக்கள் குழுக்கள் தாம் அன்னியர்கள் என்று கருதுகிறவர்களை, அதாவது வெளிக்குழுவை, ஓரளவு சந்தேகத்துடனும் காழ்ப்புணர்ச்சியுடனும் பார்க்கின்றன என்பதை ஃபிராய்டு சுட்டிக்காட்டினார். குறிப்பாகத் தன் குழுவில் உள்ளவர்களைவிடப் பார்வைக்கு வித்தியாசமாக இருப்பவர்களையும் பழக்கவழக்கங்களினால் வேறுபட்டவர்களையும் உட்குழு சந்தேகத்துடனும், சில வேளைகளில் வெறுப்புடனும் பார்க்கிறது. எண்ணிக்கை அளவில் உட்குழு பெரும்பான்மை பெற்றதாக இருந்தாலும் சிறுபான்மையாக உள்ள வெளிக்குழு தன்னை அச்சுறுத்துவதாக உணர்கிறது.

ஆனால் தாம் இவ்வாறு துவேஷத்துடன் நடந்துகொள்வதாக உட்குழு நினைப்பது இல்லை. தாம் நியாயமாகவும்

சகிப்புத்தன்மையோடும் நடந்துகொள்வதாகவே நம்புகிறது. இது எப்படிச் சாத்தியமாகிறது? தனிமனிதனுக்குள்ள தற்காப்பு முறைகள் பற்றி இயல் 7இல் கூறப்பட்டன. மனிதக் குழுக்களுக்கும் இது பொருந்தும் என்று கூறுகிறார் ஃபிராய்டு. வெளிக்குழு மீது தாம் கொண்டுள்ள பகையுணர்ச்சியை நியாயப்படுத்த உட்குழுவானது இரண்டு தற்காப்பு முறைகளை நாடுகிறது என்று விளக்குகிறார் ஃபிராய்டு. இதில் ஒன்று, பகுத்தறிவாக்கம், மற்றது புறத்தெறிப்பு.

பகுத்தறிவாக்கம் (Rationalisation) என்பது ஒரு முடிவுக்கு வந்தபின் அதை நியாயப்படுத்தி தமக்குத் தாமே சமாதானம் கூறிக்கொள்வதாகும். இந்தத் தற்காப்பு முறை தனிமனிதனிடம் எவ்வாறு வெளிப்படுகிறது என்பதை இயல் 8இல் கண்டோம். குழு உளவியலில் உட்குழுவானது வெளிக்குழுவின் மேல் கொண்டுள்ள காழ்ப்புணர்ச்சியை நியாயப்படுத்த காரணங்களைக் கற்பித்துக்கொள்வதை இது குறிக்கும். இது உண்மையான காரணத்தை மூடிமறைத்து வேறு காரணங்களைக் கூறி அமைதி கொள்ளும் ஒரு தற்காப்பு உத்தியாகும். காட்டாக, ஒரு சாதியைச் சேர்ந்தவர்களை ஒதுக்கிவைக்க அவர்கள் பழக்கவழக்கங்கள் வித்தியாசமானவை, அவர்கள் அசுத்தமானவர்கள் என்று காரணம் கற்பிக்கப்படுவதைச் சுட்டிக்காட்டலாம். உட்குழுவில் உள்ள பலர் கூட வித்தியாசமான பழக்கவழக்கங்கள் கொண்டிருப்பார்கள், அவர்களிலும் அசுத்தமானவர்கள் உள்ளார்கள் என்பதை இவர்கள் எண்ணிப்பார்ப்பதில்லை. இவர்களுக்கு சிறப்பு விதிவிலக்கு அளிக்கப்படுகிறது. பகுத்தறிவாக்கத்தில் இரண்டு கூறுகள் உள்ளன என்பதைக் கவனிக்கவும். ஒன்று, முடிவு செய்த பின்னரே காரணம் கற்பிக்கப்படுகிறது. மற்றது, உண்மையான காரணத்தை மறைப்பதே அதன் உள்நோக்கம். இவ்வாறு பகுத்தறிவாக்கம் பல தளங்களில் செயல்படுவதைக் காண்கிறோம்.

குழுக்களிடையே காணப்படும் இன்னொரு தற்காப்பு முறை புறத்தெறிப்பு ஆகும் (காண்க: இயல் 7). சமுதாயத்தில் காணப்படும் எல்லாப் பிரச்சினைகளுக்கும் வெளிக் குழுவே காரணம் என்ற கருத்து உருவாகப் புறத்தெறிப்பு என்ற தற்காப்பு முறையே காரணம். உட்குழுவானது தனக்கு உள்ள பல பிரச்சினைகளுக்கும் வெளிக்குழுவே காரணம் என்று எண்ணுகிறது. சமுதாயத்தில் உள்ள வேலையில்லாத் திண்டாட்டம் முதல் குற்றச் செயல்கள் வரை அனைத்துப் பிரச்சினைகளுக்கும் தம்மிடையே வாழும் சிறுபான்மையினர், அண்மையில் குடியேறிவர்கள், தம்மிட மிருந்து பழக்கவழக்கங்களால் வித்தியாசமானவர்கள் ஆகியவர் களே காரணம் என்று உட்குழு குற்றம் சாட்டுகிறது. சமுதாயத் தில் உள்ள பெரும்பான்மையினர் சிறுபான்மையினர் மீது

காட்டும் பகைமையும் காழ்ப்புணர்ச்சியும் புறத்தெறிப்பின் விளைபொருள்களே என்று கூறுகிறார் ஃபிராய்டு. மேலை நாடுகளில் குற்றச்செயல்களுக்குக் கருப்பு இனத்தவரைக் குறை கூறுவதை இதற்கு எடுத்துக்காட்டாகக் கூறலாம்.

குழுக்களைப் பற்றிக் கூறும்போது அவர் இன்னொரு கருத்தையும் முன்வைக்கிறார். ஒரு குழு ஒற்றுமையாகவும் பாசத்துடனும் அன்புடனும் இணைந்து செயல்படும்போது அவர்களின் வன்மமும் மூர்க்கமும் எங்கே போயிற்று என்ற கேள்வியை எழுப்புகிறார். இது வெளிக்குழுவின் மீது பாய்கிறது என்பது அவரது வாதம். இதை மணிச்சுருக்கமாக 'நாகரிகமும் அதன் போதாமையும்' (1929) என்ற நூலில் பின்வருமாறு கூறுகிறார்[2]:

> ஆழ்ந்த அன்பாலும் பாசத்தாலும் கணிசமான அளவு மக்களை இணைத்துக்கொள்வது சாத்தியமே, அவர்களின் வன்மங்களினதும் மூர்க்கத்தினதும் வெளிப்பாடுகளையும் ஏற்றுக்கொள்ளச் சிலர் எஞ்சியிருக்கும்வரை

அதாவது, நாம் ஒரு குடும்பமாக, ஓர் இனமாக, ஒரு மதமாக, ஒரு தேசமாக ஒற்றுமையுடனும் பெருமிதத்துடனும் செயல்படும்போது எமது மூர்க்கம் மாற்றான் குழு மீது பாய்கிறது. இதை நாம் உணர்வது இல்லை. ஒரு குழு தனித்துவமான அடையாளத்தை ஏற்படுத்திக்கொள்ளும்போது வெளிக் குழு மீது பகைமை கொள்வதைத் தவிர்க்க இயலாது. மட்டுமல்லாமல் உட்குழு – உண்மையோ, பொய்யோ, உட்குழுவானது தான் வெளிக்குழுவினால் – அச்சுறுத்தப்படுவதாக உணர்கிறது. உட்குழுவானது பெரும்பான்மைக் குழுவாக இருந்தபோதிலும் சிறுபான்மையான வெளிக் குழுவினால் பயமுறுத்தப்படுவதாக எண்ணிக்கொள்கிறது.

உட்குழு ஒற்றுமையாகச் செயல்பட எதிரிகளை உருவாக்கிக் கொள்கிறது என்பதே அவர் வாதம். இன்றைய உலக நடப்புகளை எண்ணிப் பார்க்கும்போது இதில் எத்துணை உண்மை உள்ளது என்பது புலனாகும்.

இன்றைய சமுதாயப் பிரச்சினைகளும் புறத்தெறிப்பும்

இன்றைய சமுதாயத்தில் பல 'அரசியல்' பிரச்சினைகளுக்கு மூல உளவியல் காரணமாக விளங்குவது புறத்தெறிவே. இதைச் சில எடுத்துக்காட்டுகள் மூலம் விளக்கலாம்:

- ***சிறுபான்மையினரைக் குறைகூறுவது:*** சிறுபான்மையினரின் மீது அன்றாடம் அடக்குமுறையைப் பிரயோகிக்கும்

பெரும்பான்மைச் சமுதாயம் சிறுபான்மையினரை வன்முறையாளர்கள் என்று குற்றம்சாட்டுகிறது, தன் அடக்குமுறைக்கு நியாயம் கற்பிக்கிறது (உ–ம். இஸ்ரயேல் – பாலஸ்தீனப் பிரச்சினை, மேலும் பல).

- **தன் பிரச்சினைகளுக்கு மாற்றானைக் குறைகூறுவது:** ஒரு நாட்டின் வேலை இல்லாப் பிரச்சினைக்கும் ஏனைய பிரச்சினைகளுக்கும் அந்த நாட்டு அரசாங்கத்தின் செயல்திட்டங்களின் குறைபாடுகளே காரணமாக இருந்தபோதிலும் அதை மறந்து (அல்லது மறைத்து) அந்த நாட்டின் வாழும் வேற்று இனத்தினர் அல்லது வேற்று மதத்தினரே காரணம் என்று துவேஷம் பாராட்டுவது, வெளிநாடுகளில் இருந்து வந்தவர்கள் தமது வேலைகளை பிடுங்கிக்கொள்கிறார்கள் என்று குற்றம் சாட்டுவது (உ–ம். ஐக்கிய ராஜ்யத்தின் பிரச்சினைகளுக்கு ‘வந்தேறிகளே’ காரணம் என்று பரப்புரை செய்து ஐரோப்பிய ஒன்றியத்திலிருந்து விலக வேண்டும் என்ற கோரிக்கை).
- பாதிக்கப்பட்டவர்களைக் குறைகூறுவது (Blaming the victim): காட்டாக, பெண்கள் பாலியல் வன்முறைக்கு ஆளாக்கப்படும்போது பெண்கள் கவர்ச்சிகரமான உடை அணிவதனால்தான் அல்லது இரவில் நடமாடுவதனால்தான் ஆண்கள் பாலியல் வன்முறையில் ஈடுபடுகிறார்கள் என்று ஆண்கள் தம் காமத்தைப் பெண்களின் மேல் சுமத்துவது.
- **பெரும்பான்மையினர் சிறுபான்மையினர் போல நடந்துகொள்வது:** தாம் வலிமையும் அதிகாரமும் கொண்டிருந்தபோதிலும் தாம் சிறுபான்மையினரால் அச்சுறுத்தப்படுவதாக உணர்வது. இதனால் பெரும்பான்மை இனம் ஒரு சிறுபான்மை இனத்தின் மனப்பான்மை கொண்டிருப்பது. காட்டாக, இந்தியாவில் இஸ்லாமியர்கள் மக்கட்தொகை 15 விழுக்காடாக இருந்தபோதிலும் நாட்டில் உள்ள பல பிரச்சினைகளுக்கும் அவர்களைக் குற்றம் சாட்டுவது. இதேபோல, இலங்கையில் தமிழர்களின் மக்கட்தொகை 15 விழுக்காடாகவே உள்ளது. ஆனால் சிங்களவர்க்கிடையே உள்ள பிரச்சினைகளுக்குத் தமிழர்களே காரணம் என்று கூறும் மனப்பான்மை.

மேலே கூறியவற்றிலிருந்து புறத்தெறிவு என்பது சமுதாயத்தில் எத்துணை முக்கியமான தற்காப்புக் கவசமாகச் செயல்படுகிறது என்பதும் அதன் தாக்கம் தனிமனிதனையும் சமுதாயத்தில்

பெருமளவு பாதிக்கிறது என்பதும் தெரியவரும். மேலே கூறப்பட்ட தற்காப்பு இயக்கங்கள் நனவிலி நிலையிலேயே நடைபெறுகின்றன என்பதைக் கவனிக்கவும்.

இன்றைய நாளில் தனிமனிதன் சமுதாயத்தில் பங்கெடுக்கும் பாங்கை விவரிக்கும் அறிவுத் துறை சமூக உளவியல் *(Social psychology)* என்று அறியப்படுகிறது. சமூக உளவியலின் முன்னோடிகளில் ஃபிராய்டும் ஒருவராகக் கருதப்படுகிறார். மேலே கூறப்பட்ட குழுக்கள் பற்றிய அவரது கருத்துகளைத் தற்போதைய சமுதாய உளவியல் ஆராய்ச்சிகள் உறுதிப்படுத்துகின்றன. குழுக்கள் எப்படி உருவாகின்றன என்பது பற்றி நடத்தப்பட்ட ஒரு சமுதாய உளவியல் பரிசோதனை பெட்டி 18.1–1இல் தரப்பட்டுள்ளது.

ஃபிராய்டு கூறிய கருத்துகளை விரிவுபடுத்தி இன்றைய ஆய்வாளர்கள் சமுதாயத்தில் குழுக்களிடையே உருவாகும் சகிப்புத்தன்மையின்மை பற்றியும் வெறுப்புணர்வு பற்றியும் ஆராய்ந்து எழுதியுள்ளார்கள். இவர்களின் கருத்துப்படி, முதல் கட்டத்தில் வெளிக் குழுக்கள் என்று கருதப்படும் சிறுபான்மைக் குழுக்கள் மீது ஆரம்பத்தில் வெறுப்பையும் காழ்ப்புணர்வையும் உட்குழு உமிழ்கிறது. அடுத்த கட்டத்தில் வெளிக்குழு மீது பாகுபாடுகள் *(Discriminations)* திணிக்கப்படுகின்றன. மூன்றாவது கட்டத்தில் துவேஷம் முற்றிய நிலையில் அவர்கள் மீது உட்குழு தாக்குதல்களை மேற்கொள்கின்றது. இதன் உச்சக் கட்டமாக உட்குழுவானது இனஅழிப்பு *(Genocide)* நடவடிக்கைகளில் ஈடுபடுகிறது.[3] ஃபிராய்டு வாழ்ந்த காலத்தில் ஜெர்மனியில் வாழ்ந்த யூதர்களுக்கு இந்த கதி ஏற்பட்டது என்பதையும் கவனிக்கவும்.

‘சிறுசிறு வித்தியாசங்களின் தற்காதல்’

ஃபிராய்டு குழுக்கள் பற்றிய இன்னுமொரு தன்மையையும் சுட்டிக்காட்டுகிறார். மனிதனுக்குப் பிறப்பிலிருந்தே அமையப் பெற்ற மூர்க்கத்தனமானது தன் போன்ற இன்னொரு குழு மீதுதான் கூடுதலாகப் பாய்கிறது என்று இதே கட்டுரையில் கூறுகிறார். அதாவது தம்மைவிட மிகவும் வித்தியாசமானவர்கள் மீது அல்லாமல் தம்மைப் போன்றவர்கள் மீதே அதன் காழ்ப்புணர்வு கூடுதலாக ஏவிவிடப்படுகிறது. இதை ஃபிராய்டு சிறுசிறு வித்தியாசங்களின் தற்காதல் *(Narcissism of minor differences)* என்று அழைக்கிறார். இதை அவர், **“அண்டை நிலப் பகுதிகளில் வாழும் சமூகங்களுக்கிடையே நெருக்கமான உறவு நிலவினாலும்கூட அவர்கள் வழிவழிப்பகை கொண்டவர்களாகவும் ஒருவரை ஒருவர் ஏளனம் செய்பவர்களாகவும் இருப்பார்கள் . . .**

அடுத்தடுத்த ஊர்களில் வாழ்கிறவர்களுக்கு மற்ற ஊர் மேல்தான் தீராத போட்டியும் பொறாமையும் இருக்கும், நிலவும்... (இதே போல) ஒரு மாநிலம் அதன் அண்டை மாநிலத்தின் மேல்தான் தொடர்ந்து பொறாமை கொண்டிருக்கும்... இரண்டு குடும்பங்களுக்கிடையே திருமணஉறவு ஏற்படும்போது ஒவ்வொரு குடும்பமும் ஏதோ ஒருவகையில் தான்தான் உயர்ந்தது என்ற எண்ணத்தை உருவாக்கிக்கொள்ளும்."

இதைப் பல தேசிய இனப் பிரச்சினைகளில் காணலாம். பெரும் வித்தியாசம் உள்ள குழுக்களோடு பகைமை பாராட்டுவதைவிடச் சிறு வித்தியாசங்கள் உள்ள குழுக்களே முட்டிமோதிக்கொள்கின்றன. அதாவது, ஒரு குழு தன் குழுவுக்கு நெருங்கிய இன்னொரு குழுவின் மீதே வெறுப்பும் பகைமையும் பாராட்டுகிறது. காட்டாக, இந்தியர்கள் பாகிஸ்தானியர் மீது கொண்டுள்ள குரோதம் சீனர்கள் மீது கொண்டுள்ள பகைமையைவிடப் பல மடங்கு அதிகமாக உள்ளது. ஆனாலும், வெளியே இருந்து பார்க்கும் ஒருவருக்கு – உதாரணமாக, ஓர் ஆங்கிலேயனுக்கு – பாகிஸ்தானியனும் இந்தியனும் ஒரே மாதிரியாகவே தோற்றமளிக்கிறான்; அவர்களிடையே உள்ள வித்தியாசம் மிகச் சிறிதாகவே தென்படுகிறது. ஆனாலும் சீனர்கள் மீது கொண்டுள்ள பகைமையைவிட இந்தப் பகைமை பெரிது. இதேபோல, இலங்கையில் சிங்களவர்களுக்கும் தமிழர்களுக்கும் இடையே உள்ள வித்தியாசம் மிகச் சிறியது. ஆனால் சிங்களவர் வடஇந்தியர்களை விடத் தமிழர்களையே அதிகம் வெறுக்கிறார்கள். இதுவே ஃபிராய்டு கூறும் சிறுச்சிறு வித்தியாசங்களின் தற்காதல். இம்மாதிரியான பகைமைக்குப் பல அரசியல், பொருளாதாரக் காரணங்கள் இருக்கலாம் என்பதை ஃபிராய்டு மறுக்கவில்லை. அவர் உளவியல் காரணங்கள் பற்றியே பேசுகிறார் என்பதையும் கவனிக்கவும். இன்றைய சமூகவியலாளர்கள் சிறுசிறு வித்தியாசங்களின் தற்காதல் உலக நாடுகளில் காணப்படும் பல பிரச்சினைகளுக்கு ஒரு காரணம் என்பதைச் சுட்டிக்காட்டிவருகிறார்கள்.[4]

மதம் பற்றி

மனிதன் நாகரிக நிலையை அடையும் முன்பிருந்தே கடவுள், படைப்பு, மறுபிறப்பு போன்ற விஷயங்கள் பற்றிச் சிந்தித்துவந்துள்ளான். ஆதி மனிதன் முதல் அறிவியல் உலகில் வாழும் இன்றைய மனிதன்வரை ஆண்டாண்டு காலமாக ஏதோ ஒருவகையில் மனிதர்கள் கடவுள் நம்பிக்கை கொண்டவர்களாகவும் கடவுளை வெவ்வேறு விதமாக வழிபட்டும் வந்திருக்கிறார்கள். எனினும், சமயம் சார்ந்த விஷயங்கள் பற்றி மனிதன் ஏன் சிந்தித்தான் என்பதைச் சிந்திப்பது சமீப கால முயற்சியாகும். மதத்தின் தோற்றத்துக்கும் வளர்ச்சிக்கும் பல சமூகக் காரணங்கள் உள்ளன. ஆனால், ஃபிராய்டுக்கு முன் மத நம்பிக்கையை உளவியல் ரீதியாக விளக்க எவரும் முயற்சி செய்ததாகத் தெரியவில்லை. சமயத்தையும் அது மனிதர் மீது செலுத்தும் ஆதிக்கத்தையும் உளவியல் பூர்வமாக விளக்க முற்பட்டவர்களில் ஃபிராய்டு முதன்மையானவர். மதம் பற்றிச் சமூகவியல் என்ன கூறுகிறது என்பதைப் பெட்டிச் செய்தி 19.1இல் காணவும்.

ஃபிராய்டு எழுதிய குலக்குறியும் விலக்கும் *(Totum and taboo, 1912)*, குழு உளவியலும் அகத்தின் பகுப்பாய்வும் *(Group psychology and the Ego 1921)*, ஒரு பிரமையின் எதிர்காலம் *(The future of an illusion, 1927)*, மோசசும் ஓரிறைவாதமும் *(Moses and monotheism, 1939)* என்ற நான்கு நூல்களில் அவர் மதம் பற்றி

விரிவாகப் பேசுகிறார். வேறு சில கட்டுரைகளிலும் மதம் பற்றிய அவரது கருத்துகள் இடம்பெறுகின்றன. மதத்தில் பல கூறுகள் உள்ளன. இறை நம்பிக்கை, கடவுள் வழிபாடு, மதச் சடங்குகள், இறை அனுபவம் ஆகியவை இவற்றில் சில (காண்க: பெட்டிச் செய்தி 19.1). எந்த ஒரு விளக்கமும் குறைந்தபட்சம் இந்த நான்கு கூறுகளுக்கும் விளக்கம் தருவதாக அமைய வேண்டும். எனவே, ஃபிராய்டு இவற்றை எவ்வாறு விளக்கினார் என்பதை இந்த இயலில் காண்போம்.

பெட்டி 19.1

சமூகவியல் நோக்கில் மதம்

சமூகவியல் நிலை நின்று நோக்கும்போது மதம் பல கூறுகளை உள்ளடக்கியது என்பது தெரியவருகிறது. மத ஒப்பியல் ஆய்வில் உலகப் புகழ் பெற்றவரான பேராசிரியர் நினியன் ஸ்மார்ட் (*Ninian Smart*) அவர்கள் மதம் ஏழு பரிமாணங்களைக் கொண்டது என்று வரைவிலக்கணம் கூறுகிறார்[12]:

1. **சடங்குகள்:** மதங்களில் பல சடங்குகள் உள்ளன. இவை தனியொருவர் செய்யும் சடங்குகள், பகிரங்கமாகச் செய்யும் சடங்குகள் என இரண்டு வகைப்படும். தொழுகை. பிரார்த்தனை, வணங்குதல், தியானம் போன்றவை தனியொருவர் செய்யும் சடங்குகள். கூட்டு இறை வணக்கம் பூசைகள், மந்திரங்கள், திருவிழாக்கள், நோன்புகள், புனித பயணங்கள், உயிர்ப்பலி கொடுத்தல் ஆகியவை பலர் கூடிச் செய்யும் சடங்குகளாகும்.

2. **மதக் கோட்பாடுகள்:** மதங்கள் யாவும் கடவுள் நம்பிக்கையை அடிப்படையாகக் கொண்டவை. சிலர் இதை எங்கும் நிறைந்த சக்தி, மனம் கடந்த பெருநிலை, ஆன்மிகம் என்றெல்லாம் வர்ணித்தபோதிலும் கடவுள் நம்பிக்கையே அதன் உட்கிடை. ஒவ்வொரு மதமும் ஒரு சித்தாந்தத்தைப் போதிக்கிறது இதை அந்த மதத்தின் மெய்யியல் என்றும் கூறலாம். சிலர் இதை மெய்ஞ்ஞானம் என்றும் கூறுவதுண்டு. பொத்தாம்பொதுவாகக் கூறுவதானால் ஒவ்வொரு மதத்துக்கும் ஓர் உலக நோக்கு உண்டு.

3. **மதநெறிகள்:** மதங்களைப் பின்பற்றுபவர்கள் சில நியதிகளைக் கடைப்பிடிக்க வேண்டப்படுகின்றனர், செய்ய வேண்டியவை, செய்யக் கூடாதவை ஒழுக்கநெறிகள் எனப் பல விதிகளும் கட்டுப்பாடுகளும் பேணப்படுகின்றன.

4. ***ஐதீகங்கள்:*** ஒவ்வொரு மதங்களுக்கும் அவற்றின் தோற்றம், மூலவர் பற்றிய ஐதீகங்களும் புராணங்களும் உள்ளன. எல்லா மதங்களிலும் வழிவழி வந்த தொன்மக்கதைகள் பரம்பரை பரம்பரையாகக் கையளிக்கப்படுகின்றன. (புராணங்களையும் தொன்மங்களையும் வரலாற்று நிகழ்வு களாகக் கருதும் போக்கு பல சமுதாயப் பிரச்சினை களுக்குக் காரணமாக அமைந்துவிடுகிறது).

5. ***மத அனுபவமும் மதம் சார்ந்த உணர்வெழுச்சியும்:*** இது மத அனுபவத்தின் பல்வேறு வடிவங்களைக் குறிக்கும். கடவுளை உணர்தல், அருள் அனுபவம், ஆன்மிகப் பேருணர்வு, மதப்பரவச நிலை ஆகியவற்றின் அடிப்படையில் தோன்றும் உணர்வுகளைக் குறிக்கும். தமிழ் மரபில் தோன்றிய பக்தி இலக்கியங்களின் அடிப்படை இதுவேயாகும்.

6. ***சமூக மற்றும் நிறுவனப் பரிமாணம்:*** ஒரு மதத்தைச் சேர்ந்தவர்கள் ஒரு குழுவாகத் தம்மை அடையாளப் படுத்திக்கொள்கிறார்கள், கூட்டாக ஒரு குழுவாக இணைந்து செயல்படுகிறார்கள்ள. சமயம் ஒருவரின் தனிப்பட்ட நம்பிக்கையாக இருந்தபோதிலும் மதங்கள் ஒழுங்குபடுத்தப் பட்ட நிறுவனங்களாக இயங்குகின்றன. கிறித்துவச் திருச்சபை. இந்து மடங்கள், இஸ்லாமியப் பள்ளிவாசல், பௌத்த சங்கங்கள் ஆகிய நிறுவனங்கள் பெரும் செல்வாக்கு செலுத்துகின்றன. இவற்றுக்கு அரசியல் செல்வாக்கும் உண்டு.

7. ***பொருள்களும் இடங்களும்:*** ஒவ்வொரு மதமும் சில பொருள்கள், கட்டிடங்கள், இடங்கள், ஆறுகள், மலைகள் ஆகியவற்றைப் புனிதமானவையாகக் கருதுகிறது.

மதத்தின் தோற்றம்

மதம் உருவாகக் காரணம் என்பது குறித்து அவர் பல கட்டுரை களில் பேசுகிறார்.

ஆதிமனிதன் இயற்கையின் சீற்றங்களைக் கண்டு அச்ச முற்றான். அவற்றின் காரணங்களைப் புரிந்துகொள்ள முடியாது திண்டாடினான். மரணபயம் அவனை எப்போதும் அச்சுறுத்திக் கொண்டே இருந்தது. எந்த ஒழுங்குமின்றி வாழ்க்கையில் ஏற்படும் திடீர் மாற்றங்களைக் கணிக்க முடியாமல் அல்லலுற்றான். தன் இயலாமையையும் பாதுகாப்பற்ற நிலையையும் எண்ணிக் கவலை கொண்டான். வாழ்க்கையில் ஏற்படும் தான்தோன்றித்தனமான

நிகழ்வுகளை எவ்வாறு புரிந்துகொள்வது என்று தடுமாறினான். ஒரு வீட்டிலே இழவுப்பறை கேட்கிறது, மற்றொரு வீட்டிலோ மணநிகழ்வுக்கான மங்கல ஓசை கேட்கிறது. பாலகன் ஒருவன் தாய் தந்தையரை இழந்து அனாதையாகிறான்; நேற்று பணி யிடத்தில் சிரித்துப் பேசிக்கொண்டிருந்தவர் அடுத்த நாள் அகால மரணமடைகிறார்; பணிஓய்வு பெற்ற பின் ஒரு சில ஆண்டுகள் வாழ்க்கையை நிம்மதியாகக் கழிக்கலாம் என்று எண்ணியவருக்கு அடுத்த மாதமே கொடிய நோய்நொடி ஏற்பட்டுப் படுத்த படுக்கையாகக் கிடக்கிறார். இவற்றை எவ்வாறு புரிந்துகொள்வது?

எனவே, இந்த இக்கட்டுகளில் இருந்து தன்னைப் பாதுகாத்துக்கொள்ள விரும்பி மனிதன் எல்லாம் வல்ல ஒருவனைப் படைத்தான். அதுவும் அவனைத் தன் சாயலில் உருவாக்கினான்; அவனை இறைவன் என்று அழைத்தான். அவனை வழிபட்டால் தனக்குப் பாதுகாப்பு கிடைக்கும் என்று ஆறுதல் பெற்றான். மதம் பிறந்தது என்று கூறுகிறார் ஃபிராய்டு. மனிதனின் நிராதரவே அவன் கடவுளை உருவாக்கவும் அவரைக் கருணையின் திருவுருவமாக, ஆபத்பாந்தவனாகப் படைக்கவும் காரணமாக இருந்தது என்று கூறுகிறார்[1]:

> ‘இந்த உலகை ஓர் இறைவன் படைத்தார்; அவர் கருணை யுள்ளவர்; நம்மைக் காப்பவர்; இந்த அண்டத்தில் ஓர் அறம் சார்ந்த ஒழுங்குமுறை உள்ளது; மறுமை என்று ஒன்று உண்டு’ என்றெல்லாம் கூறிக்கொள்ள முடியுமானால் நல்லதே. இதையே நாம் நம்பவும் விரும்புகிறோம். துன்பம் நிறைந்த வாழ்க்கையிலும் அறியாமையிலும் அமிழ்ந்திருந்த நம் முன்னோர்களுக்கு இந்த அண்டத்தின் புதிர்களுக்கு (கடவுள் என்ற பெயரில்) விடை காண முடிந்தது என்றால் இதைவிட என்ன ஆச்சரியம் இருக்க முடியும்?

கடவுள் நம்பிக்கை

மதம் மக்கள் மீது கொண்டுள்ள கொடுக்குப்பிடியை விளக்க அவர் பல உளவியல் காரணங்களை முன்வைக்கிறார். மதம் மனிதன் மீது ஆதிக்கம் செலுத்துவதற்குக் காரணம் அவனது ஆழ்மனதில் குடிகொண்டிருக்கும் ஆதிஅச்சமான மரணபயம் தான் என்று கூறுகிறார். மனிதனுக்கு உள்ள அச்சங்களில் முதன்மையானது மரணபயம். இது ஆதியான ஓர் அச்சம். ஆனால் அதை அவன் எண்ணிப்பார்க்கக்கூட விரும்புவது இல்லை. இங்கே மனதின் தற்காப்பான மறுப்பு நிலை (காண்க: இயல் 8) அவனுக்குக் கைகொடுக்கிறது. மரணம் பற்றிய மறுப்பு நிலையிலேயே அவன் வாழ்ந்துவருகிறான். இந்த ஆதிஅச்சத்தி

லிருந்து மீள அவன் படைத்துக்கொண்ட ஆறுதல் தரும் கருத்தாக்கம்தான் கடவுள், மறுபிறப்பு, அழிவற்ற ஆன்மா போன்ற எண்ணங்கள். அவர் கூறுகிறார்: "...... **மனிதனது (ஆதி) இயல்புணர்ச்சிகளின் ஆசைகளை நிறைவேற்றும்வகையில் அமைந்துள்ள காரணத்தினாலேயே மதம் வலிமை பெறுகிறது."** மதம் நீடித்து நிலைப்பதற்கும் அவன் மீது தொடர்ந்து ஆதிக்கம் செலுத்திவருவதற்கும் இந்த ஆதிஅச்சத்திலிருந்து விடுபட மதம் வழிகாட்டும் என்ற நம்பிக்கையே காரணம் என்று கூறுகிறார்.

மனிதனின் ஆதரவற்ற நிலையை ஒரு குழவிப் பருவக் குழந்தையின் பாதுகாப்பற்ற நிலையுடன் ஒப்பிடுகிறார். புதிதாகப் பிறந்த குழந்தை தொடக்கத்தில் அனைத்துக்கும் தன் தாயையே நம்பி உள்ளது. உணவு, பாதுகாப்பு, அன்பு ஆகிய அதன் அடிப்படைத் தேவைகளைப் பூர்த்திசெய்வது தாய் தந்தையரே. பின், இடிபஸ் சிக்கலுக்குத் தீர்வுக்கண்ட பிறகு நான்கு அல்லது ஐந்து வயதுக் குழந்தையானது தன் தந்தையைத் தன்னகப்படுத்திக்கொள்கிறது (காண்க: இயல் 6) தன்னை விட வலிமையான தந்தை தன்னைப் பாதுகாப்பார் என்று நம்பிக்கை கொள்கிறது. குழவிப்பருவத்தில் தந்தையை நம்பி இருந்தது போல வயது வந்தபின் கடவுளைப் படைத்துத் தமது பாதுகாப்பு உணர்வை மனிதர்கள் பூர்த்தி செய்துகொள்கிறார்கள் என்பதே இறைநம்பிக்கைக்கு அவர் கூறும் விளக்கம். **"அடிப்படையில் கடவுள் என்பவர் மகிமைப் படுத்தப்பட்ட தந்தையே"** என்கிறார் ஃபிராய்டு. மனிதன் தான் தன்னகப்படுத்திக் கொண்ட தந்தையின் இடத்தில் கடவுளை வைத்துப்பார்க்கிறான். கூடவே, குழந்தைப் பருவத்தில் இந்தக் கட்டத்தில் அதியகம் உருவானபோது அதன் உடன் நிகழ்வாக ஏற்படும் குற்றஉணர்வு பாவச் செயல்கள், நரகம், கடவுள் வழங்கும் தண்டனை போன்ற எண்ணங்களாக வெளிப்படுகின்றன.

எனவே, சமய நம்பிக்கையும் இறை நம்பிக்கையும் குழவிப் பருவத்தில் ஏற்படும் பாதுகாப்புத் தேவையையும் ஆதரவுத் தேவையையும் நிறைவு செய்கிறது. தாய்தந்தையரின் மறுஉருவமே கடவுள் என்பது அவரது நிலைப்பாடு. தந்தையைக் கண்டு குழந்தை அச்சப்படுவதுபோல கடவுளைக் கண்டும் மனிதன் பயப்படுகிறான், தாய் தந்தையிடம் அன்பு செலுத்துவதுபோல கடவுளிடமும் அன்பு செலுத்துகிறான். தன் தாய் தந்தை மட்டுமன்றி மரபு ரீதியாகப் பெறப்பட்ட ஆதித் தந்தையின் நினைவுகளும் இறை நம்பிக்கைக்குக் காரணமாக இருக்கலாம் என்று ஓரிடத்தில் கூறுகிறார்: **"கடவுளின் பிம்பம் குழந்தைப் பருவ அனுபவங்களால் மட்டும் உருவாவது இல்லை, 'மூலத் தந்தையின்' நினைவுகளில் இருந்து மரபுரிமையாகப் பெற்றுக்கொண்ட**

எச்சங்களில் இருந்தும் உருவாகிறது" என்று கூறுகிறார்[2]. இது யுங் கூறிய மூலப்படிவம் என்ற கருத்தை ஒத்துள்ளது என்பதை ஆய்வாளர்கள் சுட்டிக் காட்டியுள்ளார்கள்.[3]

பல கட்டுரைகளில் ஃபிராய்டு மதத்தைத் தீவிரமாகத் தாக்கி எழுதுகிறார். மதநம்பிக்கை குழந்தைத்தனமானது என்பது அவரது நிலைப்பாடு. மதம் மனிதனை முதிராத ஒருவனாக, பக்குவம் அடையாத ஒருவனாக ஆக்கியுள்ளது என்றும் அவன் வளர்ச்சி குழந்தைப்பருவ நிலையில் தேங்கிவிட்டது என்றும் கூறுகிறார். இன்னும் ஒருபடி மேலே போய், மதம் என்பது வயதுவந்தவர்களில் காணப்படும் குழந்தைப் பருவ உளவழி நரம்பு நோய்க்கு ஒப்பானது என்றும் கூறுகிறார். அதாவது, தீர்வு காணப்படாத ஆழ்மனப் போராட்டங்களின் வெளிப்பாடாக மதத்தைப் பார்க்கிறார். எனவேதான், "மதம் ஓர் உலகளாவிய உளவழி நரம்பு நோய்" என்று சாடுகிறார். 'மோசசும் ஓரிறைவாதமும்' என்ற நூலில் பின்வருமாறு கூறுகிறார்[4]:

> மதத்தின் சித்தாந்தம் அது ஆரம்பித்த காலக்கட்டத்தின் முத்திரையைத் தாங்கிநிற்கிறது. அதாவது, மனிதகுலம் அதன் குழந்தைப் பிராயத்தில் அறியாமையில் மூழ்கிஇருந்த நிலையில் உருவானவையே மதக் கோட்பாடுகள். அது அளிக்கும் ஆறுதல் நம் நம்பிக்கைக்குப் பாத்திரமானவை அல்ல. உலகம் ஒரு மழலையர் பள்ளி அல்ல என்பதை அனுபவம் நமக்குக் கற்றுக்கொடுக்கிறது . . . மனிதனின் படிமலர்ச்சிப் பாதையில் மதத்துக்கு ஓர் இடம் ஒதுக்கப்படுவதானால் அது ஒரு நிலைபேறு கொண்ட அடைவாகக் இருக்காது. மாறாக, நாகரிகம் அடைந்த மனிதன் அவனது குழந்தைப் பருவத்திலிருந்து முதிர்ச்சிபெற்ற நிலையை நோக்கிப் போகும் பாதையில் ஏற்பட்ட உளவழி நரம்பு நோய்க்கு நிகராகவே இருக்கும்.

கடவுள் கருணை உள்ளவர் என்ற கூற்றையும் ஃபிராய்டு நிராகரிக்கிறார். **"மனிதன் மகிழ்ச்சியாக இருக்க வேண்டும் என்பது படைப்பவனின் திட்டத்தில் இல்லை"** என்று ஓரிடத்தில் கூறுகிறார்.

மதப் பரவச நிலை

சிலர் கடவுளுக்கும் தமக்குமிடையே ஒரு பிரத்தியேக உறவு உள்ளதாகக் கூறுவதுண்டு. இதை மதஅனுபவம் என்று கூறுகிறார்கள். இதேபோல. இதை மறைஞான அனுபவம் என்றும் ஆன்மிகத் துய்ப்பு என்றும் நிரந்தரம் பற்றிய விழிப்புணர்வு, இறைவனுடன் ஒன்றிக் கலத்தல், அண்டத்துடன் ஒன்றிணைவது போன்ற உணர்ச்சி என்றும் கூறுகிறார்கள். அந்தப் பெருங்கடல்

உணர்ச்சி போன்ற அனுபவம் ஃபிராய்டுக்கு எப்போதாவது ஏற்பட்டதுண்டா என்று நண்பர் ஒருவர் கேட்டு அவருக்கு ஒரு கடிதம் எழுதினார். தனக்கு அம்மாதிரியான அனுபவம் ஏற்பட்டதில்லை என்று ஃபிராய்டு பதிலளித்தார். ஆனால் அந்த உணர்ச்சி ஏற்படுவதற்கு ஒரு விளக்கம் அளித்தார்.[5]

அந்த உணர்ச்சியைக் காதல் வயப்படும் உணர்ச்சியுடன் ஃபிராய்டு ஒப்பிடுகிறார். காதலின் உச்சக்கட்டத்தில் காதலர்கள் இருவரும் தாம் வேறுவேறானவர்கள் அல்ல, உடலாலும் உள்ளத்தாலும் ஒன்றுபட்டவர்களே என்ற உணர்ச்சிக்கு ஆளாகிறார்கள். இதேபோல, குழவிப் பருவத்தில் குழந்தையானது தன்னைத் தன் தாயிடம் இருந்து வேறுபடுத்திப் பார்ப்பதில்லை, இருவரும் ஒன்றே என்றே கருதுகிறது. எனவே, இந்த அனுபவம் பின்னோக்கிச்செல்லும் அனுபவமே, இது ஒரு பிரமையே. காதல் வயப்பட்ட உணர்ச்சி போலவே இறைப் பரவச உணர்ச்சியும் ஓர் உணர்ச்சியே, இரண்டும் நிலையானவை அல்ல என்று கூறுகிறார். (இந்தப் பரவச நிலை தன்அறிதுயிலே *(Self-hypnosis)* போன்ற ஒரு மனநிலையே என்று இன்றைய ஆராய்ச்சிகள் கூறுகின்றன).

மதச் சடங்குகள், குறியீடுகள், இன்னபிற . . .

ஃபிராய்டு மதங்களில் காணப்படும் இன்னொரு பண்பையும் சுட்டிக்காட்டுகிறார். எல்லா மதங்களிலும் வழிபாடு, மந்திரம் ஓதுவது, சுத்தம் செய்வது, மணியடிப்பது, விளக்கேற்றுவது, போன்ற சடங்குகள் உள்ளன. இவை ஒரு ஒழுங்கின்படிச் செய்யப்படுகின்றன. இந்த ஒழுங்கு புனிதமானது என்று அவர்கள் நம்புகிறார்கள். இதை மீறுவது மத நிந்தை என்றுகூடக் கருதப்படுவதுண்டு. ஃபிராய்டு இந்தச் சடங்குகளை கட்டாயச் செய்கை மனக்கோளாறில் (காண்க: இயல் 12) காணப்படும் அறிகுறிகளுடன் ஒப்பிடுகிறார்.[6]

மனப்பதற்றம் உள்ளபோது ஒரே செயலைத் திரும்பத் திரும்பச் செய்வதால் பதற்றம் குறைகிறது என்று ஆராய்ச்சிகள் கூறுகின்றன. சிறுகுழந்தைகள்கூட விரலைச் சூப்பியும் உடலை அசைத்தாடியும் ஆறுதல் பெறுகின்றன. அதாவது ஒரே செயலைத் திரும்பத் திரும்பச் செய்யும்போது மனப் பதற்றம் குறைகிறது, ஓரளவு மனஅமைதி ஏற்படுகிறது. அச்சம் ஏற்படும் சந்தர்ப்பங்களில் இவ்வாறு செய்யும்போது பதற்றம் குறைகிறது. காட்டாக, இடி இடிக்கும்போது ஒரு சொல்லை உச்சாடனம் செய்வதால் அச்சம் குறைகிறது. உளவியலில் இம்மாதிரியான செயல்கள் சடங்குகள் *(Rituals)* என்று அறியப்படுகின்றன. இம்மாதிரியான சடங்குகள் செய்வதால் மனப்பதற்றம் குறைகிறது. எல்லா மதங்களிலும்

இத்தகைய சடங்குகள் உள்ளன. (எந்தச் சடங்குமின்றி மன அமைதியை ஏற்படுத்த பல உளவியல் உத்திகள் உள்ளன. காட்டாக, தளர்ச்சிப் பயிற்சி (Relaxation training), மனத்தை ஒருமுகப்படுத்தும் மனம்தெளிநிலை உத்திகள் (Mindfulness techniques) ஆகியவை மனஅழுத்தம், பதற்றம், மனச்சோர்வு போன்ற பிரச்சினைகளுக்கு நல்ல பயனளிக்கின்றன என்பதற்கு ஆராய்ச்சிக் சான்றுகள் உள்ளன)[7].

ஃபிராய்டு குறியீடுகள் பற்றிப் பல இடங்களில் பேசுகிறார். கனவுக் காட்சிகளில் தோன்றும் குறியீடுகள் பற்றி இயல் 9இல் கூறினோம். மதங்களிலும் குறியீடுகள் பரவலாகக் காணப்படுகின்றன. குறிப்பாக, பாலியல் சார்ந்த குறியீடுகள் அதிகமாகவே உள்ளன என்கிறார் ஃபிராய்டு. மத வழிபாடுகளில் வினோதமான பல பொருள்களும் நடைமுறைகளும் உள்ளன. இவை பெரும்போலும் பாலியல் சார்ந்தவை என்று கூறுகிறார் ஃபிராய்டு. காட்டாக, சில மதங்களில் பாம்புகளுக்கு ஒரு சிறப்பிடம் உண்டு. இது ஆண்குறிக்கு ஒப்பானது என்று கூறுகிறார், இதேபோல, கூர்மையான பொருட்கள் ஆண்குறியைக் குறிக்கின்றன, வட்ட வடிமானவை பெண்ணின் மார்பகங்களைக் குறிக்கின்றன. ஆதாம், ஏவாள் கதையில் பல குறியீடுகள் உள்ளதாக நம்பப்படுகிறது. இதில் வரும் பாம்பு ஆண்குறியையும், ஆப்பிள் மார்பகங்களையும், ஆப்பிளை உண்ணுவது உடலுறவையும் குறிக்கும் என்று சில ஆய்வாளர்கள் கருதுகிறார்கள். புராதன காலம் முதல் இன்றுவரை இந்தியாவில் லிங்க வழிபாடு நடைமுறையில் இருந்துவருகிறது. இந்து சமயத்தில் லிங்க வழிபாட்டுக்கு ஒரு சிறப்பிடம் உண்டு. இது குறித்து மறைமலையடிகள் கூறுவது மனம்கொள்ளத்தக்கது:

“நீண்டு குவிந்த கல்வடிவு ஆண்குறியின் அடையாளமாகவும், அக்கல்லைச் சூழ்ந்த வட்டக் கல்வடிவு பெண்குறியின் அடையாளமாகவும் முன்னோரால் கருதப்பட்டது. ஆண் பெண்குறிச் சேர்க்கையே பண்டைக் காலம் தொட்டு இலிங்க வடிவில் அமைந்தது.” பிற்காலச் சைவச்சிந்தாந்த நூலும் இதையே கூறுகிறது.[8] பிற புராதான நாகரிகங்களிலும் இம்மாதியான வழிபாட்டுமுறை காணப்பட்டதாக ஆய்வுகள் கூறுகின்றன. இவை ஃபிராய்டு கூறும் மதக் குறியீடுகளுக்குச் சான்றாக அமைகின்றன.

‘மதம் என்பது ஒரு பிரமை’

‘ஒரு பிரமையின் எதிர்காலம்’ என்ற நூலில் மதம் என்பது ஒரு பிரமை, அது ஒரு மாயை என்ற கருத்தை ஆணித்தரமாக முன்வைக்கிறார் ஃபிராய்டு. பிரமை என்றால் என்ன என்பதை

அவர் முதலில் விளக்குகிறார். இல்லாத ஒன்றை இருப்பதுபோல எண்ணுவதே பிரமை என்று வரையறுக்கிறார். பூமி தட்டையானது என்று ஒரு காலத்தில் நம்பிவந்தார்கள். இது ஒரு பிரமை என்று இப்போது தெரியவந்துள்ளது. இதேபோல இரசவாதிகள் என்று அறியப்பட்ட ஆதி வேதியியலாளர்கள் செம்பைப் பொன்னாக்க முடியும் என்று நம்பினார்கள். இதுவும் பொய் என்பதை நாம் இப்போது அறிவோம். எனவே இது ஒரு பிரமை அல்லது பொய்ம்மை. எனவே, ஒரு நம்பிக்கை விருப்பநிறைவேற்றத்தைப் பிரதான குறிக்கோளாகக் கொள்ளும்போது அது பிரமையாகச் மாறிவிடுகிறது. ஃபிராய்டு கூறுகிறார்:

> தன் நிராதரவான நிலைமையை உணர்ந்த மனிதன் கடவுள் நம்பிக்கையை உருவாக்கிக்கொண்டான். குழந்தைப் பருவத்தில் பாதுகாப்பு வேண்டி உண்டாகும் அச்சமும் திகிலும் ஏற்படும்போது தன்னைப் பாதுகாக்கத் தன்னைவிட சக்தி வாய்ந்த ஒரு தந்தையை நாடிப் போவதுபோல மனிதன் தகப்பனைவிட ஆற்றல் உள்ள ஒரு சக்தியாகக் கடவுளை உருவாக்கி அதை இறுகப் பற்றிக்கொண்டான். . . . உளவியல் ரீதியில் நோக்கும்போது மதம் என்பது ஒரு பிரமையே.

ஆனால், அறிவியல் வளர வளர இந்தப் பிரமைகள் தவறான எண்ணங்களே என்பது தெரியவரும். வருங்காலத்தில் அறிவியல் வளர்ச்சியினாலும் மனிதனின் அறிவு வளர்ச்சியினாலும் மத நம்பிக்கை அற்றுப்போகும் என்ற கருத்திலேயே மதம் ஒரு பிரமை என்று கூறுகிறார். (இன்று மனநோய் மருத்துவத்திலும் மனப்பிரமை என்ற சொல் பயன்படுத்தப் படுகிறது. சில மனக்கோளாறுகளிலும் கடும் காய்ச்சல் போன்ற உடல் சார்ந்த நோய்களிலும் மனக்குழப்ப நிலை (Delirium) ஏற்படும்போது மனப்பிரமைகள் உண்டாகலாம். உதாரணமாக, ஒரு கயிறு பாம்பு போலத் தென்படலாம். இதுவே பிரமை என்பதன் பொருள்).

சிலர் மதம் தமக்கு ஆறுதல் தருவதாக உள்ளது கூறுவார்கள் என்பதை எதிர்பார்த்து அதற்கும் பதில் கூறுகிறார்:

> இம்மாதிரியான நொண்டிச் சாக்குகளால் நம்மை ஏமாற்ற முடியாது. அறியாமை என்பது அறியாமைதான்......... வேறு எந்தத் துறையிலாவது சான்றுகளே இல்லாத ஒரு விஷயத்தை நம்புவார்களா? .... மதம் பற்றிய விஷயங்களைப் பொறுத்தவரையில் மனிதர்கள் எல்லா விதத்திலும் நேர்மை யற்றவர்களாக, அறிவு சார்ந்த குற்றங்கள் இழைப்பவர்களாகவே இருந்துவந்துள்ளார்கள்.

குழந்தைகள் கடவுள் நம்பிக்கையைப் பெற்றோரிடம் இருந்து கற்றுக்கொள்கின்றன. ஓரளவு வயது வரும்வரை தங்கள் பெற்றோர்கள் கூறுவதை முழுமையாக ஏற்றுக்கொள்வதே குழந்தைகளின் பண்பு. இதற்கு மாற்றுக் கருத்து ஒன்று உண்டு என்பதை அவர்கள் அறிவது இல்லை. இம்மாதிரியாகப் பெற்றோரிடம் இருந்தும் சமூகத்தினிடம் இருந்தும் கற்றுக் கொள்ளும் பழக்கவழக்கங்கள் சமூகக் கற்றல் *(Social learning)* என்று உளவியலில் வழங்கப்படுகிறது அறிஞர்கள் என்று அறியப் பட்டவர்கள்கூடச் சமயப் பற்றுள்ள குடும்பச் சூழ்நிலையில் வளர்ந்த காரணத்தினால் மதத்தை உள்வாங்கிக்கொள்கிறார்கள், அதைப் பற்றி அறிவியல் ரீதியாகச் சிந்தித்துப் பார்க்கத் துணிவது இல்லை. பரிசோதனைக் கூடத்தில் தர்க்க ரீதியாகச் சிந்திக்கும் விஞ்ஞானியாகவும் அதற்கு வெளியே பெற்றோரிடம் இருந்து கற்றுக்கொண்ட அறிவுபூர்வமற்ற மதக் கருத்துகளைக் கேள்வியின்றி ஏற்றுக்கொள்பவர்களாகவும் இரட்டை நியாயம் கொண்டவர்களாகவே உள்ளார்கள் என்று கூறுகிறார்.

மதப் பூசல்கள்

மதத்தால் உண்டாகும் பூசல்களுக்கும் பகைமைக்கும் அவர் ஓர் உளவியல் காரணம் கூறுகிறார். மதக் குழுக்கள் தம் அங்கத்தவர் களை அரவணைத்துக்கொள்கின்றன, சகோதரத்துவத்தைப் பேணுகின்றன, ஒற்றுமைப்படுத்துகின்றன. ஆனால் பிற மதங்கள் மீது வெறுப்பை உமிழ்கின்றன, தன் மதமே உயர்ந்தது என்று மேன்மை பேசுகின்றன, மாற்றான் மதம் தாழ்ந்தது என்று விரோதம் பாராட்டுகின்றன. ஒவ்வொரு மதங்களைச் சார்ந்தவர்களும் தத்தம் மதம் கருணையும் அன்பும் மனிதநேயமும் கொண்டது என்று சொல்லிக்கொள்ளத் தவறுவது இல்லை. மதம் பற்றி ஃபிராய்டு கூறும் இந்தக் கருத்து குழு உளவியல் பற்றி அவர் கூறியவற்றின் (காண்க: இயல் 18) நீட்சியாக உள்ளன. ஃபிராய்டு இதைப் பின்வருமாறு எடுத்துக்கூறுகிறார்:

> **ஒரு மதம் தன்னை அன்பும் கருணையும் நிறைந்த மதம் என்று கூறிக்கொண்டபோதிலும், அந்த மதத்தைச் சேராதவர்கள் மீது கடுமையாகவும் அன்பற்ற முறையிலேயே நடந்துகொள்கிறது.**

இது மத வெறுப்பில் தொடங்கி, பிணக்குகளாக மாறி, பின் பூசலாக உருவெடுத்து இறுதியில் பெரும் அழிவுக்கு இட்டுச் செல்கிறது. வரலாறு நெடுக நாம் காணும் மதப் போர்களுக்கு இதுவே உளவியல் சார்ந்த காரணம். ஃபிராய்டு காலத்தில் ஐரோப்பாவில் மதம் ஆழமாக வேர்கொண்டிருந்தது. மதம் பற்றி அவர் கூறிய இந்தக் கருத்துகள் இருபதாம் நூற்றாண்டின்

ஆரம்பத்தில் (இன்றும்தான்!) பெரும் எதிர்ப்பைச் சந்தித்ததில் வியப்பில்லை. மதப்பற்று உள்ள சிலர் எதிர்வாதம் செய்தார்கள்.

மதத்தைக் கடுமையாக எதிர்த்த ஃபிராய்டு அது மனிதர்கள் மேல் செலுத்தும் ஆதிக்கத்தைக் குறைத்து மதிப்பிடவில்லை. ஆனாலும் அவர் நம்பிக்கை இழந்துவிடவில்லை. மானுடர்கள் அறிவு பெற்றுவருகிறார்கள், அறிவியல் கண்டுபிடிப்புகளை உள்வாங்கிக்கொள்கிறவர்கள் என்ற நம்பிக்கை கொண்டிருந்தார். உலகம் அறிவுமயமாகி வரவர கடவுள் நம்பிக்கை படிப்படியாகக் குறைந்துபோகும், இறுதியில் அற்றுப்போகும் என்று நம்பிக்கை யுடன் கூறுகிறார்.

எனவேதான் மதம் ஒரு பிரமை, காலப்போக்கில் பிரமை தெளியும் என்று நம்பிக்கை கொள்கிறார்.

மதம் என்பது அறிவியல் சிந்தனைக்கு எதிரானது என்பது அவரது வாதம். மதம் மாற்றத்தை ஏற்றுக்கொள்வதில்லை. இது அறிவியலுக்கு நேர்மாறானது. உண்மை என்று கருதப்பட்ட ஒன்று ஆராய்ச்சிகள் வழியாக மெய்ப்பிக்கப்பட்டால் அறிவியல் அதை ஏற்றுக்கொள்கிறது. பின் புதிய கருத்துகள் உருவாகின்றன. ஆனால் மதம் அப்படிப்பட்டதல்ல. மதத்தின் மூலவர்கள் கூறியதைக் கேள்வி இல்லாமல் ஏற்றுக்கொள்ள வேண்டும். **"நீ கேள்வி கேட்கக் கூடாது' என்பதே மதத்தின் பதினோராவது கட்டளை என்பதாகும்"**, என்று கடுஞ்சொற்களால் அவர் சாடுகிறார். (விவிலியத்தின்படிப் பத்துக் கட்டளைகள் என்பது கடவுளால் கற்பலகைமேல் எழுதி மோசே மூலமாக இசுரேலியர்களுக்குக் கொடுக்கப்பட்டது. இவற்றை மீறுவது பாவமாகக் கருதப்படுகிறது).

உலகத்தின் சகலச் செயல்பாடுகளுக்கும் மதம் காரணம் கூறுகிறது. உலகம் எப்படித் தோன்றியது? பேரிடர்கள் ஏற்படுவது ஏன்? இறந்த பின் மனிதனுக்கு என்ன நடக்கும்? மனிதன் துன்பங்களில் இருந்து விடுதலை பெறுவது எப்படி? இதற்கு அவன் செய்ய வேண்டிய சடங்குகள் என்ன? – இது போன்ற பலதரப் பட்ட கேள்விகளுக்கும் எந்தத் தயக்கமுமின்றி விடையளிக்கிறது. எல்லாப் பிரச்சினைகளுக்கும் தீர்வு கூறுகிறது. இது சாத்தியமா என்ற கேள்வியை எழுப்புகிறார் ஃபிராய்டு:

> மதம் எதற்கெல்லாம் உரிமை கோருகிறது? .... பேரண்டத்தின் மூலத்தைப் பற்றிய தகவல்களைக் கூறுகிறது; மனிதர்களின் பாதுகாப்பையும் (மறுஉலகில் பெறக்கூடிய) மகிழ்ச்சியையும் நிச்சயப்படுத்துகிறது; அதன் கருத்துகளாலும் அதற்கு உள்ள அதிகாரத்தாலும் மனிதர்களுக்கு வழிகாட்டுகிறது.

விமர்சனங்கள்

மத நம்பிக்கை உள்ளவர்கள் மதத்துக்கு எதிரான கருத்துகளை முன்வைத்த அறிவாளிகளை எப்போதுமே எதிர்த்தே வந்திருக் கிறார்கள். ஆனால் பல அறிவியல் சிந்தனையாளர்களிடையே இந்தக் கருத்துகள் வரவேற்புப் பெற்றன. மேதைகள் என்று அறியப்பட்ட பலர் இறை மறுப்பாளர்களாகவே இருந்து வந்தார்கள். ஐன்ஸ்டைன், ஸ்டீவன் ஹார்க்கிங், பீட்டர் ஹிக்ஸ், ஜேம்ஸ் வாட்சன், சார்ல்ஸ் டார்வின் போன்ற பல அறிவியல் மேதைகள் கடவுள் மறுப்பாளர்களாக இருந்துவந்திருக்கிறார்கள். ஃபிராய்டையும் இந்த வரிசையில் வைத்தே பார்க்க வேண்டும்.

மதம் பற்றி ஃபிராய்டு எழுதிய நூல்களை அவரைப் பின்பற்றிய சிலர்கூட கடுமையாக எதிர்த்தார்கள். மத நம்பிக்கை உள்ள ஃபிராய்டின் விசுவாசிகள் பலர் அவர் மதம் பற்றிக் கூறும் கருத்துகளை ஏற்றுக்கொண்டதில்லை. குறிப்பாக யூத மதத்தைச் சேர்ந்தவர்கள் கடும் எதிர்ப்பு தெரிவித்தார்கள். அவர் மதம் பற்றிக் கூறியவை இறைமறுப்பாளர்களுக்கு உவகை யளிக்கலாம், தாராளவாதிகள் அதைத் திறந்த மனதுடன் எண்ணிப் பார்க்கலாம், ஆனால் இன்றைய ஆராய்ச்சிகள் என்ன கூறுகின்றன?

பல நூற்றாண்டுகளாக மதம் ஆழ வேர்விட்டிருந்த நாடுகளான ஐரோப்பிய நாடுகள், கனடா, தென் கொரியா, ஜப்பான் ஆகிய நாடுகளில் மத நம்பிக்கை குறைந்துள்ளது என்று கருத்துக்கணிப்புகள் கூறுகின்றன. இங்கிலாந்தில் 2017ஆம் ஆண்டு நடத்தப்பட்ட கருத்துக்கணிப்பின்படி 52% மக்கள், தாம் எந்த மதத்தையும் பின்பற்றுவது இல்லை என்று கூறினார்கள்; இளம் வயதினர்களில் (24 வயதுக்குக் குறைந்தவர்களில்) 2% மட்டுமே தாம் மத நம்பிக்கை கொண்டவர்கள் எனக் கூறினார்கள். இதே மாதிரியான இன்னொரு கருத்துக்கணிப்பு 2002ஆம் ஆண்டில் நடத்தப்பட்டபோது 41% மக்கள் தமக்கு மதநம்பிக்கை இல்லை என்று கூறினார்கள்.[10] மற்ற ஐரோப்பிய நாடுகளிலும் இதே போக்கு காணக்கூடியதாக உள்ளது.

உலக அளவில் 57 நாடுகளில் வாழும் 50,000 மக்களிடம் மத நம்பிக்கை பற்றிய தரவுகளைத் திரட்டிய ஓர் ஆய்வு 2005ஆம் ஆண்டுக்கும் 2011ஆம் ஆண்டுக்கும் இடையில் மத நம்பிக்கை உள்ளவர்களின் விழுக்காடு 77இல் இருந்து 68 ஆகக் குறைந்திருக் கிறது என்ற முடிவுக்குவந்தது. இறைநம்பிக்கையற்றவர்களாகத் தங்களை அடையாளப்படுத்திக்கொண்டவர்களின் விழுக்காடு 3%இல் இருந்து 13%ஆக அதிகரித்தது. அமெரிக்காவும் ஈரானும்

இதற்கு விதிவிலக்காக இருந்தன. இந்த நாடுகளில் மதத்தைப் பின்பற்றுபவர்களின் எண்ணிக்கை அதிகரித்துள்ளது.[11]

ஆக, ஃபிராய்டு முன்னுரைத்தபடி உலகத்தில் மத நம்பிக்கை குறைந்துவருகிறது என்று கூறலாம்.

இந்த ஆய்விலிருந்து பெறப்பட்ட இன்னொரு தரவும் முக்கியமானது. மத நம்பிக்கை குறைவாக உள்ள நாடுகளில் மக்கள் சிறந்த கல்வியறிவு பெற்றுள்ளதுடன் சமூகப் பாதுகாப்புக் கட்டமைப்பும் நிறைந்தவையாக உள்ளன. ஒப்பீட்டளவில் இங்குச் சமூக ஏற்றத்தாழ்வுகள் குறைவாக உள்ளன. தங்களுக்கு எதுவும் நடந்துவிடுமோ என்ற அச்சவுணர்வும் பாதுகாப்பின்மையும் இந்த நாடுகளில் குறைவாகவே உள்ளன. எனவே, பாதுகாப்பின்மையே மதநம்பிக்கைக்கு ஊற்றாக உள்ளது என்ற ஃபிராய்டின் வாதத்துக்கு இது வலு சேர்க்கிறது என்றே கூற வேண்டும். இதேபோல, சுனாமி போன்ற இயற்கைப் பேரழிவுகளுக்குப் பின் மத நம்பிக்கை உள்ளவர்களின் எண்ணிக்கை அதிகரிக்கிறது என்று ஆய்வுகள் கூறுகின்றன. இது, 'மகிமைப்படுத்தப்பட்ட தந்தையே கடவுள்' என்ற கூற்றுக்குச் சான்று பகர்வதாக உள்ளது. ஐரோப்பாவில் நடத்தப்பட்ட சமீப காலக் கருத்துக்கணிப்புகளும் மதநம்பிக்கை அருகிவருவதை உறுதிப்படுத்தியுள்ளன.

இம்மாதிரியான கருத்துக்கணிப்புகளை இரண்டு விதமாக விளங்கிக்கொள்ளலாம். ஒன்று, உலகத்தில் மத நம்பிக்கை அழிந்துவிடவில்லை என்பது, மற்றது இறைமறுப்பு மெல்ல மெல்ல அதிகரித்து வருகின்றது என்பது. பொதுவாகக் கூறுமிடத்து, ஃபிராய்டு முன்னுரைத்தபடி மத நம்பிக்கை உலகில் படிப்படியாகக் குறைந்து வருகிறது என்பதை ஏற்றுக்கொள்ள வேண்டியுள்ளது.

ஃபிராய்டு தான் கொண்டிருந்த மத அவநம்பிக்கையை நியாயப்படுத்தவே மதத்தைத் தாக்கி எழுதினார் என்ற குற்றச்சாட்டும் முன்வைக்கப்படுள்ளது. குழந்தைப் பருவப் பாலுமை பற்றி எழுதியது போல அதிர்ச்சி மதிப்புக்காகவே மதத்தைத் தாக்கி எழுதினார் என்று சிலர் கூறுவதுண்டு. ஆனாலும், காலம்காலமாக மனிதன் கொண்டிருக்கும் கடவுள் நம்பிக்கைக்கான உளவியல் காரணங்களைப் பற்றி முதன்முதலாக ஆழமாகச் சிந்தித்துப் பார்த்தவர் ஃபிராய்டே. அவர் கூறும் காரணங்களைத் திறந்த மனதோடு எண்ணிப் பார்க்கும் எவரும் அதில் ஓரளவேனும் உண்மை உள்ளது என்பதை ஏற்றுக்கொள்வார்கள். எஞ்சியவை அவரவர் நம்பிக்கையைப் பொறுத்தது.

வயது போகப்போக மனிதர்களுக்குக் கடவுள் நம்பிக்கை அதிகரிக்கிறது என்று ஆராய்ச்சிகள் கூறுகின்றன. பல இறைமறுப்பாளர்கள்கூட முதுமையில் கடவுள்நம்பிக்கை உள்ளவர்களாக மாறுவதை நாம் காண்கிறோம். ஆனால், ஃபிராய்டு இளவயது முதல் இறக்கும்வரை இறைமறுப்பாளராகவே இருந்துவந்தார். அவர் 1910இல் அவர் கார்ல் யுங்வுக்கு எழுதிய ஒரு கடிதத்தில், "மனிதனுக்கு மதம் ஏன் தேவைப்படுகிறது என்று ஆராய்ந்துப் பார்த்தால் அது சிசுப்பருவ இயலாமையை *(Infantile helplessness)* நிறைவு செய்கிறது என்ற உண்மை புலப்படும். விலங்குகளை விட மனிதனுக்கு இந்த இயலாமை கூடுதலாக உள்ளது. குழந்தைப் பருவத்தின் பின் தாய் தந்தையர் இல்லாத ஓர் உலகத்தை அவனால் எண்ணிப்பார்க்கக்கூட முடிவதில்லை. எனவே, கருணையும் நியாயமும் கொண்ட ஒரு கடவுளை உருவாக்கிக் கொள்கிறான். . ." என்று எழுதினார். இதே கருத்தை அவர் எழுதிய கடைசி நூலான 'மோசசும் ஓரிறைவாதமும்' (1939) என்ற நூலிலும் வலியுறுத்திக் கூறினார். அவர் முன்வைத்த சில கோட்பாடுகளை அவர் இடையிடையே மாற்றிக்கொண்டாலும் மதம் பற்றிய அவரது கருத்து மட்டும் மாறவில்லை.

இயல் 20

நாகரிகத்தின் போதாமைகள்

ஃபிராய்டு தன் வாழ்நாளில் முதலாம் உலகப் போரின் விளைவுகளைக் கண்கூடாகப் பார்த்தவர். பின், நாசிக்களின் யூத இன ஒழிப்பை நேருக்கு நேர் கண்டவர். ஹிட்லரின் நாசிப் படைகளின் ஒடுக்கு முறைக்கு ஆளாகியவர். எனவே, நாகரிக மானவர்கள் என்று கருதப்பட்ட ஜெர்மனியர்கள் காட்டுமிராண்டித்தனமாக நடந்துகொண்டதை உளவியல் ரீதியில் எவ்வாறு விளக்குவது என்பதை எண்ணிப் பார்க்க வேண்டிய கட்டாயம் அவருக்கு ஏற்பட்டதில் வியப்பில்லை. இதை ஆராய்ந்து, 'நாகரிகமும் அதன் போதாமைகளும்' *(1930)* என்ற நூலில் பதிவுசெய்தார்.[1] 'நாகரிகம் அடைந்த' சமுதாயத்தில் மனித கூட்டங்கள் எவ்வாறு நடந்துகொள்கின்றன என்பதே இதன் ஆய்வுப்பொருள். இந்த நூல் நாகரிகம் அடைந்த சமுதாயத்தில் வாழ்வதில் மனிதன் எதிர்கொள்ளும் பிரச்சினைகளைப் ஃபிராய்டிய கோட்பாடுகளின் அடிப்படையில் ஆராய்கிறது. இந்த நூல் உளவியலுக்கும் மருத்துவத்துக்கும் அப்பால் சென்று மானுடவியல், சமூகவியல் ஆகிய துறைகளிலும் செல்வாக்கு பெற்ற ஒரு நூலாகக் கருதப்படுகிறது. அவர் எழுதிய நூல்களில் எளிய நடையில் எழுதப் பட்ட புத்தகங்களில் இதுவும் ஒன்று.

விலங்கு நிலையில் இருந்து மனிதன் உயர்ந்த ஒரு நிலையை அடைய நாகரிகம் காரணமாக இருந்து என்பதை ஏற்றுக் கொண்ட ஃபிராய்டு, அதற்கு மனிதன் கொடுத்த விலையோ பெரிது என்று கூறுகிறார். நாகரிகமடைந்த மனிதன் தன் ஆதி இயல்புணர்வுகளான பாலியல் இச்சை, மூர்க்கம் ஆகியவற்றின் உந்தல்களை அடக்கிக்கொண்டு சமுதாயம் வகுக்கும் விதிகளையும் அதன் அறநெறிகளையும் ஏற்றுச் சமுதாய நடைமுறையின்படி நடந்துகொள்ள வேண்டி உள்ளது. மனிதனின் குறிக்கோள் இன்பம் பெறுவதே. அகம் இன்பக் கொள்கையைப் பின்பற்றுகிறது என்பதை முன்னர் கூறினோம் (காண்க: இயல் 4). ஆனால் நாகரிகம் கருதி ஆதிமன உந்தல்களைக் கட்டுப்படுத்திச் சமுதாயம் அங்கிகரிக்கும் விதத்தில் செயல்பட வேண்டிய நிர்ப்பந்தம் அகத்துக்கு ஏற்படுகிறது. எனவே, நாகரிகமடைந்த சமுதாயத்தில் மனிதன் வாழ்வது எளிதல்ல என்கிறார் ஃபிராய்டு.

சமூக வாழ்வில் நீதி, ஒழுங்கு, ஆகியவற்றைப் பேண மனிதன் தன் ஆதிஇயல்புணர்வுகளான பாலியல் இச்சைகளையும் மூர்க்கத் தனத்தையும் கட்டுப்படுத்த வேண்டியுள்ளது. தனி மனிதனின் தேவைகளுக்கும் சமுதாயத்தின் தேவைகளுக்கும் உள்ள முரண்பாடானது அவனது அகத்துக்கும் அதியகத்துக்குமான போராட்டமாக மாற்றம் பெறுகிறது. "நான் என் தேவைகளைப் பூர்த்திசெய்துகொள்வதா? அல்லது மற்றவர்களின் தேவைகளையும் மனதில் கொண்டு சமரசம் செய்துகொள்வதா?" என்ற இக்கட்டுக்கு அவன் ஆளாகிறான். நாம் நாகரிகமாகச் சக மனிதர்களுடன் வாழ வேண்டுமானால் நமது ஆதிஇயல்புணர்ச்சிகளையும் உந்துதல்களையும் கைவிட வேண்டும் அல்லது மட்டுப்படுத்த வேண்டும். எனவே, தனிமனிதனின் நலன்களுக்கும் சமுதாயத்தின் நலன்களுக்கும் இடையே முரண்பாடும் பிணக்கும் போராட்டமும் தவிர்க்க முடியாதவை என்பதே அவர் கூறும் முக்கியக் கருத்து.

ஃபிராய்டு பண்பட்ட ஒரு சமுதாயம் பற்றிப் பேசுகிறார். அழகு, அறிவுடைமை, ஒழுங்கு, நீதி, தூய்மை ஆகியவற்றைக் பேணிக் கடைப்பிடிக்கும் ஒரு சமுதாயமே உயர்வான சமுதாயம் என்று கூறுகிறார். வன்முறையைத் தவிர்ப்பது சமுதாயச் சகவாழ்வுக்கு மட்டுமல்லாமல் மனித இருப்புக்கும் தேவையானதொன்று. நாம் இரண்டு காரணங்களுக்காகக் கூடி வாழவேண்டியுள்ளது. ஒன்று, மனிதன் தன் பணிச் சுமையையும் வேலைப் பளுவையும் பகிர்ந்துகொள்ள வேண்டியுள்ளது. மற்றது, அவன் தன் குடும்ப உறவுமுறைகளை, குறிப்பாக கணவன் – மனைவி இடையேயும் பெற்றோர் – பிள்ளைகள் இடையேயும் உள்ள உறவுகளைப் பாதுகாக்க வேண்டியுள்ளது. இந்த நன்மை களைப் பெறவேண்டுமானால் மனிதன் தனது பாலியல் இச்சை

களையும் மூர்க்கத்தையும் கட்டுப்படுத்தியாக வேண்டும். இதனால்தான் சமூகம் சட்டங்களையும் ஒழுங்குவிதிகளையும் உருவாக்குகிறது. எனவே, நாகரிகமடைந்த சமுதாயத்தில் வாழ்வது மனிதனுக்குச் சங்கடமாக உள்ளது என்கிறார்.

இதன் விளைவாகப் பாலியில் இச்சையும் மூர்க்கத்தன உந்தலும் ஒழுங்கற்று வெளிப்படாதவாறு தனக்குள், அதாவது அகத்துக்குள், செலுத்தப்படுகின்றன. சில வேளைகளில் இவை உயர்வாக்கம் பெற்று நல்வழியில் நடத்தப்படுகின்றன (காண்க: இயல் 8). வேறு சந்தர்ப்பங்களில் அதியகத்தின் ஆதிக்கத்தால் இவை குற்றஉணர்வாக மாற்றம் பெறுகின்றன. குற்றஉணர்வானது மனஅமைதியைக் குலைக்கக்கூடும், மனச்சோர்வுக்குக் காரண மாகவும் அமையக் கூடும்.

சாரமாகக் கூறுவதானால், தனிமனிதனின் அகத்துக்கும் சமுதாயத்துக்கும் இடையே இடைவிடாத ஒரு போராட்டம் நடைபெற்றுவருகிறது. இதனால் மனிதன் நிம்மதியாக வாழ முடிவதில்லை. இந்தப் போராட்டம் பல வடிவங்களில் வெடித்துக் கிளம்புகிறது. சமூகஅளவில் இது குழுக்களுக்கிடையே மோதல் களாகவும் நாடுகளுக்கிடையே போராகவும் வெளிப்படுகிறது. இதையே நாகரிகத்தின் போதாமைகள் என்று கூறுகிறார் ஃபிராய்டு.

போர் பற்றி ஃபிராய்டு

முதலாம் உலகப் போரின் கொடூரங்களை ஃபிராய்டு நேரடியாகவே கண்டார். அதில் அவர் குடும்பத்தவர் பலர் கொல்லப்பட்டார்கள். ஜூலை 1914 முதல் நவம்பர் 1918 வரை நடைபெற்ற முதலாம் உலகப் போரில் 16 மில்லியன் பேர் உயிரிழந்தனர். சொம் என்ற நதியின் கரையில் நடைபெற்ற போரின் முதல் நாளில் (1.7.1916) மட்டும் 20,000 பிரித்தானியப் படையினர் கொல்லப்பட்டார்கள், 57,000 பேர் காயமடைந்தார்கள். எப்போதுமே வன்முறைக்கு எதிராக இருந்துவந்த ஃபிராய்டு நாகரிகமடைந்த நாடுகள் என்று கருதப்பட்ட ஐரோப்பிய நாடுகளின் கொலைவெறியைக் கண்டு பெரும் திகைப்பும் கலக்கமும் கொண்டார். அதைப் புரிந்துகொள்ள விழைந்தார்.

முதலாம் உலகப் போர் தொடங்கி ஆறு மாதங்களுக்குப் பின் அதாவது 1915ஆம் ஆண்டு மார்ச் – ஏப்ரல் மாதங்களில் ஃபிராய்டு போர் பற்றி இரண்டு குறுங்கட்டுரைகள் எழுதினார். 'போர்காலச் சிந்தனைகள்' என்ற தலைப்பில் இவ்விரு கட்டுரைகளும் பிரசுரிக்கப்பட்டன.[2] ஐரோப்பிய நாகரிகத்தையே கேள்விக்குறி

யாக்கிய இப்போர் மனிதனைக் காட்டுமிராண்டியாக்கி, அவன் அறிவியல் ரீதியாகவும் தொழில்நுட்ப ரீதியாகவும் பெற்றிருந்த முன்னேற்றங்களையும் தவிடுபொடியாக்கியதைக் கண்டு அவர் மனம் நொந்து இதை எழுதியதாகக் தெரிகிறது.

தனிமனிதனை நாகரிகத்தின் பெயரால் கட்டுப்பாட்டுடன் நடந்துகொள்ள வேண்டும் என்று விதிக்கும் அரசுகள் தாங்க ளாகவே அந்த ஒழுக்கங்களை மீறுவதை அவர் சுட்டிக்காட்டினார். தனிமனிதனுக்கு ஒரு நீதி, அரசுகளுக்கு ஒரு நீதி என்பது எந்த விதத்தில் நியாயமானது என்று அறச்சீற்றத்துடன் கேட்கிறார். அது மட்டுமல்லாது, மக்கள் அரசுக்கு முழுமையாக அடிபணிந்து நடக்க வேண்டும் என்று அரசுகள் எதிர்பார்க்கின்றன. செய்திகளைத் தணிக்கை செய்வது, அப்பட்டமாகப் பொய்ப் பரப்புரை செய்வது போன்ற அரசின் நடவடிக்கைகள் மக்களைச் சிறு குழந்தைகள் போல நடத்துகிறது. அரசு இயந்திரம் அறநெறிகளை மதிப்ப தில்லை, ஆனால் மக்கள் அறநெறிகளின்படி ஒழுக வேண்டும் என்று வற்புறுத்துகிறது; அவர்கள் அதை மீறும்போது அரசு தண்டனை விதிக்கிறது. இந்த முரண்பாட்டை ஃபிராய்டு சுட்டிக் காட்டுகிறார்.

போரின்போது தனிமனிதர்கள் காட்டுமிராண்டிகள் போல நடந்துகொண்டதை வேதனையுடன் பதிவுசெய்தார். தனிமனிதனாகச் செய்யத் துணியாத காரியங்களை ஒரு குழுவாக, இராணுவமாகச் செயல்படும்போது மனிதன் எவ்விதத் தயக்கமுமின்றிச் செய்துமுடிக்கிறான் என்பதைச் சுட்டிக் காட்டி மனிதனின் அடிமனதில் ஆழமாகப் பதிந்து கிடக்கும் இயல்புணர்ச்சிகளும் ஆதிஉந்தல்களும் தான் இதற்குக் காரணம் என்று கூறுகிறார். அவர் அதைப் பின்வருமாறு பதிவுசெய்தார்:

> வரலாற்றுக் காலத்துக்கு முற்பட்ட மனிதன் எந்த மாற்றமுமின்றி நமது நனவிலியில் இன்றும் உயிர் வாழ்கிறான். மனித மனத்துள் ஆதி உள்ளுணர்வுகளான மூர்க்கம், ஆக்ரோஷம், பகைமை, வன்முறை ஆகியவை குடிகொண்டுள்ளன. தான் நாகரிகம் அடைந்தவன் என்று அவன் கூறிக்கொண்டாலும் இந்த (நாசகார) உணர்வுகள் அவன் நனவிலி மனதில் இன்றும் குடிகொண்டுள்ளன. எனவே, மனித மனதில் குடிகொண்டிருக்கும் தீவினையை முற்றாக ஒழிக்க முடியாது. ஒரு சந்தர்ப்பத்தில் நல்லவனாகவும் இன்னொரு சந்தர்ப்பத்தில் தீயவனாகவும் மனிதன் நடந்துகொள்கிறான். ஆனால் அடிப்படையில் அவன் நல்லவனும் அல்ல, தீயவனும் அல்ல. அதாவது, மனிதனால் எல்லாச் சமயங்களிலும் நாகரிகமாக நடந்துகொள்வது சாத்திய மில்லை.

போர்க்காலத்தில் மனிதர்கள் வழக்கத்துக்கு மாறாக நடந்துகொள்வதைச் சுட்டிக்காட்டி, மனிதர்கள் அதிகாரத்தில் உள்ளவர்களுக்குக் கீழ்ப்படிவது அச்சத்தினால்தான் என்றும் மற்றவர்களுடன் அவன் ஒத்துப்போவதற்குக் காரணம் அவர்களது அன்பை இழந்துவிடுவோம் என்ற பயமே என்றும் கூறுகிறார். இதுதான் மனித இயல்பு. மனிதனைப் படிமலர்ச்சியின் உச்சத்தில் உள்ளவன் என்று எண்ணுவது தவறு. மனிதனின் காட்டுமிராண்டிக் குணங்கள் அவன் நனவிலியில் இன்றும் வாழ்கின்றன என்கிறார். 'நாகரிகமும் அதன் போதாமைகளும்' என்ற நூலில் அவர் கூறுகிறார்:

> நாம் நினைப்பதுபோல மனிதன் அன்பை விரும்பும் (தாக்கப் பட்டால் தன்னைக் பாதுகாத்துக்கொள்ளும்) சாதுவான ஒரு ஜீவன் அல்ல. மாறாக, மூர்க்கம் அவனுடன் கூடப்பிறந்த ஓர் இயல்புணர்வு. எனவே, தன் அயலவர்கள் தனக்குத் தேவை ஏற்படும்போது உதவி செய்பவர்களாகவும் தன் இச்சைகளைப் பூர்த்தி செய்யக்கூடிய புறப்பொருளாகவும் மட்டும் காண்பது இல்லை. அவர்களின் மீது தன் மூர்க்க உணர்ச்சிகளைக் கட்டவிழ்த்துவிட்டுத் தன் உந்தல்களுக்கு வடிகாலாக அவர்களைப் பயன்படுத்தும் ஒருவனாக, அவர்களின் உழைப்பைச் சுரண்டுவதும், அவர்களைப் பாலியல் வன்முறைக்கு ஆளாக்குபவனாக, அவர்களின் உடைமைகளை அபகரிப்பவ னாக, அவர்களை அவமதிப்பவனாக, அவர்களைக் கொலை செய்யவும் தயங்காத ஒருவனாகவே இருக்கிறான்...... மனித வரலாற்றை அறிந்தவர்கள் இது உண்மை அல்ல கூற முடியுமா?

மனித இயல்பு பற்றி ஃபிராய்டு கூறும் கருத்துகள் அவநம்பிக்கையூட்டுவதாகவே உள்ளன. போருக்குக் காரணமாக உள்ள மனித இயல்புகள் பற்றிப் பின்வருமாறு கூறுகிறார்:

> மனிதனுக்கு அமைந்துள்ள மூர்க்க உணர்ச்சி சமூகக் கட்டுப்பாடு களால் மட்டுப்படுத்தப்பட்டு நனவிலிக்குள் ஒடுக்கப்படுகிறது. ஆனால், இந்த உணர்ச்சியால் மட்டுமே தன் தேவைகளைப் பூர்த்திசெய்துகொள்ள முடியும் என்ற நிலை எழும்போது தகராறு களும், சண்டைச் சச்சரவுகளும் நிகழ்கின்றன.

எனவே, மனிதனால் ஆக்கிரமிப்பு, போர், வன்முறை, ஆகியவற்றைத் தவிர்த்து அன்புடனும் கருணையுடனும் நாகரிக மாக நடந்துகொள்ள இயலாது என்று கூறுகிறார். அதாவது, காட்டுமிராண்டி நிலையின்போது அவனிடம் இருந்த அதே மூர்க்க உள்ளுணர்ச்சிகள் இன்றும் அவனை விட்டு அகலவில்லை என்பதே அவர் கூறும் முக்கியச் செய்தி.

ஐன்ஸ்டைன் – ஃபிராய்டு கடிதங்கள்

இரண்டாம் உலகப் போரின் முன்அறிவிப்பாக ஹிட்லரின் நாசிப் படைகள் ஐரோப்பிய நாடுகளை ஆக்கிரமித்து நடத்திய அட்டூழியங்களும், யூத இன அழிப்பும் உலகெங்கும் உள்ள அறிவுஜீவிகளுக்குப் பெரும் குழப்பத்தையும் கவலையையும் ஏற்படுத்தியது. பத்தொன்பதாம் நூற்றாண்டின் இறுதிப் பகுதியிலும் இருபதாம் நூற்றாண்டின் முதற்பகுதியிலும் வியக்கத்தக்க அறிவியல் முன்னேற்றங்கள் ஏற்பட்டிருந்தன. ஆனால் சமுதாயத்திலோ வன்கொடுமைகளும் இனஅழிப்பும் என்றுமில்லாத அளவில் நடைபெற்றுக்கொண்டிருந்தன. உலக சமாதானத்தைப் பேண உருவாக்கப்பட்ட உலக நாடுகளின் சங்கம் (பின்னாளில் இது ஐக்கிய நாடுகள் அவையாக உருமாற்றம் பெற்றது) உலக அறிவுஜீவிகளை ஒன்றுதிரட்டி மனித குலத்தின் முன்னுள்ள பிரச்சினைகளை ஆராய ஒரு குழுவை அமைத்தது. அதில் ஓர் அங்கத்தவராக இருந்த ஆல்பெர்ட் ஐன்ஸ்டைன் இது குறித்து ஃபிராய்டுக்கு ஒரு கடிதம் எழுதினார். பின்வரும் பீடிகையாடு அந்தக் கடிதத்தை ஐன்ஸ்டைன் ஆரம்பிக்கிறார்:

30, ஜூலை 1932

“அன்புள்ள பேராசிரியர் ஃபிராய்டு அவர்களுக்கு,

உலக நாடுகளின் சங்கத்தின் கீழ் இயங்கும் அனைத்துலக அறிஞர்களின் ஒத்துழைப்பு நிறுவனம் இன்று பூதாகரமாக வெடித்திருக்கும் பிரச்சினையான உலகப் போர் குறித்து நான் விரும்பிய ஓர் அறிஞரைத் தேர்ந்தெடுத்து இது பற்றி அவரிடம் கருத்துப் பரிமாற்றம் பெறும்படி என்னைப் பணித்துள்ளது. நம் முன்னுள்ள பிரச்சினை இதுதான்: மனிதனைப் போர் என்ற சாபத்திலிருந்து காப்பாற்றுவது சாத்தியமா? நவீன அறிவியல் முன்னேற்றங்கள் காரணமாக மனிதநாகரிகமே அழிந்து போகும் அபாயம் இன்று ஏற்பட்டுள்ளது என்பது வெளிப்படை. ஆனாலும் இப்பிரச்சினைக்குத் தீர்வு காண எடுக்கப்பட்ட முயற்சிகள் யாவும் தோல்வியிலேயே முடிந்துள்ளன என்பதை வருத்தத்துடன் கூறவேண்டியுள்ளது. .....இந்தப் பிரச்சினைக்குத் தீர்வு காண வேண்டியவர்கள் செயலிழந்து நிற்கிறார்கள். அறிவியலில் ஆழ்ந்த புலமை பெற்றவர்கள் இப்பிரச்சினைகளை தொலைதூரத்திலிருந்து பார்ப்பதால் அதைப் புதியதொரு கோணத்திலிருந்து அணுக முடியும். இவர்களின் கருத்தைக் கேட்டறிய நாம் விழைகிறோம். என்னைப் பொறுத்தமட்டில், எனது சிந்தனை முறையாலும் ஆய்வுகள் வழியாகவும் மனிதனின் இருண்ட

மனத்திட்பத்தையும் உணர்ச்சிகளையும் புரிந்துகொள்ள இயலாது. மனிதனின் உள்ளுணர்வுகளைப் பற்றியும் மன இயக்கங்கள் பற்றியும் ஆழ்ந்த அறிவும் நீண்ட அனுபவமும் பெற்றுள்ள உங்களால் இப்பிரச்சினைக்குப் புது வெளிச்சம் பாய்ச்ச முடியும்...

"... இப்பிரச்சினைக்குத் தீர்வு காண கடந்த பத்தாண்டுகளாக எடுக்கப்பட்ட முயற்சிகள் யாவும் தோல்வியடைந்ததிலிருந்து தெரியவருவது என்னவென்றால் இந்தப் பிரச்சினைக்கு அடிப்படையாக வலுவான உளவியல் காரணிகள் அமைந்துள்ளன என்பதே..."

இவ்வாறு எழுதிய ஐன்ஸ்டைன் ஃபிராய்டிடம் சில கேள்விகளை முன்நிறுத்துகிறார்: "பொதுமக்களின் விருப்பத்துக்கு மாறாக ஒரு சிறுகுழுவால் எப்படி செயல்பட முடிகிறது? இந்தக் குழுவால் மக்களில் ஒரு சிறு பகுதியினரை (இராணுவத் தினரை) தம் வாழ்க்கையைப் பணயம் வைக்கும் அளவுக்கு எவ்வாறு தூண்டிவிட முடிகிறது? மனிதகுலத்தை இந்தப் பைத்தியக்காரத்தனமான வன்மமும் வெறுப்புணர்ச்சியும் பீடிப்பதைத் தவிர்க்கும் வகையில் அவனது வளர்ச்சியையும் படிமலர்ச்சியையும் மேம்படுத்துவது சாத்தியமா?"

கடிதம் பின்வருமாறு முடிகிறது: "மேலே கூறப்பட்ட உடனடிப் பிரச்சினைகளுக்கு உங்கள் எழுத்துகளில் விடைகாண முடியும் என்று நம்புகிறேன். உங்கள் கண்டுபிடிப்புகள் உலக சமாதானத்துக்கான நடவடிக்கைகளுக்கு வழி வகுப்பதாக அமைய முடியும்.

உங்கள் உண்மையுள்ள
ஆ. ஐன்ஸ்டைன்"

இந்தக் கடிதத்துக்கு ஃபிராய்டு ஒரு நீண்ட மறுமொழி எழுதினார். அவர் எழுதிய கடிதத்தில் உள்ள தகவல்கள் ஏற்கெனவே இந்த நூலில் ஆங்காங்கு கூறப்பட்டவைதாம். ஆனால், அவை ஒட்டுமொத்தமாகத் தொகுக்கப்பட்டு அதற்கு ஒரு கோணமும் பார்வையும் கொடுக்கப்பட்டிருப்பதுதான் இந்தக் கடிதத்தின் சிறப்பு.

வியன்னா, செப்டம்பர் 1932

அன்புள்ள பேராசிரியர் ஐன்ஸ்டைன் அவர்களுக்கு,

நீங்கள் என் கருத்தைக் கேட்க விரும்புகிறீர்கள் என்று தெரியவந்தபோது அது ஓர் இயற்பியலாளருக்கும் ஓர்

உளவியலாளருக்கும் பொதுவான ஒரு பொருள் பற்றியதாக இருக்கும் என்று எண்ணினேன். ஆனால் நீங்களோ "மனித குலத்தைப் போர் என்ற சாபத்திலிருந்து காப்பாற்றுவது எப்படி?" என்ற வினாவை முன்நிறுத்தி என்னை வியப்படையச் செய்துவிட்டீர்கள் ...

"(வரலாற்று ரீதியில் பார்த்தால்) மனிதர்கள் எப்போதுமே தம்முடைய நலமுரண்களை வன்முறையினால்தான் தீர்த்துக் கொண்டுள்ளார்கள். இது மனிதன் பரிணமித்த முழு விலங்கினத் துக்கும் பொருந்தும்... ஆரம்பத்தில் மனிதக் குழுக்களிடையே ஏற்பட்ட முரண்பாடுகள் உடல்பலத்தால் தீர்க்கப்பட்டன. கருவிகள் கண்டுபிடிக்கப்பட்ட பின் உடல் பலத்தின் இடத்தை ஆயுதங்கள் பிடித்துக்கொண்டன. திறமையான ஆயுதங்கள் உள்ளவனே வெற்றிபெற்றான். ஆயுதங்கள் பயன்பாட்டுக்கு வந்தபின் உடல்பலத்தைவிட அறிவாற்றல் ஒரு முக்கிய பாகத்தை வகிக்கத் தொடங்கியது. ஆனால் மனிதனின் குறிக்கோள் மட்டும் மாறவில்லை. வீழ்த்தப்பட்டவன் தாழ்ந்துபோக வேண்டி இருந்தது...

...மானுட இனத்தின் வரலாற்றில் மனிதர்களுக்கிடையே முடிவில்லாத சிக்கல்களும் தகராறுகளும் பிணக்குகளும் பிரச்சினைகளும் ... இருந்துவந்துள்ளன. இவை எப்போதுமே வன்முறை மூலமே தீர்க்கப்பட்டு வந்துள்ளன ... இதனால்தான் போரின் பின் ஏற்படும் சமாதானமானது நிலைப்பது இல்லை ... வெற்றி பெற்றவர்களுக்கிடையே பிளவுகள் உண்டாகின்றன, குழுக்கள் உருவாகின்றன, முரண்பாடுகள் ஏற்படுகின்றன ...

"...மனித குலம் ஒன்றுபட்டு ஒரு மைய ஆணைக்குழுவை உருவாக்கி நாடுகளிடையே ஏற்படும் தகராறுகளைத் தீர்த்து வைக்கும் அதிகாரத்தை அந்த அமைப்புக்கு வழங்கினால் ஒழிய போரைத் தவிர்க்க இயலாது ... ஆனால், இன்றோ ஒவ்வொரு நாடும் தத்தம் நலன்களை முன்னிலைப்படுத்துவதால் இவ்வாறான ஓர் அமைப்பை உருவாக்குவது சாத்தியமில்லை... வன்முறையை அறிவின் பலத்தைக் கொண்டு முறியடிக்க முயன்றால் அது தோல்வியிலேயே முடியும்.

"உங்கள் கடிதத்தில் மனிதர்களைச் சண்டைப் பிடிக்கத் தூண்டுவது எளிது, இதற்கு உளவியல் காரணங்கள் இருக்கக் கூடும் என்று எழுதியிருந்தீர்கள். இது மிகச் சரியான ஒரு கணிப்பு. கடந்த சில ஆண்டுகளாக மனிதனின் இயல்புணர்ச்சிகளின் வெளிப்பாடுகள் குறித்து உளப்பகுப்பாளர்களாகிய நாம் ஆராய்ந்தும் எழுதியும் வருகிறோம். நமது இயல்புணர்ச்சிக் கோட்பாடு பற்றிச் சுருக்கமாகக் கூற விரும்புகிறேன். மனிதனுக்கு

இரண்டு வகையான இயல்புணர்ச்சிகள் உள்ளன என்பதே உளவியலாளர்களாகிய நமது கருதுகோள். ஒன்று, வாழ்க்கையைப் பேணுவதும் மனிதர்களை ஒன்றுபடுத்துவதுமான ஈரொஸ் (*Eros*) என்ற உள்ளுணர்வு. இங்கே பிளேட்டோ கூறிய அர்த்தத்தில்தான் இந்தப் பதத்தைப் நான் பயன்படுத்துகிறேன் ... இது பாலியல் ஈர்ப்பையும், அதன் விரிந்த பொருளில் அன்பையும் குறிக்கும். மற்றது, மரண விழைவு. இது அழிவையும் மரணத்தையும் உள்ளடக்கும். ... இந்த இரு இயல்புணர்ச்சிகளையும் நல்லது, கெட்டது என்று பிரித்துப் பார்க்கக் கூடாது. இந்த இரண்டு இயல்புணர்ச்சிகளும் மனிதனுக்குத் தேவையானவையே ... இன்னுமொன்று, இது தனித்துச் செயல்பட முடியாது; மற்றதுடன் சேர்ந்த கலவையாகவே இயங்குகிறது ... எனவே, அன்பு என்ற இயல்புணர்ச்சியானது ஒரு புறப்பொருளைக் குறிவைத்து இயங்கும்போது அதை அடைய மூர்க்கத்தனத்தின் பங்களிப்பு தேவைப்படுகிறது ...

"... மனிதனின் எந்தவொரு செயல்பாடும் ஒற்றையான ஓர் இயல்புணர்ச்சியினால் மட்டும் நடைபெறுவது இல்லை. பலதரப்பட்ட உந்துதல்களாலேயே எந்த ஒரு செயலும் சாத்திய மாகிறது . . . எனவே, மனிதன் போர் புரிய உந்தப்படுவதற்குப் பற்பல நோக்கங்கள் இருக்கலாம். சில நோக்கங்கள் உயர்ந்தவை யாகவும் வேறு சில தீயவையாகவும் இருக்கலாம் . . . சில நோக்கங்கள் வெளிப்படையானவை, மற்றவை மறைமுகமானவை. ... இவற்றுள் மூர்க்கத்தனமும் கொலைவெறியும் முக்கியமானவை. ... வரலாறு பதிவுசெய்துள்ள கணக்கற்ற அவலங்களும் அன்றாட வாழ்க்கையில் நாம் காண்கிற கொடுமைகளும் இதற்குச் சான்று பகர்கின்றன ... வரலாற்றில் இடம்பெற்ற அட்டூழியங்களைப் பற்றி வாசிக்கும்போது உயர்ந்த குறிக்கோள்களுக்காக நடத்தப்பட்ட போர்களும் கொடுமைகளும் மூர்க்கத்தனமும் வன்முறையைக் கட்டவிழ்த்துவிட ஒரு சாக்காக இருந்தமை தெரியவருகிறது. காட்டாக, கத்தோலிக்கத் திருச்சபையின் திரிபுக் கொள்கை விசாரணையில் (*Inquisition*) உன்னதமாகக் கருதப்பட்ட குறிக்கோள்களை முன்வைத்து பெரும் கொடுமைகள் நடத்தப் பட்டன. இதற்கு மனிதனின் இயல்புணர்ச்சியான மூர்க்கத்தனம் நனவிலி நிலை உந்துதலாக அமைந்தது . . .

"... எனவே, வாழ்க்கையை அழித்து அதன் ஆரம்ப நிலைக்கு, அதாவது அதன் உயிரற்ற நிலைக்கு, எடுத்துச்செல்லும் இந்த இயல்புணர்ச்சியை நாம் மரண விழைவு என்று அழைக்கிறோம். வாழ்க்கையைப் பாதுகாக்க உதவும் உள்ளுணர்வுகளை 'ஈரொஸ்'

அல்லது 'பேணிக்காக்கும் சக்திகள்' என்று அழைக்கிறோம். மரண உள்ளுணர்வானது புறப்பொருள்களின் மீது ஏவப்படும்போது . . . அழிவு இயல்புணர்ச்சியாக மாற்றம் பெறுகிறது. இவ்வாறு, உயிரியானது மற்ற உயிரைக் கொல்வதன் மூலம் தன் உயிரைப் பாதுகாத்துக்கொள்கிறது என்றுகூடச் சொல்லாம். ஆனாலும் மரண விழைவின் சுவடுகள் அந்த உயிரியினுள் தங்கிவிடுகிறது....

"... இன்றைய நடைமுறையைப் பொறுத்தவரை நாம் ஒன்றைத் திட்டவட்டமாகக் கூறலாம்: மனிதனின் மூர்க்க இயல்புணர்ச்சிகளை நீக்கிவிட இயலாது. அது போராக வெளிப்பாடு அடையாமல் அதைத் திசைதிருப்பி வேறு வழிகளில் செலுத்த முயற்சி செய்வதே சிறந்த வழி . . . எனவே, மூர்க்க இயல்புணர்ச்சிகளின் எதிர்நிலையில் உள்ள ஈரொஸ் இயல்புணர்ச்சிகளை பேணி வளர்ப்பதால் போர் உண்டாவதைத் தடுக்க வழிவகுக்க முடியும். மனிதர்களிடையே உணர்ச்சி சார்ந்த பந்தங்களை வலுப்படுத்தும் எந்தவொரு சந்தர்ப்பமும் போர் உண்டாவதைத் தடைசெய்யும். இவை இரண்டு வகையானவை: ஒன்று புறப்பொருள்கள் மீது (அதாவது மற்ற மனிதர்களுடன்) அன்பையும் பாசத்தையும் வளர்ப்பதும் வலுப்படுத்துவதுமாகும். ஆனால் இது நடைமுறையில் சாத்தியப்பட வாய்ப்புகள் இல்லை. மற்றது உணர்ச்சி சார்ந்த முறையான 'அடையாளப்படுத்திக் கொள்ளல்' என்பதாகும். மக்கள் தங்களுக்குள்ள முக்கியமான நலன்களையும் அக்கறைகளையும் பகிர்ந்துகொள்ளும்போது ஏற்படும் சமூகஉணர்வு அவர்களிடயே ஒரு பொது அடையாளத்தை உருவாக்குகிறது. உண்மையில், மனித சமுதாயமே இம்மாதிரியான அடையாளங்களை அடிப்படையாகக் கொண்டுதான் இயங்குகிறது . . .

"... காலங்காலமாக மனித குலத்தில் பண்பாட்டுப் பரிணாம வளர்ச்சி (சிலர் இதை நாகரிகம் என்று அழைக்கிறார்கள்) நடைபெற்றுவந்திருக்கிறது. நமக்கு இன்றைக்குக் கிடைத்துள்ள பெருவாரியான நன்மைகளுக்காக இந்த வளர்ச்சிக்கு நாம் நன்றி சொல்ல வேண்டும். அதேபோல இன்று நாம் அனுபவிக்கும் சில தீமைகளுக்கும் இதுதான் காரணம் . . . இது விலங்குகளை மனிதன் வீட்டுமிருகங்களாக மாற்றிய விதத்தை ஒத்தது . . . நாகரிகமடைவதும் இம்மாதிரியான ஒரு மாற்றமே. ஆனால் இந்தக் கருத்து நமக்குப் புதிது. இதன் உடன்நிகழ்வான இரண்டு உளவியல் மாற்றங்கள் முக்கியமானவை. ஒன்று, அறிவுத் திறனை மேம்படுத்தி இயல்புணர்ச்சிகளைக் கட்டுப்படுத்துவது. மற்றது, மூர்க்கத்தனத்தை அகமயமாக்கிக்கொள்வது . . ."

"... சமாதான விரும்பிகளான நாம் எல்லா மனிதர்களும் மாற எவ்வளவு காலம் பொறுத்திருக்க வேண்டும்? இதற்கு விடை கூற முடியாதுதான்... ஆனால் ஒன்றை உறுதியாகச் சொல்லலாம்: எதெல்லாம் நாகரிகத்தைப் பேணி வளர்க்கிறதோ அவை யாவும் போருக்கு எதிராகச் செயல்படுவதாக அமையும் . . ."

"நான் மேலே கூறியவை உங்களுக்கு ஏமாற்றம் அளிப்பதாக இருக்கும் பட்சத்தில் உங்களிடம் மன்னிப்பு கோர விரும்புகிறேன்.

உங்கள் உண்மையுள்ள
சிக்மண்ட் ஃபிராய்டு

இந்தக் கடிதங்கள் 'போர் ஏன்?' (*Why war?*, 1932) என்ற பெயரில் ஒரு நூலாகப் பிரசுரிக்கப்பட்டன[3]. ஹிட்லர் இந்த நூலைத் தடைசெய்தார். இந்தக் கடிதத்தில் ஃபிராய்டு கூறும் கருத்துகள் இந்த நூலை இதுவரை வாசித்தவர்களுக்குப் புதியவை அல்ல. ஆனால் போர்களைத் தடுக்க அவர் கூறும் வழிவகைகளான இயல்புணர்ச்சிகளைத் துறப்பதும் அறிவை வலுப்படுத்தும் என்ற இரண்டும் புதிதாக இருக்கலாம். இதைப் பற்றி 'மோசசும் ஓரிறை வாதமும்' (1939) என்ற நூலில் அவர் விரிவாக எழுதியுள்ளார் (அவரது சில ஆக்கங்கள் இந்த நூலில் குறிப்பிடப்படவில்லை. குறிப்பாக, 'குலக்குறியும் விலக்கும்' (*Totum and taboo*, 1912) என்ற நூலும் வேறு சில கட்டுரைகளும் இந்தப் புத்தகத்தில் கவனம் பெறவில்லை).

அவர் கூறும் அடையாளப்படுத்திக்கொள்ளல் பற்றிச் சில வார்த்தைகள்: இது ஃபிராய்டு முன்நிறுத்திய உளஇயங்கியல் கோட்பாட்டின் ஒரு முக்கியக் கூறு. தான் என்ற அகம் இன்னொரு புறப்பொருளை (அல்லது அதன் ஒரு பகுதியை) தன்னகப்படுத்திக் கொள்கிறது என்று இயல் 4இல் கூறினோம். அதேபோல, அகமானது பல சமயங்களில் இன்னொரு புறப்பொருளோடு தன்னை அடையாளப்படுத்திக்கொள்கிறது. முன்னர் கூறியது போல, புறப்பொருள் என்பது எப்போதும் ஒரு மனிதனாக இருப்பதில்லை. ஒரு பொருளின் பகுதியாக, ஒரு கருத்தாக, ஒரு நிறுவனமாகவும்கூட அமையலாம். நான் என்னைத் 'தமிழன்' என்று கூறும்போது அந்தக் கருத்தாக்கத்துடன் – அதாவது தமிழன் என்ற புறப்பொருளுடன் – என்னை அடையாளப்படுத்திக் கொள்கிறேன். இவ்வாறு தனியொரு மனிதன் சமயம், நிலம், நாடு, குழு, நம்பிக்கை, கட்சி போன்ற புறப்பொருள்களுடன் தன்னை அடையாளப்படுத்திக்கொள்கிறான். பல நாடுகளில்

நாம் காணும் பிரச்சினைகளுக்கும் தகராறுகளுக்கும் மனிதன் தன்னை ஒரு குழுவுடன் அடையாளப்படுத்திக்கொள்வதே காரணமாக உள்ளது என்று கூறத் தேவையில்லை. ஆனால் அடையாளப்படுத்திக்கொள்ளல் என்பது ஓர் உளவியல் தேவையைப் பூர்த்தி செய்கிறது. எனவே இது தவிர்க்க இயலாது. ஆனால் இது நம் அடிமனதில் ஊன்றி உள்ளது என்ற உளவியல் உண்மையை அறிந்துகொண்டால் அதுவே முன்னேற்றத்தின் முதல் படியாக அமையும் என்று ஃபிராய்டு கருதினார்.

சுருக்கமாகக் கூறுவதானால், ஒருவன் தன்னுள் குடிகொண்டுள்ள மூர்க்கத்தனம், வெறுப்பு, பொறாமை போன்ற நாட்டங்களை அறிந்துகொண்டால் வன்முறையைத் தடுக்க வாய்ப்புண்டு என்பதே அவர் கூறும் செய்தி. இது குழுக்களுக்கும் பொருந்தும். இன்று தகராறுகளைத் தீர்த்தல் *(Conflict resolution)* என்று ஒரு அறிவுத் துறை உண்டு. ஃபிராய்டு கூறும் கருத்துகள் மேலாண்மை, சமாதானப் பேச்சுவார்த்தைகள், சமூகத் தகராறுகள், பணியிடப் பிணக்குகள் போன்ற பல துறைகளில் பயன்படுத்தப்படுகின்றன.[4] சமுதாய நல்லிணக்கத்துக்கும் இந்தக் கருத்துகள் பயனுள்ளவையாக அமையும் என்று துணிந்து கூறலாம்.

இயல் 21

ஃபிராய்டின் பார்வையில் கலை இலக்கியம்

தன் இளமைக் காலம் முதலே ஃபிராய்டு கலை இலக்கியத்தில் ஆழ்ந்த ஈடுபாடுகொண்டிருந்தார். ஹோமர், ஷேக்ஸ்பியர் போன்ற இலக்கிய மேதைகளின் ஆக்கங்களை ஆர்வத்துடன் வாசித்துவந்தார். அவர் எழுத்துகளில் அவரது கலை ரசனையையும் பரந்த இலக்கிய வாசிப்பின் தாக்கத்தையும் காணலாம். ஓவியம், சிற்பம் போன்ற கவின்கலைகளிலும் ஆழ்ந்த ஈடுபாடு கொண்டிருந்தார். தொல்பொருட்களையும் சிற்சிறு சிலைகளையும் சேகரிக்கும் வழக்கம் அவருக்கு நெடுங்காலமாக இருந்துவந்தது. இவை லண்டனில் உள்ள ஃபிராய்டு அருங்காட்சியகத்தில் இப்போதும் காணக்கிடைக்கின்றன (இதில் இந்திய உளப்பகுப்பாளர் ஜி. போஸ் அன்பளிப்பாக அனுப்பி வைத்த திருமால் சிலையும் உள்ளது என்பது கூடுதல் செய்தி). அவரது எழுத்துகள் இலக்கியத்தரம் வாய்ந்ததாகக் கருதப்படுகின்றன. இலக்கியத்துக்காக அளிக்கப்படும் கூதே பரிசை (Goethe Prize) ஜெர்மன் அரசு 1930 ஆம் ஆண்டு ஃபிராய்டுக்கு வழங்கி அவரைக் கௌரவித்தது. எனவே. கலைஆர்வம் கொண்ட அவர் தான் உருவாக்கிய உளப்பகுப்பாய்வு வழிநின்று கலைஞர்கள் பற்றியும் அவர்களின் ஆக்கங்கள் பற்றியும் எண்ணிப்பார்த்ததில் வியப்பில்லை.

ஃபிராய்டு தன் கோட்பாடுகளுக்கு வலு சேர்க்கும் விதமாக உலகப் புகழ்பெற்ற கலை இலக்கிய படைப்புகளிலிருந்து உதாரணங்களைச்

எம்.எஸ். தம்பிராஜா

சுட்டிக்காட்டுவதை வழக்கமாகக் கொண்டிருந்தார். ஃபிராய்டு நல்ல கலை ரசனை கொண்டவராகத் திகழ்ந்தார் என்பதில் ஐயமில்லை. ஆனால் கலை இலக்கியமும் அதன் படைப்பாளிகளும் அவரை ஈர்த்தமைக்கு இன்னொரு காரணமும் இருந்தது. நனவிலி மனம் பற்றி அதிகம் தெரிந்தவர்கள் கலை இலக்கியப் படைப்பாளிகளே என்றும் அவர்களையும் அவர்களின் படைப்புகளையும் ஆராய்ந்தால் இது குறித்து மேலும் அறிந்துகொள்ள முடியும் என்றும் நம்பினார். ஆனால், கலை இலக்கியத்தை உளப்பகுப்பாய்வு முறை கொண்டு ஆராய்வது எளிதல்ல என்பதை அவரே ஏற்றுக்கொள்கிறார். “படைப்பாளியின் முன் உளப்பகுப்பாய்வாளர் தன் ஆயுதங்களைக் கீழேபோட்டுச் சரணடைய வேண்டியுள்ளது” என்று ஓரிடத்தில் பணிவுநயத்துடன் கூறுகிறார். அவர் எழுதிய கட்டுரைகளில் கலை இலக்கியம் பற்றி ஆங்காங்கே பல கருத்துகளைச் கூறிச் செல்கிறார் என்றபோதிலும் கலை இலக்கியம் பற்றிய முழுமையான ஒரு கோட்பாட்டை அவர் முன்மொழியவில்லை.

அவர் பல படைப்பாளிகளையும் அவர்களின் படைப்பு களையும் தன் ஆய்வுப்பொருள்களாக ஆக்கிக்கொண்டார். அவரைப் பெரிதும் கவர்ந்த எழுத்தாளர்களில் ஒருவர் ருஷ்ய எழுத்தாளரான தாஸ்தாவெஸ்கி ஆவார். தாஸ்தாவெஸ்கி ஆங்கில நாடகாசிரியர் வில்லியம் ஷேக்ஸ்பியருக்குச் சற்றும் சளைத்தவர் அல்ல என்று ஃபிராய்டு ஓரிடத்தில் கூறுகிறார். தாஸ்தாவெஸ்கி எழுதிய ‘கரமசோவ் சகோதரர்கள்’ என்ற நாவலை உலக புனைகதை வரலாற்றில் எழுதப்பட்ட மிகச் சிறந்த நாவல் என்று பாராட்டினார். ஆனால் ‘தாஸ்தாவெஸ்கியும் தந்தைக் கொலையும்’ *(Dostoevsky and Patricide, 1927)* என்ற கட்டுரையில் தாஸ்தாவெஸ்கியை உளப்பகுப்பாய்வு செய்யவும் அவர் தயங்கவில்லை (கீழே பார்க்க).[1] அதேபோல உலகப் புகழ்பெற்ற மறுமலர்ச்சிக் கால இத்தாலியச் சிற்பக் கலைஞர் மைக்கேல் ஏஞ்சலோவின் ‘மோசஸ்’ என்ற சிற்பம் பற்றியும் விரிவாக எழுதினார். அதை வடித்த மைக்கேல் ஏஞ்சலோவின் வரலாற்றை ஆய்வு செய்து ‘மைக்கேல் ஏஞ்சலோவின் மோசஸ்’ என்ற கட்டுரை எழுதினார்.[2] இதேபோல இத்தாலிய ஓவியர் லியர்னாடோ டாவின்சியின் *(Leonardo da Vinic)* ஓவியங்களையும் அவரது குழந்தைப் பருவ அனுபவங்களையும் தொடர்புபடுத்தி ஒரு கட்டுரை வரைந்தார். இது 1910ஆம் ஆண்டு பிரசுரிக்கப்பட்டது.[3] இம்மாதிரியாகக் கலைஞர்கள் பற்றியும் அவர்களது படைப்புகள் பற்றியும் ஃபிராய்டு மொத்தம் 14 கட்டுரைகள் எழுதியுள்ளார். இனி, ஃபிராய்டு கலை இலக்கிய படைப்பாளர்கள் பற்றி என்ன கூறுகிறார் என்பதைப் பார்ப்போம்.

படைப்பாளிகள், கலைஞர்கள் பற்றி ஃபிராய்டு

மனிதரில் ஏன் சிலர் மட்டுமே படைப்பாற்றல் திறன் மிக்கவர்களாக இருக்கிறார்கள் என்பதை ஃபிராய்டின் உளப்பகுப்பாய்வுக் கோட்பாடு விளக்கவில்லை. மாறாக, எழுத்தாளர்கள், கவிஞர்கள். ஓவியர்கள், ஆகியோர் தத்தம் ஆக்கங்களைப் படைக்க உந்துவிக்கும் சக்தி என்ன என்பதிலேயே ஃபிராய்டு கவனம் செலுத்துகிறார். ஓரிடத்தில் "கலை இலக்கியப் படைப்பாளிகள் லிபிடோ மிகுதியாகக் கிடைக்கப் பெற்றவர்கள்" என்று கூறுகிறார். அதாவது, அவர்களுக்கு வாழ்வாதாரச் சக்தியான ஈரோஸ் கூடுதலாக உள்ளது (இதைப் பாலியல் சக்தி என்று கூறுகிறார்) கலைஞர்களின் குழந்தைப் பருவப் பாலுமைச் சக்தியும் உந்தல்களும் நிறைவு பெறுவதில்லை. இந்தச் சக்தியை ஆக்கபூர்வமான வழிகளுக்குத் திசைதிருப்பி உயர்வழிப்படுத்துகிறார்கள் (காண்க: இயல் 8) என்று கூறுகிறார். இதன் பயனாகக் கலைப்படைப்புகளை அவர்களால் உருவாக்க முடிகிறது. "கலைஞர்கள் தங்கள் ஆதிஇயல்பூக்கங்களை உயர்வாக்கம் செய்வதில் சிறப்பாற்றல் பெற்றவர்கள்" என்று கூறுகிறார். அதாவது, உயர்வாக்கம் என்னும் இந்தத் தற்காப்புமுறையே அவர்களின் படைப்புகளுக்குக் காரணமாக அமைகின்றது என்பதே அவர் கருத்து. அவர்களின் இயல்புணர்ச்சிகள் இவ்வாறு திசைதிருப்பப்படுவதால் தமக்கு உளநரம்பு நோய்கள் உண்டாவதையும் தடுத்துக்கொள்கிறார்கள் என்றும் கூறுகிறார்.

அடுத்து, கலைஞர்களின் படைப்புகளை சிறுபிள்ளைகளின் விளையாட்டுடன் ஒப்பிடுகிறார் ஃபிராய்டு. குழந்தைகள் விளையாடும்போது கற்பனையும் புனைவுகளும் மேலோங்கி இருப்பதைக் காணலாம். ஒரு பொருளை இன்னொரு பொருளாக பாவனை செய்துவதும் வேடம் போட்டு நடிப்பதும் சிறு குழந்தைகளின் விளையாட்டில் அன்றாடம் இடம்பெறும் அம்சங்கள். கலைஞர்களின் படைப்புலகம் குழந்தைகள் சஞ்சரிக்கும் விளையாட்டு உலகம் போன்றது, குழந்தைகளின் தற்புனைவுகள் போன்றவையே கலைஞர்களின் படைப்புகள் என்று விளக்கம் கூறுகிறார் ஃபிராய்டு.[4]

கலைஞர்களின் பகற்கனவுகள் கலைப்படைப்புகளாகப் பரிணமிக்கின்றன என்றும் கூறுகிறார். கனவுகளில் காணப்படும் பல பண்புகள் கலைஞர்களின் படைப்புகளில் பரவலாக உள்ளன என்பதையும் சுட்டிக்காட்டுகிறார். கனவுகளில் காணப்படும் இடமாற்றக் கூறுகளைப் புனைகதைகளிலும் சிற்பங்களிலும் காணலாம் என்று கூறுகிறார். கனவுகளில் ஒருவர் மேலுள்ள அச்சம், கோபம் போன்ற உணர்ச்சிகள் இன்னொருவர் மீது

அல்லது ஒரு பொருள் மீது இடம் மாற்றிச் சுமத்தப்படுகிறது என்பதை இயல் 9இல் பார்த்தோம். காட்டாக, தனக்குள் உள்ள செறிவான விருப்புவெறுப்புகளை ஓர் எழுத்தாளன் தான் படைக்கும் பாத்திரங்களின் மேல் ஏற்றுவது நாம் பல புனைகதைகளில் காணக்கூடியதாக உள்ளது. கலை இலக்கியப் படைப்புகளில் பற்பல விஷயங்கள் சுருக்கிச் சொல்லப்படுகின்றன. இது கனவுக்காட்சிகளில் சம்பவங்கள் செறிவாக்கம் பெறுவதை ஒத்திருக்கிறது. எனவே கனவுகளுக்கும் கலைஞனின் படைப்புக்கும் பல ஒற்றுமைகள் உள்ளன.

புனைகதைகள் வாசகர்கள் மீது ஏற்படுத்தும் உணர்வு பூர்வமான தாக்கத்தை அவர் பின்வருமாறு விளக்குகிறார்:

> **. . . எல்லோருக்கும் தற்புனைவுகள் உள்ளன . . . ஆனால், உண்மையான ஒரு கலைஞனுக்குப் பல வளங்கள் உள்ளன. தான் உருவாக்கும் விரிவான பகற்கனவுகளை . . . மற்றவர்கள் ரசிக்கும்படி படைப்பது எப்படி என்பதை அவன் அறிவான்; அதன் மூலத்தை மற்றவர்கள் எளிதாக அறியமுடியாதபடி மாற்றி அமைக்கும் வித்தையையும் தெரிந்தவன் . . . எனவே அவனால் மற்றவர்களின் (வாசகர்களின்) நனவிலி மனதைத் தொட்டுக் கலை ரசனையையும் கலை இன்பத்தையும் தர முடிகிறது.**

ஓர் எழுத்தாளனின் படைப்பானது வாசகனின் நனவிலி மனதில் புதைந்துகிடக்கும் உணர்ச்சிகளைத் தட்டியெழுப்பும் ஆற்றல் பெறும்போது அது ஒரு மாபெரும் இலக்கியமாக உருவெடுக்கிறது. எழுத்தாளனுக்கும் வாசகனுக்கும் இடையே ஒரு பொதுவெளி உருவாகிறது. வாசகன் தன் நனவிலி உந்தல்களை இலக்கிய கர்த்தாவின் படைப்பில் உரசிப் பார்க்கிறான். இதிலிருந்து புது அர்த்தம் பிறக்கிறது. ஆசிரியரது வெற்றிக்கும் வாசகனின் கலைநயத்துக்கும் ஊற்றாக விளங்குவது இதுதான் என்று கூறுகிறார்.

தன் வாழ்நாளில் ஃபிராய்டு உலகப் புகழ்பெற்ற பல கலைஞர்களின் படைப்புகளுக்கு உளப்பகுப்பாய்வின் அடிப்படையில் விளக்கமளிக்க முயற்சி செய்தார். கலைஞர்களின் நனவிலி மனஉந்தல்கள் அவன் படைப்புகளில் வெளிப்படுகின்றன என்று கூறுகிறார். அதேபோல அவனது குழந்தைப் பருவ அனுபவங்களின் தாக்கங்களையும் அவை சுமக்கின்றன.ஆனால் அவன் இதை அறிவது இல்லை. காட்டாக, அவர் பெரிதும் மதித்த தாஸ்தாவெஸ்கி என்ற ருஷ்ய எழுத்தாளரைப் பற்றிக் கூறும்போது தாஸ்தாவெஸ்கியின் படைப்புலகம் இருண்மையானது என்று கூறுகிறார். அவரது புனைகதைகளில் வரும்

பாத்திரங்கள் மூர்க்கமானவர்களாக, கொடுமையான செயல்களை செய்பவர்களாக இருப்பதைச் சுட்டிக்காட்டி இது தாஸ்தாவெஸ்கி யின் ஆளுமையை ஒத்திருப்பதாகக் கூறுகிறார் (தாஸ்தாவெஸ்கி பல வன்முறைச் சம்பவங்களில் ஈடுபட்டவர் என்பது உண்மையே). தாஸ்தாவெஸ்கியின் தந்தை மிகவும் கண்டிப்பானவர், மூர்க்கமாக நடந்துகொள்பவர், கொடுமைக்காரர் என்றும் அதிலிருந்து தன்னைப் பாதுகாத்துக்கொள்ள தாஸ்தாவெஸ்கி விழைந்தார் என்றும் அதனால் தனக்குத்தானே தண்டனை அளிக்கும் மனநிலையில் எழுதப்பட்டவையே அவரது புனைகதைகள் என்றும் கூறுகிறார்.

கலைஞர்களை மட்டுமல்லாமல் அவர்கள் படைத்த பாத்திரங்களில் ஆளுமையும் மனப்பாங்கும் எவ்வாறு உருவாகின என்பது பற்றியும் ஃபிராய்டு விரிவாகப் பேசுகிறார். உலக அளவில் பெரிதும் அறியப்பட்ட ஓவியங்கள், சிற்பங்கள் ஆகியவற்றுக்கும் ஃபிராய்டு அவர் பாணியில் பொருள்விளக்கம் கூறினார். இத்தாலியச் சிற்பக் கலைஞன் மைக்கேல் ஏஞ்சலோ படைத்த மோசஸ் என்ற சிற்பம் (படம் 21.1) பற்றி அவர் விரிவான ஒரு கட்டுரையை எழுதினார். உலகப் புகழ்பெற்ற நாடக ஆசிரியரும் கவிஞருமான ஷேக்ஸ்பியர் எழுதிய 'ஹேம்லெட்' என்ற துன்பியல் நாடகத்தை ஃபிராய்டு உளப்பகுப்பாய்வு வழிநின்று விளக்குகிறார். இந்தக் கதையில் டென்மார்க்கின் இளவரசர் ஹேம்லட். அவன் தந்தையை அவரது சொந்தச் சகோதரனான க்ளாடியஸ் கொலை செய்கிறான். அதன்பின் க்ளாடியஸ் அரசனாகிறான். அத்துடன் இறந்த அரசனின் மனைவியை, அதாவது ஹேம்லட்டின் தாயை மணந்துகொள்கிறான். இறந்த அரசனின் ஆவி க்ளாடியசைக் கொன்று பழிதீர்க்கும்படி கேட்டுக்கொள்கிறது. ஹேம்லட் அப்படியே செய்வதாக உறுதியளிக்கிறான். அவனைப் பழி வாங்கத் துடிக்கிறான், ஆனாலும் தயங்குகிறான். அவனைக் கொல்வதை ஒத்திப்போடுகிறான். கடைசிவரை தான் கொடுத்த வாக்குறுதியை அவனால் காப்பற்ற முடியவில்லை, ஹேம்லட்டின் மனப்போராட்டத்தை ஃபிராய்டு இடிபஸ் சிக்கல் (காண்க: இயல் 6) என்ற கோட்பாடின் வழியாக விளக்குகிறார். ஃபிராய்டு கூறும் விளக்கத்தின்படி ஹேம்லெட் தன் தாயை மணந்துகொள்ள விரும்புகிறான். எனவே தன் தந்தையை அழித்தொழிக்க அவன் நனவிலி மனம் விழைகிறது. ஆனால் அந்தக் காரியத்தை க்ளாடியஸ் செய்து முடித்துவிட்டான். அதாவது தான் செய்ய நினைத்த காரியத்தை இன்னொருவன் செய்து முடித்துவிட்டான். எனவே அவனை இப்போது எதிரியாகப் பார்க்க முடியவில்லை. இந்த இருமுகப் போராட்டமே அவன் தயக்கத்துக்குக் காரணம் என்று ஃபிராய்டு கூறுகிறார்.

கலை இலக்கியம் பற்றிய தன் கருத்தை ஃபிராய்டு ஓரிடத்தில் பின்வருமாறு சுருக்கமாகக் கூறுகிறார்:

> நனவிலியே அனைத்துப் படைபாற்றல்மிக்க உந்தல்களுக்கும் காரணம். அது கனவுகளின் பொருண்மைகளுக்கு ஆதாரமாக விளங்குவது போலவே படைப்பு என்ற தற்புனைவுக்கும் அதுவே அடிப்படையாக அமைகிறது. உளப்பகுப்பாய்வின்படி, கனவுச் செயல்பாடும், (கலைஞனின்) படைப்பு உருவாக்கமும் ஒரே மாதிரியான உளம் சார்ந்த செயல்பாடுகளே. எனவே, படைப்பு களின் தற்புனைவுக்கு முக்கியமானவை படைப்பாளியின் கடந்தகால அனுபவங்களும் குழந்தைப் பருவ இடிபஸ் நிலை அல்லது அதற்கு முந்தைய சிக்கல்களுமே.

இதுவரை கலை இலக்கியம் பற்றி ஃபிராய்டு கூறிய கருத்துகளைக் கண்டோம். இனி அவரது கோட்பாடுகள் கலை இலக்கியத்தில் உண்டாக்கிய தாக்கங்கள் பற்றி அறிவோம்.

ஃபிராய்டியக் கோட்பாடுகள் கலை இலக்கியத்தில் ஏற்படுத்திய தாக்கங்கள்

ஃபிராய்டின் கோட்பாடுகள் கலை இலக்கியத்தில், குறிப்பாக புனைகதைகளின் உருவத்திலும் உள்ளடக்கத்திலும் பெரும் தாக்கத்தை உண்டுபண்ணின. ஃபிராய்டு கண்டுபிடித்த உளப்பகுப்பாய்வை கூர்ந்து கவனித்த எழுத்தாளர்கள் சிலர் அவரது உத்தியான தடையில்லா இயைபுமுறை, அதாவது மனதுக்கு வருவதைத் தடையின்றிக் கூறுவது (காண்க: இயல் 13) என்ற உத்தியை, புனைகதைகளில் பயன்படுத்தினார்கள். இது நனவோடை (Stream of consciousness) உத்தி என்று அழைக்கப் படுகிறது.

நனவோடை உத்தி

"புனைகதைகளில் வரும் பாத்திரங்கள் தங்கள் மனப்போக்கை அதன் வழியில் போகவிட்டு நுட்பமான மனப்பதிவுகளை அப்படி அப்படியே, மனது என்னவாறு நினைக்கிறதோ அதை வடிகட்டாமல் சொல்வது உளவியல் துறையில் ஒரு நூதன முறை. அதற்கு நனவோடை என்று பெயர்" என்று கூறுகிறார் சி.சு. செல்லப்பா.[5] நனவோடை உத்தியில் எழுத்தாளனின் குரல் கேட்பதில்லை. ஆசிரியனது தலையீடும் குறுக்கீடும் தவிர்க்கப் படுகிறது. பாத்திரமும் எவரையும் விளித்துக் கூறுவதுமில்லை. பாத்திரத்தின் எண்ண ஓட்டங்கள் யாவும் அப்படியே பதிவு செய்யப்படுகின்றன.

ஆங்கில எழுத்துலகில் நனவோடை உத்தியை புனைகதைகளில் முதல்முறையாகக் கையாண்டவர் ஜேம்ஸ் ஜாய்ஸ் *(James Joyce)* ஆவார். டி.எச். லாரன்ஸ் உட்பட வேறு பல எழுத்தாளர்களும் இந்த உத்தியைப் பயன்படுத்தியுள்ளார்கள். நனவோடை உத்திக்குப் பேர்போன வர்ஜீனியா உல்ஃப் *(Virginia Wolff)* என்ற புனைகதை ஆசிரியை எழுதிய 'கலங்கரை விளக்கத்துக்கு . . .' என்ற புனைகதையில் ஓரிடத்தில் இவ்வாறு எழுதுகிறார்[6]:

"... புயல் விடாது வீசும் ஓரிடத்தில் ஒரு டென்னிஸ் திடல் அளவிலான பாறையில் பல மாதங்களாக முடக்கி வைக்கப்பட்டிருந்தால் எப்படி இருக்கும் என்று அவள் கேட்கிறாள்; கடிதங்களோ, செய்தித்தாள்களோ இல்லை. எவரையும் பார்க்கவும் முடியாது; நீ திருமணமானவளாக இருந்தால் உன் குழந்தைகள் எப்படி இருக்கிறார்கள் என்று அறிந்துகொள்ள முடியாது; அவர்களுக்கு நோய்நொடி உண்டாகி உள்ளதா, அவர்கள் விழுந்து கைகால்களை உடைத்துக்கொண்டார்களா என்று தெரிந்துகொள்ள முடியாது; ஒவ்வொரு வாரமும் அலுத்துப்போகும்வரை அதே அலைகள்; பின் ஒரு புயல்; கடல் காற்றினால் நனைந்து ஈரப்பசையில் தோய்ந்த சன்னல்கள்; விளக்குக்கம்பங்களில் மோதி இறந்துபோன பறவைகள்; முழு இடமும் குலுங்கி ஆட்டம் எடுக்கிறது; தலையை வெளியே காட்டினால் காற்று உன்னைத் தூக்கிக் கடலுக்குள் எறிந்துவிடும். எப்படி இருக்கும்? அவள் கேட்கிறாள் ..."

நனவோடை உத்தியை முதன்முதலில் தமிழ்ச் சிறுகதைகளில் பரீட்சித்துப் பார்த்தவர் புதுமைப்பித்தன் ஆவார் அவரது 'கயிற்றரவு' என்ற சிறுகதை இவ்வகை எழுத்துக்குச் சிறந்த எடுத்துக்காட்டாக உள்ளது. அந்தச் சிறுகதையிலிருந்து ஒரு பகுதி[7]:

"... தூரத்தில் தேவாரம் தண்ணீரில் முங்கி உட்கார்ந்திருக்கும் போது கேட்கும் தூரத்து ரீங்காரம் மாதிரி சுகமாக இருக்கிறது. அதோ தெரிகிறது என் புஸ்தகம் ... என்னுடைய கால் கட்டை விரல்தான் ... இனி எத்தனை நேரம் எனக்கு இது தெரிந்துகொண்டிருக்கும் ... ஸ்மரணையில் கால் இருக்கிற மாதிரி தெரியவில்லையே. கண்ணுக்குத் தெரிந்தால் மட்டும் போதுமா? ஸ்மரணைக்குப் புலனாக வேண்டாமா? கால்கட்டைவிரல் தூரத்தில் இருக்கிறதோ . . . இரண்டு மைல் தூரத்தில் சீ ... எட்டு மைலாவது இருக்க வேண்டும். அதோ அந்தப் புஸ்தகம் இப்போது அதுவும் தூரத்தில் தெரிகிறதே . . . அதில் என்ன எழுதிவைத்திருந்தேன் . . . கணக்கா ... சுவடியா... அழகிய நம்பியைக் கூப்பிட்டுத்தான்

கேட்க வேண்டும் . . . எதுவாக இருந்தால்தான் என்ன? நாம் செத்துப்போனால் இந்தக் கால் கட்டை விரல் சாம்பலாகத்தானே . . . அது எவ்வளவு நேரம் எனக்குத் தெரியப்போகிறதோ . . . கொஞ்சம் நிம்மதியாகப் பார்த்துக் கொண்டே இருப்போமா . . . அதுவும் சுகமாகத்தான் இருக்கிறது . . .”

உளப்பகுப்பாய்வு முறை புனைகதைகளில் நனவோட்ட உத்திக்கு வித்திட்டதுபோலவே ஓவியக்கலையிலும் பிற கலைகளிலும் ஃபிராய்டின் நனவிலிக் கோட்பாட்டால் உந்தப்பட்டு மீ எதார்த்தம் *(Surrealism)* என்றொரு கலை இலக்கிய இயக்கம் இருபதாம் நூற்றாண்டின் முற்பகுதியில் உருவானது. இந்தக் கலைஞர்கள் ஃபிராய்டின் நனவிலிக் கொள்கையை உள்வாங்கி தமது ஓவியங்கள், புகைப்படங்கள், சிற்பங்கள் ஆகியவற்றில் அதை வெளிப்படுத்தினார்கள்.

மீ எதார்த்த ஓவியங்கள் கனவுகளில் வெளிப்படும் அபூர்வத் தோற்றங்களில் ஆர்வம் செலுத்துகின்றன. நனவு மனம் ஓவியப் படைப்பாற்றலுக்குத் தடையாக இருக்கிறது என்றும் நனவிலியின் வெளிப்பாடுகளைத் தங்குதடையின்றிப் பிரதிபலிக்க வேண்டும் என்றும் அவர்கள் கருதினார்கள். 1930களில் இது ஒரு கலை இயக்கமாக வளர்ச்சி பெற்றது. இதில் மெக்ஸ் எர்ஸ்ட் *(Max Ernst, 1891–1976)* சால்வதோர் தாலீ *(Salvador Dali, 1904–1989)* போன்ற ஓவியர்களைக் குறிப்பிடத்தக்கச் சாதனையாளர்களாகக் கூறலாம்.

உளப்பகுப்பாய்வுச் சிந்தனையின் தாக்கம் அமெரிக்க, ஐரோப்பிய திரைப்படங்களிலும் பிரதிபலித்தது. உளவியல் சார்ந்த திகில் படங்கள் *(Psychological Thrillers)* என்ற வகைத் திரைப்படங்கள் பலவற்றில் ஃபிராய்டிய உளவியல் கூறுகளைக் காணலாம். காட்டாக, பெரிதும் அறியப்பட்ட திகில் பட இயக்குநரான ஆல்ஃபிரட் ஹிட்ச்காக் *(Alfed Hitchcock)* படங்கள் ஃபிராய்டியக் கோட்பாடுகளைத் கதைக்கருவாகக் கொண்டவை. காட்டாக, சைகோ *(Psycho, 1960)* என்ற திகில் படம் ஒரு கொலைகாரனின் பிளவுபட்ட ஆளுமையைக் காட்சிப் படுத்துகிறது. கதையின் முடிவில் ஒரு மனநல மருத்துவர் இதைப் பின்வருமாறு விளக்குகிறார்: “அவன் தந்தை இறந்த பிறகு அவன் தாய் அவன் மேல் மிகுதியான ஆதிக்கம் செலுத்திவந்தாள். அவனால் தானாக எந்த முடிவும் எடுக்கமுடியவில்லை. அவன் அவளை வெறுத்தான். இறுதியில் அவளைக் கொலை செய்தான்.

பின் சில வேளைகளில் அவள் உடைகளை உடுத்திக்கொண்டு அவளாக மாறினான். ஆனால் மற்ற சமயங்களில் சாதாரண மனிதனாக நடந்துகொண்டான். அவன் அடுத்தடுத்துப் பல பெண்களைக் கொலை செய்ய இதுவே காரணம்." மனநிலை மாற்றாட்டம், இடிபஸ் சிக்கல், விருப்பும் வெறுப்பும் கலந்த இரண்டக மனநிலை ஆகியவை அவனை ஆட்டிப்படைக்கின்றன. தாய் மீது கொண்ட வெறுப்பு அவனைப் பல பெண்களைக் கொலை செய்யத் தூண்டுகிறது.

இந்தப் படத்தில் ஹிட்ச்காக் ஃபிராய்டியக் குறியீடுகளையும் பயன்படுத்தினார். அவன் ஒரு பாழடைந்த வீட்டில் வாழ்கிறான். வீடு மூன்று தளங்களைக் கொண்டது. அதன் மாடியில் அவன் தாய் வாழ்கிறாள்; தரைமட்டத்தில் உள்ள தளத்தில் அவன் வாழ்கிறான். அன்றாட வாழ்க்கையில் அவன் ஒரு சாதாரண மனிதனைப்போல நடந்துகொள்கிறான்; ஒரு விருந்தினர் விடுதியையும் நடத்திவருகிறான். அவன் தாயைக் கொலை செய்தபின் அவள் பிணத்தை வீட்டின் அடித்தளத்தில் வைத்துப் பாதுகாக்கிறான். இரவு நேரங்களில் அவள் உயிரோடு இருப்பது போல பாவனை செய்து அவளோடு பேசுகிறான். விடுதிக்கு வரும் பெண்ணைக் கொலை செய்கிறான். வீட்டின் மூன்று அடுக்குகளும் ஃபிராய்டு கூறிய இட், அகம், அதியகம் ஆகியவற்றின் குறியீடாக அமைகின்றன.

புனைகதைகளில் ஃபிராய்டியத்தின் தாக்கம்

ஃபிராய்டு உளவியலை நுணுகி ஆராய்ந்ததைத் தொடர்ந்து இலக்கியத்தில் உளவியல் சிறப்பிடம் பெறலாயிற்று. சமீப காலம் வரை ஃபிராய்டின் கொள்கை மேலைத்தேயக் கலை இலக்கியத்தில் அதிக செல்வாக்குச் செலுத்தியது. பல எழுத்தாளர்கள் தங்கள் வார்த்த கதை மாந்தரின் குண இயல்புகளை விளக்க பல ஃபிராய்டிய உத்திகளைக் கையாண்டார்கள். பாத்திரப் படைப்புகளில் இளம்பிராய மனப்பதிவுகளுக்கும் பாலியலுக்கும் முக்கியத்துவம் கொடுக்கப்பட்டது. தமிழ் எழுத்தாளர்களும் தத்தம் படைப்புகளில் சிற்சில ஃபிராய்டிய உளவியல் நுட்பங்களை ஆங்காங்கு புலப்படுத்தினார்கள். எழுத்தாளர் ஜெயகாந்தன் இதை வெளிப்படையாகவே கூறியுள்ளார்[8]:

"ஃபிராய்டிசத்தை அடிப்படையாகக் கொண்டு கதை எழுதுவது வெட்கப்பட வேண்டிய காரியமல்ல. ஃபிராய்டும் கூடத் தன்னுடைய சில ஆராய்ச்சி முடிவுகளுக்கு அனுசரணையான சான்றுகளை இலக்கிய ஆசிரியர்களின் நூல்களிலிருந்தே எடுத்துக்காட்டுவான்."

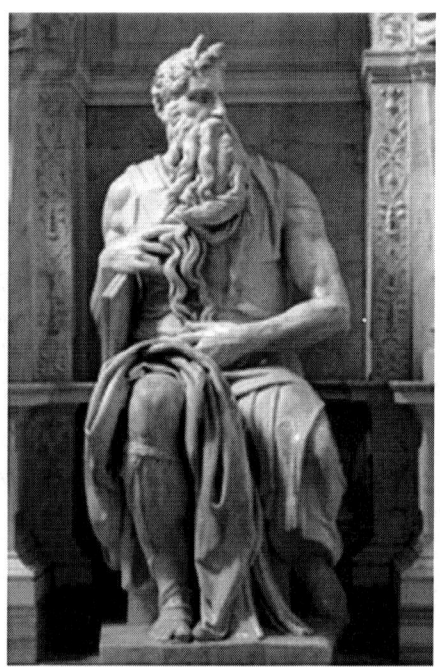

படம் 21.1 ஐரோப்பாவின் மறுமலர்ச்சிக் காலத்தில் படைக்கப்பட்ட புகழ்வாய்ந்த மோசஸ் சிலை (மைக்கல் எஞ்சலோ, 1504).

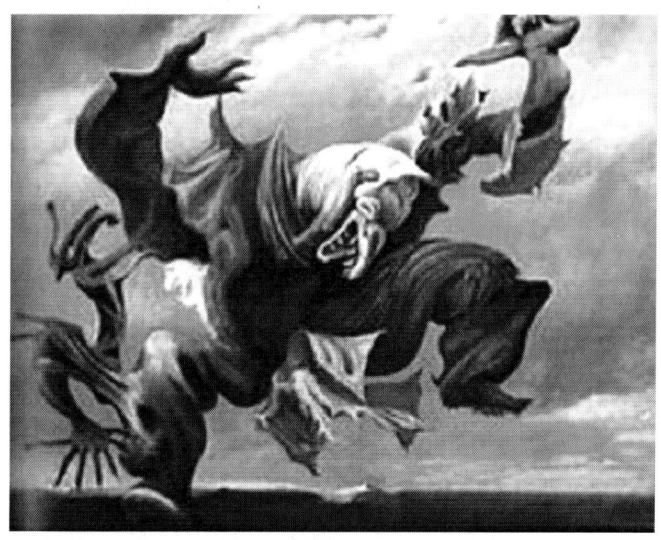

படம் 21.2. ஒரு மீ எதார்த்த ஓவியம்: மெக்ஸ் எர்னஸ்டின் 'வீட்டுத் தேவதை' (*L'Ange du Foyer*, 1937)

சில எழுத்தாளர்களிடையே ஃபிராய்டியத்தை மிகைப்படுத்தும் போக்கும் காணப்படுகிறது. குழந்தைப் பிராயத்தில் ஏற்படும் மனப்பதிவுகள், பாலியல் வெறுப்பு வெறுப்புகள், உளவியல் சிக்கல்கள் முதலிய கருத்தாக்கங்களை தம் படைப்புகளில் காட்டுவதால் தம் ஆக்கங்கள் அதிக அங்கீகாரம் பெறும் என்று சில எழுத்தாளர்கள் கருதுகிறார்கள். சிலர் அச்சில் வார்த்த ஃபிராய்டியப் பாத்திரங்களை வலிந்து புகுத்தினார்கள்.

ஆக, ஃபிராய்டின் உளப்பகுப்பாய்வுக் கோட்பாடுகள் உலக அளவில் கலை இலக்கியத்தில் ஒரு காலத்தில் பெரும் செல்வாக்கு செலுத்தியது என்பதில் ஐயமில்லை. அழகியலுக்கு அவர் அளித்த பங்களிப்பு மகத்தானது. ஒரு கலைஞன் வார்க்கும் பாத்திரங்கள் கலை நயத்தோடு உளவியல் செறிவுகொண்டதாகவும் இருக்க வேண்டும் என்ற கருத்தை மேலைநாட்டுக் கலைஞர்கள் வரித்துக் கொண்டதற்கு ஃபிராய்டியக் கோட்பாடுகள் ஒரு முக்கிய காரணமாக அமைந்தன.

இயல் 22

விமர்சனங்கள்

முந்தைய இயல்களில் ஆங்காங்கே ஃபிராய்டு கூறிய கோட்பாடுகள் ஓரளவுக்கு விமர்சிக்கப்பட்டன. இந்த இயல் அவற்றைத் தொகுத்துச் சுருக்கமாகக் கூறுகிறது. ஃபிராய்டு கூறிய கருத்துகளையும் கோட்பாடுகளையும் வழங்கப்பட்ட உண்மைகளாக கருதும் போக்கு பலரிடையே, குறிப்பாகத் தமிழ் வாசகர்களிடையே காணப்படுகிறது. அறிவுத் துறையில் செயல்படும் எழுத்தாளர்கள், பத்திரிகை யாளர்கள், கல்வியாளர்கள் ஆகியோர்கூட எந்த விமர்சனமுமின்றி ஃபிராய்டு கூறியவற்றை திருப்பிக் கூறுவதைப் பார்க்க முடிகிறது, முனைவர் பட்டத்துக்காக எழுதப்படும் ஆய்வுகள்கூட இதற்கு விதிவிலக்கல்ல. தம் கட்டுரைகளில் ஃபிராய்ட்டிய கோட்பாடுகளைச் சுட்டுவது தம் ஆக்கங்களுக்கு ஓர் அறிவார்ந்த அங்கீகாரம் வழங்கும் என்று சிலர் எண்ணுவது ஒரு காரணமாக இருக்கலாம். ஃபிராய்டு விமர்சனத்துக்கு அப்பாற்பட்டவர் அல்லர். எனவே, ஃபிராய்டு முன்வைத்த கருத்துகளை நடுநிலைநின்று மதிப்பீடு செய்வதாக இந்த இயல் அமைகிறது.

ஃபிராய்டு தன் திறமைகளையும் தான் அறிவியலுக்கு ஆற்றிய பங்களிப்பையும் மிகையாக மதிப்பீடு செய்தார். தனது கண்டுபிடிப்புகளைப் பற்றிக் கூறும்போது, **“மனிதகுலம் இரண்டு கண்டு பிடிப்புகளால் சிறுமைப்படுத்தப்பட்டது, ஒன்று இந்த அண்டத்தில் நாம் வாழும் பூமியையே மையமாக உள்ளது என்று முன்னர் நிலவிய கருத்தை கோபர்நிகஸ்** *(Copernicus, 1473-1543)* **போன்ற அறிவியல் அறிஞர்கள் தவிடுபொடியாக்கினார்கள்; நமது பூமியானது**

இந்த அண்டத்தில் ஒரு சிறு தூசிக்குச் சமம் என்று அவர் நிரூபித்துக்காட்டினார்; இரண்டாவது, இந்த உலகில் மனிதன் ஓர் அபூர்வப் படைப்பு என்ற கருத்தை நிர்மூலமாக்கி அவன் விலங்கில் இருந்து பரிணமித்தவன் என்று டார்வினின் உயிரியல் ஆராய்ச்சிகள் எடுத்துக்காட்டின. இது மனிதனின் தன்மதிப்புக்கு விழுந்த இரண்டாவது அடி. இப்போது, மனிதனின் அகமானது (ஈகோ) தன் வீட்டுக்கே எசமானனாக இல்லை, நனவிலியில் உள்ள கழிவுகளோடு போராட வேண்டியுள்ளது என்பது இன்றைய உளவியல் (அதாவது தன்னுடைய) ஆராய்ச்சிகள் எடுத்துக்காட்டி யுள்ளன" என்று 'உளப்பகுப்பாய்வு: ஓர் அறிமுகம் (1917)' என்ற நூலில் கூறினார்.[1]

இன்னுமொன்று. ஃபிராய்டு தனது கண்டுபிடிப்புகள் யாவும் அறிவியல் பூர்வமானவை என்று கூறுவதை ஒரு வழக்க மாகவே கொண்டிருந்தார். அறிவியல் முறைமையின்படி ஒருவர் முன்வைக்கும் கருத்தை அல்லது கருதுகோளை ஆராய, அதைப் பரிசோதனைக்கு உட்படுத்த வேண்டும் *(Hypothesis testing)*. அவை அறிவியல்தராதரங்களின்படி மெய்ப்பிக்க அல்லது பொய்ப்பிக்கக் கூடியவையாக இருக்க வேண்டும். அவர் கூறிய கருத்துகளும் கோட்பாடுகளும் ஏற்கத் தக்கவைதானா என்பதை ஃபிராய்டியச் சிந்தனையின் தூண்களாக விளங்கும் நான்கு கோட்பாடுகளை முன்நிறுத்தி ஆராய்வோம்.

1. நனவிலி மனம் பற்றிய கோட்பாடு: அறிவியலா? தத்துவமா

முதன்முதலாக, ஃபிராய்டின் கோட்பாடுகளுக்கு அடிக்கல்லாக விளங்கும் நனவிலி மனம் என்ற கருத்தாக்கத்தைப் பார்ப்போம். ஃபிராய்டின் வரையறைப்படி நனவிலி மனம் என்பதை ஒருவர் அறிந்துகொள்ள முடியாது. எவ்வளவுதான் சுயமாக ஆராய்ந்து பார்த்தாலும் அது மனதுக்குப் புலப்படாது என்பதே அதன் மையப்பொருள். அதை உளப்பகுப்பாய்வு வழியாகவும், கனவுகளின் பொருள்விளக்கம் மூலமாகவுமே அடையாளம் காண முடியும் என்பது ஃபிராய்டின் வாதம். அதாவது, உளப்பகுப்பாளர் ஒருவராலேயே இதைச் செய்ய முடியும் என்பதே இதன் பொருள். இதில் உள்ள சங்கடம் என்னவென்றால், வெவ்வேறு உளப்பகுப்பாளர்கள் வெவ்வேறு விளக்கம் அளிக்கலாம். எது சரியானது, எது பிழையானது என்று எப்படிக் கூறுவது? எனவே, இது அறிவியல் கொள்கைகளுக்கு முரணானது; பரிசோதித்துப் பார்க்க முடியாதது. நாம் அறியாத மனத்தை நாம் எவ்வாறு பரிசோதனை செய்ய முடியும்? இது குறித்த எந்த முடிவும் வெறும் ஊகமாகவே இருக்க முடியும். "அறிவியல் என்றால் என்ன?" என்ற கேள்விக்கு, கார்ல் பாப்பர்

(Karl Popper) என்ற அறிஞர் இவ்வாறு விளக்கமளிக்கிறார்[2]: “எதற்கெல்லாம் பொய்யாக்கப்படும் தன்மை இருக்கிறதோ *(Falsifiability)* அவைதான் அறிவியலே தவிர, மற்ற எல்லாமே பொய்யான அறிவியலே *(Pseudo - science).*”

ஒப்பீட்டுக்குக் கடவுள் பற்றிய கோட்பாட்டைக் கூறலாம். இதுவும் மெய்ப்பிக்க அல்லது பொய்ப்பிக்க முடியாத ஒரு கருத்தாக்கமே. நனவிலியும் இதுபோன்றதுதான். எனவே, நனவிலி பற்றிய கோட்பாட்டை அறிவியல்பூர்வமாக ஆய்வுக்கு உட்படுத்த முடியாது, அறிவியல் விதிகளின்படி நிரூபிக்கவும் முடியாது, பொய்ப்பிக்கவும் முடியாது. ஃபிராய்டின் கோட்பாடுகளுக்கு உளவியலாளர்கள் மனநோய் மருத்துவர்கள் ஆகியோர் மத்தியில் இருந்த செல்வாக்கு அற்றுப்போனதற்கு இதுவே முக்கியக் காரணம். ஆனால் மெய்யியலாளர்கள் இந்த நனவிலிக் கோட்பாட்டைப் பெரிதும் வரவேற்றுள்ளார்கள்.[3] மெய்யியலாளர்கள் பெரும்பாலும் சாய்வு நாற்காலிச் சிந்தனை யாளர்கள், கருத்துகளை முதன்மைப்படுகிறவர்கள், புறவயமான சோதனைகள் பற்றி அலட்டிக்கொள்வது இல்லை. எனவே, நனவிலி மனம் பற்றிய கோட்பாட்டை ஒரு மெய்யியல் கோட்பாடு என்று ஏற்றுக்கொள்ளலாம், ஆனால் இது அறிவியல் சார்ந்ததல்ல.

2. இடிபஸ் சிக்கல்: உண்மையா, பொய்யா?

ஃபிராய்டின் குழந்தைகளின் பாலுமை, இடிபஸ் சிக்கல் ஆகிய குழந்தை வளர்ச்சி கோட்பாடுகள் உளப்பகுப்பாய்வுக்கும் எந்த விதமான ஆராய்ச்சிச் சான்றுகளும் இல்லை என்பதை இயல் 6இல் கூறினோம். இன்றைய உளவியல் குழந்தைகளின் மனவளர்ச்சியை வேறு விதமாகப் பார்க்கின்றன என்றும் கூறினோம். எனவே, உளப்பகுப்பாய்வின் இரண்டாவது தூணாக விளங்கிய குழந்தைப் பருவப் பாலுமைக் கோட்பாட்டையும் இன்றைய உளவியல் அறிவியல் உலகம் கைவிட்டுவிட்டது.

3. கனவுக் கோட்பாடு: சரியா, பிழையா?

இதேபோல, கனவுகள் பற்றிய தனது கோட்பாட்டை அவர் ஒரு வரலாற்றுச் சிறப்பு மிக்கக் கண்டுபிடிப்பாகக் கருதினார் என்பதையும் அதைக் கொண்டாட அந்தக் கருத்து தனக்கு உதயமான இடத்தில் தன் பெயர் பொறிக்கப்படும் என்ற கனவு(!) அவருக்கு இருந்தது என்பதையும் முன்னர் பார்த்தோம் (காண்க: இயல் 10). ஃபிராய்டு கூறிய கருத்துகளில் பரிசோதனை செய்யக்கூடிய ஒரு கோட்பாடு கனவுகளின் பொருள்விளக்கம். ஆனால் அவர் முன்வைத்த கனவுக் கோட்பாட்டுக்கு சான்றுகள்

இல்லை என்பதை இயல் 10இல் ஆதாரங்களோடு எடுத்துக் காட்டினோம். இன்றைய உளவியலாளர்களோ எஞ்சியுள்ள உளப்பகுப்பாய்வாளர்களோ இப்போது கனவுகள் ஆராய்வைக் கைவிட்டுவிட்டார்கள் என்பதிலிருந்தே இந்தக் கோட்பாடு பயனற்றது என்பது தெரியவரும். இத்தோடு உளப்பகுப்பாய்வின் மூன்றாவது தூணான கனவுக் கோட்பாடும் சரிகிறது.

4. உளப்பகுப்பாய்வுச் சிகிச்சை: சான்றுகள் அற்ற சிகிச்சை

நான்காவதாக, அவர் கண்டுபிடித்த உளப்பகுப்பாய்வு சிகிச்சை முறை உளவழி நரம்பு நோய்களுக்குப் பயனளிக்கிறதா என்றால், இயல் 17இல் கூறியது போல, இல்லை என்றே கூறவேண்டியுள்ளது.

எந்த ஒரு சிகிச்சைமுறையும் நோயைக் குணப்படுத்துகிறது அல்லது அதன் நோய்க்குறிகளை அகற்ற வல்லது என்று ஆய்வுகள் வழியாக நிறுவப்பட வேண்டும். அறிவியல் ஆராய்ச்சிகளின் விதிப்படி, ஒரு சிகிச்சைமுறையால் ஒரு நோயாளர் கூட்டம் குணமடைகிறது என்பதை நிரூபிக்க, அதே நோயுள்ள, ஆனால் அந்தச் சிகிச்சையைப் பெறாத, இன்னொரு நோயாளர் கூட்டத்துடன் ஒப்பிட வேண்டும். அப்போதுதான் நோயாளிகளில் காணப்படும் மாற்றம் தற்செயலானது அல்ல என்று அறிய முடியும். இந்த ஆராய்ச்சிமுறைமை கட்டுப்படுத்தப்பட்ட சோதனைகள் *(Controlled trial)* என்று அழைக்கப்படுகிறது. இதில் கடைப்பிடிக்க வேண்டிய பல விதிகள் உள்ளன. அதன்படி ஒழுகினால் மட்டுமே அதன் முடிவுகளை ஏற்றுக்கொள்ள முடியும். அத்தோடு, பல ஆய்வாளர்கள் இதே சிகிச்சைமுறையைப் பயன்படுத்தி அது பயனளிக்கிறது என்று உறுதிப்படுத்த வேண்டும். ஆனால் ஃபிராய்டு பயன்படுத்திய முறையோ தனியாள் ஆய்வு முறை. இது தனி ஒருவருக்குச் சிகிச்சையளித்து அதன் பலாபலன்களைக் கண்டறியும் முறை. இவ்வாறு சிகிச்சை பெற்ற ஒருவர் குணமடைந்தால் இது எல்லோருக்கும் பொருந்தும் என்று கூற முடியாது. இன்றைய நாளில் எந்த ஒரு சிகிச்சையையும் அறிவியல் சான்றுகளின்படி பலனுள்ளது என்று மெய்ப்பித்துக் காட்ட வேண்டிய கட்டாயம் உள்ளது. இவை சான்றுகள் உள்ள சிகிச்சைகள் *(Evidence based treatments)* என்று அறியப்படுகின்றன. ஃபிராய்டு வாழ்ந்த காலத்தில் இம்மாதிரியான ஆராய்ச்சிமுறைகள் நடைமுறையில் இருக்கவில்லை. எனவே, அவர் தனியாள் ஆய்வுமுறையைப் பயன்படுத்தியதைக் குறைகூறுவது முறை இல்லை. ஆனாலும். அவர் தான் எத்தனை நோயாளிகளுக்குச் சிகிச்சையளித்தார், அதில் எத்தனை பேர் குணமடைந்தார்கள் என்பதை வெளிப்படையாகக் கூறவில்லை. அவர் தான் பார்த்தவர்களாகப்

பதிவுசெய்தது ஆறு நோயாளிகள் மட்டுமே. இதில்கூடப் பலர் குணமாகவில்லை என்பது இப்போது தெரியவந்துள்ளது. (காண்க: இயல் 14). அவர் ஒருபோதும் எண்ணிக்கைகள் பற்றிப் பேசியது இல்லை என்பது அவர் மீது வைக்கப்படும் ஒரு குற்றச்சாட்டு. இன்றைய ஆராய்ச்சிகளில் புள்ளியியல் ஒரு முக்கியப் பாகம் வகிக்கிறது என்பதை எல்லோரும் அறிவார்கள். எனவே, அவரது கோட்பாட்டில் இன்னொரு தூணாக விளங்கிய உளப்பகுப் பாய்வுச் சிகிச்சையும் தோற்றுவிட்டது என்றுதான் கூற வேண்டும்.

இதேபோல, ஃபிராய்டு மனக்கோளாறுகள் ஏன் ஏற்படுகின்றன என்பதற்குக் கூறிய காரணங்களும் இன்று ஏற்றுக்கொள்ளப்படுவது இல்லை. இன்றைய ஆராய்ச்சிகள் உளவழி நரம்பு நோய்கள் ஏன் ஏற்படுகின்றன என்பதை ஓரளவு தெளிவுபடுத்தியுள்ளன. சுருங்கச் சொல்வதானால், ஒருவர் வாழும் சமூகத்தினால் ஏற்படும் தாக்கங்கள், அவரின் மனப்பாங்கு, அனுபவங்கள், பாரம்பரியக் காரணிகள் ஆகியவற்றின் ஒன்றுகூடலால் இம்மாதிரியான மனக்கோளாறுகள் உண்டாகின்றன என்பதே சமகாலக் கருத்தாக உள்ளது. ஆனால் ஃபிராய்டின் கூற்றுபடி, அடக்கி ஒடுக்கப்பட்ட பாலுணர்வு உளநரம்பு நோய்களையும் மனக்கோளாறுகளையும் உண்டாக்குகிறது. இந்தக் கூற்றுக்கு எந்த ஆராய்ச்சிச் சான்றுகளும் இல்லை என்று கூறத் தேவை இல்லை.

5. ஃபிராய்டு சமூகக் காரணிகளைப் புறக்கணித்தாரா?

ஃபிராய்டுக்கு எதிராக முன்வைக்கப்படும் வாதங்களில் முக்கிய மானது அவர் மனிதனைச் சமுதாய வாழ்விலிருந்து பிரித்துப் பார்க்கிறார் என்பதே. வேறுவகையில் கூறுவதானால், அவர் கோட்பாடுகள் யாவும் தனிமனிதனைப் பற்றியதாகவே இருந்தன. அதாவது, சமூகக் காரணிகள் மனிதனின் மனஅமைப்பிலும் அவனது நடத்தையிலும் உண்டுபண்ணும் தாக்கங்களை அவர் கணக்கில் கொள்ளவில்லை என்பதாகும். பல சமூகவியலாளர்கள் அவரது தனிமனித வாதத்தைச் சுட்டிக்காட்டுகிறார்கள். தாவரங்கள்கூட மண்ணின் வளத்துக்கு ஏற்பவே வளர்கின்றன. மனிதனின் அன்றாட வாழ்வியல் பிரச்சினைகளான பணம் சம்பாதித்தல், குடும்ப உறவுகள், வாழ்வியல் நிகழ்ச்சிகள், அவனது இயலாமைகள் ஆகியவற்றை அவர் கண்டுகொள்ளவில்லை. குடும்பம் என்ற நிறுவனம் பற்றியும் அவர் ஒன்றும் கூறவில்லை. தனிமனிதன் ஒருவனைக் குடும்ப உறவுமுறைகள் எவ்வாறு பாதிக்கின்றன, திருமண வாழ்வில் ஏற்படும் சிக்கல்கள், குடும்ப உறவுமுறைப் பிரச்சினைகள் பற்றியோ அவர் பேசியது இல்லை. அவர் எப்போதும் தனிமனிதன் பற்றியே பேசுகிறார், அதுவும் அவரது கரிசனை சமுதாயத்திலிருந்து அந்நியப்பட்ட மனிதனைப்

பற்றியதாகவே இருந்தது. அவன் வாழும் சமுதாயத்தில் உள்ள அன்றாடப் பிரச்சினைகளும் வாழ்க்கைப் போராட்டங்களும் அவனை எவ்வாறு பாதிக்கின்றன என்பதைப் பற்றி அவர் கவலைகொள்ளவில்லை.

அவர் பார்த்த நோயாளிகள் யாவரும் செல்வந்தர்களாகவே இருந்தார்கள். அவர் எழுதிய தனியாள் ஆய்வுகளைப் படிக்கும் போது பிரபுக்களும் படைத் தளபதிகளும் தத்தம் உளவியல் குறைபாடுகளுக்காக அவரை நாடினார்கள் என்பது தெரிய வருகிறது. ஏனைய மக்களுக்கு இருந்த உளவியல் பாதிப்புகள் பற்றி அவர் அறிந்தது குறைவாகவே உள்ளது. இவ்வாறு தேர்ந்தெடுக்கப் பட்ட நோயாளிகளின் தனியாள் ஆய்வுகளை அடிப்படையாகக் கொண்டே அவர் தன் கோட்பாடுகளை உருவாக்கினார். சமுதாய, குடும்பக் காரணிகள் மனிதனை எந்த அளவுக்குப் பாதிக்கின்றன என்பதைக் குறைத்து மதிப்பிட்டார்.

6. ஃபிராய்டு பெண்களின் உளவியலைப் புரிந்துகொள்ளவில்லையா?

தனக்குப் பெண்களின் உளவியல் புரியாத புதிராகவே உள்ளது என்று ஃபிராய்டு ஓர் இடத்தில் கூறுகிறார்: **“முப்பது ஆண்டுகளாகப் பெண்களின் ஆன்மாவை ஆராய்ந்த அனுபவத்தில் கூறுகிறேன்: ஒரு பெண்ணுக்கு வேண்டியது என்ன என்ற மாபெரும் கேள்விக்கு என்னால் விடைகாண முடியவில்லை.”**[4] இது மட்டுமன்றி, அவர் பெண்களை இரண்டாம் தரக் குடிமக்களாகவே கருதினார் என்பதும் அவர் எழுத்துகளில் இருந்து தெரியவருகிறது. பெண்கள் பலவீனமானவர்கள், ஆண்களால் வழிநடத்தப்பட வேண்டியவர்கள், குழந்தைகளைப் பெற்றெடுப்பதும் பராமரிப் பதுமே அவர்களது முதன்மையான கடமை என்ற பழமைவாதக் கருத்தை ஃபிராய்டு கொண்டிருந்தார். 1925இல் அவர் எழுதிய ஒரு கட்டுரையில், “பெண்கள் மாற்றத்தை விரும்புவது இல்லை, அவர்கள் கீழ்ப்படிந்து நடந்துகொள்ளும் தன்மை உள்ளவர்கள், அவர்களால் (சமுதாயத்தில்) எந்தப் பங்களிப்பும் இல்லை” என்று கூறுகிறார்.[5] இது அவர் காலத்தில் நிலவிவந்த விழுமியங்களைப் பிரதிபலிக்கிறது என்று கூறப்பட்டாலும், பெண்களின் ‘பாலியல் தாழ்வு’ நிலையை அவர் ஏற்றுக்கொள்கிறார். அவரது கோட்பாடுகளிலும் எழுத்துகளிலும் ஆண் ஆதிக்கத் திமிர் ஊடும்பாவுமாகக் பரவிக் கிடக்கிறது என்பதே இக்கால ஆய்வாளர்களின் மதிப்பீடாகும். இந்தக் கடுமையான விமர்சனத்தை நாம் எளிதாகப் புறந்தள்ளிவிட முடியாது.

இதேபோல, அவர் இடிபஸ் சிக்கல் பற்றி எழுதியபோது, தங்களுக்கு ஆண்குறி இல்லாததைக் கண்டு பெண்குழந்தைகள்

தம் தாயைக் குறைகூறுகின்றன என்கிறார். பெண்குழந்தைகள் தம்மை இந்த இக்கட்டுக்கு ஆளாக்கிய தம் தாயை மன்னிப்பது இல்லை என்று கூறுகிறார். மேலும், பெண்களுக்கு ஆண்குறிப் பொறாமை உண்டு என்றும் கூறுகிறார். இன்றைய நாளில் பணியிடத்தில் ஆண்களை எதிர்த்துப் பேசும் பெண்களுக்கு எதிராக இது ஒரு வசைச் சொல்லாகப் பாவிக்கப்படுவது உண்டு. இதேபோல, பாலியல் வன்முறைக்கு ஆளாகியதன் விளைவாகவே இளம்பெண்களுக்கு இசிப்பு நோய் ஏற்படுகிறது என்ற தன் கொள்கையை கைவிட்டு, இது வெறும் தற்புனைவு என்று புதியதொரு கொள்கையை அவர் முன்வைத்தார் என்பதை இயல் 12இல் கண்டோம். இவ்வாறாக, அவர் பெண்களை இழிவுபடுத்தினார் என்ற குற்றச்சாட்டை பலர் அவர் மீது சுமத்திவருகிறார்கள். இதேபோல, அவர் காலத்தில் (இப்போதும்தான்!) குழந்தைகள் பரவலாகப் பாலியல் வன்முறைக்கு ஆளாக்கப்பட்டதை அவர் கண்டும் காணாததுபோல நடந்துகொண்டார் என்ற குற்றச்சாட்டும் அவர் மீது சுமத்தப்பட்டுள்ளது. அவரது ஆதரவாளர்கள் இதைக் காலத்தின் கட்டாயம் என்று கூறுகிறார்கள். அவர் வாழ்ந்த காலத்தில் ஆணாதிக்கம் ஆழமாக வேரூன்றி இருந்தது, இது அவர் கோட்பாடுகளில் பிரதிபலிக்கிறது என்று சமாதானம் கூறிவருகிறார்கள்.

ஆக, ஃபிராய்டு கூறிய நனவிலிக் கோட்பாட்டை எண்பிக்க முடியாது, அது அறிவியல் ஆய்வுகளுக்குள் அகப்படாதது; அவர் முன்வைத்த கனவுகளின் பொருள்விளக்கமும் 'பொய்யாய், பழங்கதையாய்ப் போய்விட்டது'; குழந்தைப் பாலுமை பற்றி அவர் கூறிய கருத்துகள் இப்போது அபத்தமாகத் தோன்றுகின்றன; இடிபஸ் சிக்கலுக்கு ஆராய்ச்சிச் சான்றுகள் இல்லை; அவர் கண்டுபிடித்த உளப்பகுப்பாய்வுச் சிகிச்சை பயனளிப்பதாக இல்லை; சமுதாயம் மனிதர்கள் மீது ஏற்படுத்தும் தாக்கத்தை அவர் அசட்டை செய்தார்; பெண்களின் உளவியலைப் புரிந்து கொண்டதில்லை; பெண்களை இழிவுபடுத்தினார்! எனவே, ஃபிராய்டு கூறியவற்றில் எஞ்சி நிற்கும் உண்மைகள் என்ன? ஃபிராய்டு மரணித்துவிட்டார் என்று நாம் முடிவு செய்யலாமா? அவருக்கு இரங்கற்பா பாடி ஈமச் சடங்குகள் செய்யும் நேரம் வந்துவிட்டதா?

அதுதான் இல்லை. வியக்கும்படி அவர் இன்றும் நின்று நிலைத்துநிற்கிறார். அவர் கூறிச் சென்றவை பல இன்றும் பயனுள்ளவையாக உயிர்த் துடிப்புடன் வாழ்கின்றன, இது ஏன் என்பதை அடுத்த இயலில் காண்போம்.

இயல் 23

முடிவுரை

1996ஆம் ஆண்டு ஃபிராய்டின் நூறாவது பிறந்த நாளைக் கொண்டாட உலகெங்கும் உள்ள அறிவியல் ஆய்வேடுகளும் செய்தி இதழ்களும் பல கட்டுரைகள் வெளியிட்டன. இவற்றின் பேசு பொருளாக விளங்கியது, "ஃபிராய்டு மரித்து விட்டாரா?" என்ற கேள்வியாகவே இருந்தது (படம் 23.1). அவர் அறிவுலகுக்கு அளித்த பங்களிப்பை மதிப்பீடு செய்தவர்களிடையே பல முரண்பட்ட கருத்துகள் இருந்தபோதிலும் அனைவரும் ஒரு புள்ளியில் இணைந்தார்கள். ஃபிராய்டு அறிவுத்துறையில் ஏற்படுத்திய தாக்கம் கணிசமானது, நூறு ஆண்டுகளுக்குப் பின்னும் அவரது கருத்துகள் மனிதகுலத்தின் சிந்தனையில் உயிர்ப்புடன் வாழ்கின்றன என்ற முடிவுக்கு வந்தார்கள் (வரைபடம் 23.2).

தன் வாழ்நாளில் ஃபிராய்டு ஏராளமான கருத்துகளை முன்வைத்தார். அவரது படைப்புகள் 24 தொகுதிகளாகப் பிரசுரிக்கப்பட்டுள்ளன. அவரைப் போற்றியும் அவர் கருத்துகளை விளக்கியும் எழுதப்பட்டுள்ள புத்தகங்கள் எண்ணில் அடங்கா. அதே நேரத்தில் அவரைத் தூற்றியும் பல நூல்கள் வெளிவந்துள்ளன. சமீபத்தில்கூட அவரைக் கடுமையாகத் தாக்கி 'ஃபிராய்டு: ஒரு பிரமையின் உருவாக்கம்' என்ற பெயரில் வெளிவந்த 768 பக்கங்கள் கொண்ட ஒரு புத்தகம் அவரை ஒரு ஏமாற்றுப் பேர்வழி என்றுகூடக் குற்றம்சாட்டுகிறது.[1]

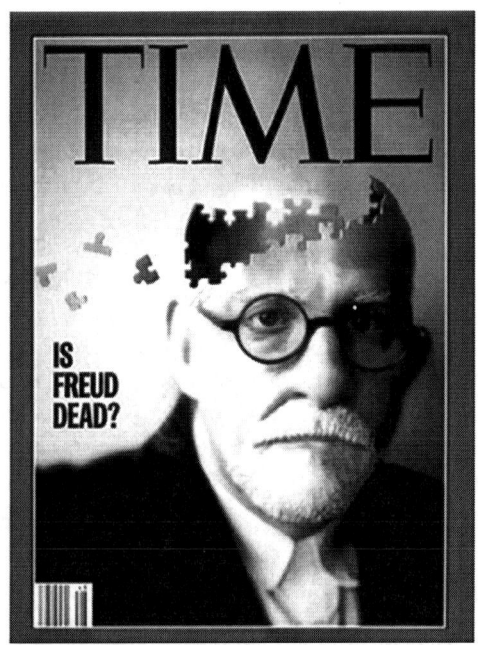

படம் 23.1

இந்த நூலில் இடையிடையே அவர் கூறிய பல கருத்துகள் மதிப்பீடு செய்யப்பட்டன, பல விமர்சனங்கள் முன்வைக்கப் பட்டன. பொதுவாகக் கூறுவதானால், இன்று ஏற்றுக்கொள்ளப் படும் ஆராய்ச்சி அளவுகோல்களின்படியும் இன்றைய அறிவுத் தளத்தில் நின்று சீர்தூக்கிப் பார்க்கும்போது அவரது பங்களிப்பில் துளியும் உண்மை இல்லை என்று நிராகரித்துவிடவும் முடியாது, முற்றாக ஏற்றுக்கொள்ளவும் முடியாது. ஓர் ஆராய்ச்சியாளர் வேறொரு சந்தர்ப்பத்தில் கூறியது போல, ஃபிராய்டு கூறியவை 100 விழுக்காடு தவறானது, 50 விழுக்காடு சரியானது."[2]

இருபதாம் நூற்றாண்டில் முதல் பாதியில் ஃபிராய்டு உளவியல் துறையில் தனிக்காட்டு ராசாவாகக் கோலோச்சினார். அந்தக் காலக்கட்டத்தில் உளவியல் என்பது ஃபிராய்டிய உளவிய லாகவே இருந்தது. பண்பாட்டு ரீதியாகப் பார்த்தால் இருபதாம் நூற்றாண்டு உளவியல் ஃபிராய்டின் நூற்றாண்டாகவே இருந்தது. ஆனால், இருபதாம் நூற்றாண்டின் பிற்பகுதியில் உளவியல் வேறு திசையில் பயணிக்கத் தொடங்கியது. எனவே, உளப்பகுபாய்வும் பெரும் மாற்றத்துக்கு உள்ளாகியது. ஃபிராய்டின் அடிப்படைக் கொள்கைகளை ஏற்றுக்கொண்ட உளப்பகுப்பாளர்கள்கூட அவர் முன்வைத்த பல கோட்பாடுகளைக் கைவிட்டார்கள்.

புதிய கருத்தாக்கங்களை உருவாக்கினார்கள், புதிய சிந்தனைப் பள்ளிகளை உருவாக்கினார்கள். இன்று ஃபிராய்டின் பல கோட்பாடுகளை அறிவியல் வெளிச்சத்தில் நிறுத்திப் பார்க்கும் போது அவை தவறானவையாக, ஏன் அபத்தமானவையாகக்கூடத் தோன்றுகின்றன. அவர் கூறிய கனவுகளின் பொருள்விளக்கம், குழந்தைப்பருவப் பாலுமை ஆகியவற்றுக்குச் சான்றுகள் இல்லை என்பதை முன்னர் குறிப்பிட்டோம். இதேபோல, ஃபிராய்டு 'கண்டுபிடித்த' உளப்பகுப்பாய்வுச் சிகிச்சை பெரும்பாலும் பலனளிப்பது இல்லை என்பது இப்போது தெரியவந்துள்ளது. இவ்வாறு ஃபிராய்டிய உளவியல் நீர்த்துப்போய்ச் சமகால உளவியலில் அதன் சுவடுகள் மட்டுமே காணக்கூடியதாக உள்ளது. இன்றைய உளவியல் இளநிலைப் பட்டப் படிப்புப் பாடத்திட்டத்தில் ஃபிராய்டின் கோட்பாடுகள் பெயரளவிலேயே இடம்பெறுகின்றன (பெட்டி 23.1). இன்று உளவியல் கற்பிக்கப் படும்போது பல அணுகுமுறைகளில் ஒன்றாக மட்டுமே ஃபிராய்டியக் கோட்பாடுகள் கூறப்படுகின்றன. உளவியலில் அவரை ஓரங்கட்டப்பட்டாலும் அவர் கூறிய பல கருத்துகள் பொதுநல மருத்துவம், மனநல மருத்துவம், மனநல ஆலோசனை,

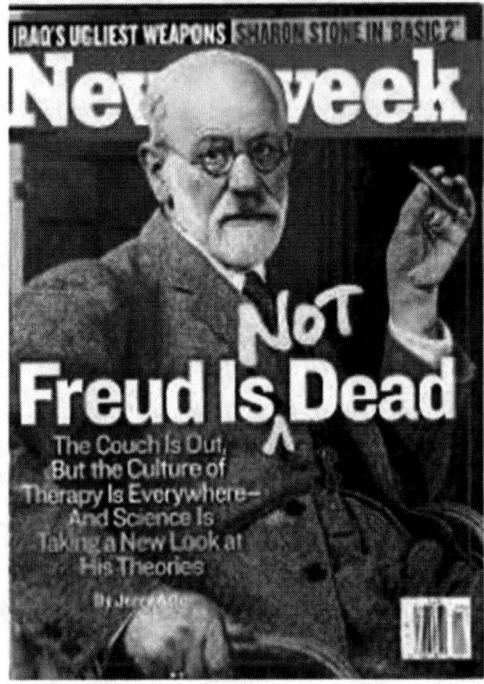

படம் 23.2.

> **பெட்டி 23.1 இன்றைய இளநிலைப் பட்டப் படிப்பில் உளவியல் பாடத்திட்டத்தின் முக்கியக் கூறுகள்**
>
> உளவியல் என்றால் என்ன? உளவியல் பற்றிய வரலாறு*, அறிவியல் சார்ந்த உளவியல், உளவியல் ஆய்வு முறைகள் உயிரியல் சார்ந்த உளவியல், மூளையின் அமைப்பும் செயல்பாடும்
> - புலனுணர்வு, பிரக்ஞை, மாறுபட்ட பிரக்ஞை நிலைகள்
> - கற்றலும் கற்றல் வகைகளும்
> - இயல்பூக்கம்
> - நினைவாற்றல்
> - சிந்தனையும் மொழியும்
> - தன்முனைப்பும் ஊக்குவித்தலும்
> - ஆளுமை*
> - வளர்வு (குழந்தை) உளவியல்*
> - மனஅழுத்தமும் அதைச் சமாளிக்கும் திறனும்*
> - பிறழ் உளவியல்
> - உளவியல் சிகிச்சைமுறைகள்*
> - சமூக நடத்தையும் சமூக உளவியலும்
> - உளவியல் சிந்தனைப் பள்ளிகள்*
>
> ★ ஃபிராய்டிய உளவியலை உள்ளடக்கிய இயல்கள்

சமூகவியல், மனநல ஆலோசனை ஆகிய துறைகளில் பெரும் பயனுள்ளவையாகக் கருதப்படுகின்றன.

ஆனால் ஃபிராய்டு கூறிய பல கருத்துகளின் விவரக்கூறுகளை விலக்கிவிட்டு அவரது கோட்பாடுகளின் மையக்கருவை, அதாவது அவற்றுள் பொதிந்துள்ள பொதுவான கருத்துகளை மட்டும் எடுத்துப் பார்ப்போமானால் அவர் பங்களிப்பைப் பற்றி வித்தியாசமான ஒரு சித்திரத்தைக் காண முடியும்.

பேச்சுவழிச் சிகிச்சை

உளப்பகுப்பாய்வு ஒரு பயனுள்ள சிகிச்சையா என்ற கேள்வியைக் கைவிட்டு அவர் அதன் வழியாக எந்த அடிப்படை சிகிச்சை

முறையைக் கண்டுபிடித்தார் என்பதை ஆராய்ந்தால் நமக்குக் கிடைக்கும் விடையே வேறு. பேச்சுவழியாக உளப்பிணிகளை அகற்ற முடியும் என்று மானுட வரலாற்றில் முதல்முறையாக நிறுவிக்காட்டியவர் அவரே. புரூவர் அறிதுயில் வழியாக இசிப்பு நோயைக் குணப்படுத்தினார் (காண்க: இயல் 2). இதை மாற்றி வெறும் பேச்சு வழியாக உளப்பிணிகளைக் குணமாக்க முடியும் என்று ஃபிராய்டு செய்துகாட்டினார். மருந்துமாயம் இல்லாமல் ஒருவரோடு பேசுவதன் மூலம் பல மனக்கோளாறுகளைக் குணப்படுத்த முடியும் என்று நிறுவியவர் ஃபிராய்டே. இன்று சைக்கோதெரபி என்றும் உளநல ஆலோசனை என்றும் நடைமுறையில் உள்ள பேச்சுவழிச் சிகிச்சைகளின் பிதாமகன் அவரே. இன்றைய உளவியலாளர்கள், மனநல மருத்துவர்கள், மனநல ஆலோசகர்கள் யாவரும் இதற்காக அவருக்குக் கடமைப்பட்டுள்ளார்கள்.

குழந்தைப் பருவ அனுபவங்களின் தாக்கங்கள்

இதேபோல, இடிபஸ் சிக்கல், குழந்தைப் பருவப் பாலுமை போன்ற நுணுக்கங்களை விடுத்து, மனிதர்களின் ஆளுமையையும் மனநலனையும் அவர்களது குழந்தைப் பருவ அனுபவங்கள் பெருமளவு பாதிக்கின்றன என்ற கருத்தை ஆணித்தரமாக முன்வைத்தவரும் அவரே. தற்கால ஆராய்ச்சிகள் இதை உறுதிப்படுத்துகின்றன. இவ்வாறாக, வளர்ச்சி உளநோய்க் கூறு இயல் *(Developmental psychopathology)* என்ற கிளைத் துறைக்கு வித்திட்டவர் அவரே.

உளப்பகுப்பாய்வின் எச்சங்கள்

ஒரு கணம் இப்படி கற்பனைசெய்து பாருங்கள். இரண்டு மனிதர்கள் – ஓர் உளப்பகுப்பாளரும் உளவியல் பிரச்சினைகளுடன் அவதிப் படும் ஒருவரும் – வாரத்துக்கு ஒருமுறை ஒரு குறிப்பிட்ட ஒரு நேரத்தில் குறிப்பிட்ட ஓரிடத்தில் சந்திக்கிறார்கள். ஒரு மணி நேரம் பேசுகிறார்கள். பிரச்சினைகளுடன் வந்த அந்த மனிதர் தன் மனதுக்கு வந்ததை எல்லாம் பேச அனுமதிக்கப்படுகிறார். மற்றவர் அந்த மனிதர் சொல்வதை எல்லாம் அக்கறையுடன் கவனமாகக் கேட்டுக்கொள்கிறார். இடையிடையே சில கேள்விகள் கேட்டு அவர் சொல்வதைத் தெளிவுபடுத்திக்கொள்கிறார். பேச்சு தடை ஏற்படும்போது தொடர்ந்து பேச ஊக்குவிக்கிறார். அவ்வப்போது சில விளக்கங்கள் அளிக்கிறார். இந்த விளக்கங்கள் மற்றவரின் ஆழ்மனதைத் துளைத்து அவர் மனதில் மறைபொருளாக உள்ளவற்றை எடுத்துரைப்பதாக இருக்கின்றன. வந்தவர்

அவற்றை ஏற்றுக்கொள்கிறார் அல்லது நிராகரிக்கிறார்; இந்த உரையாடலின்போது புதிய சில விஷயங்கள் அவர் நினைவுக்கு வருகின்றன; சிலவேளைகளில் அவர் உணர்ச்சிவசப்படுகிறார்; சிலவேளைகளில் அவர் ஆத்திரப்படுகிறார். இவை யாவும் அனுமதிக்கப்படுகின்றன. தன்னை மற்றவர் புரிந்துகொள்கிறார் என்ற எண்ணம் ஏற்படுகிறது, சில விளக்கங்கள் அவர் மனதைத் தொடுகின்றன; இந்த உரையாடல் வாராவாரம் தொடர்ந்து நடைபெறுகிறது. இதனால் அவரிடம் மாறுதல்கள் ஏற்படலாம் அல்லது ஏற்படாமல் போகலாம். ஆனால், தன்னைப் பற்றி அறிந்துகொள்ள, தன் மனம் எவ்வாறு இயங்குகிறது என்ற சுய அறிவை வளர்த்துக்கொள்ள இந்தச் சந்திப்புகள் ஒரு வாய்ப்பாக அமைகின்றன.

இதுதான் ஃபிராய்டு கண்டுபிடித்த உளப்பகுப்பாய்வுச் சிகிச்சையின் செய்முறைச் சாராம்சம். இதை அவருக்கு முன் எவரும் செய்து பார்த்ததில்லை, அவருக்குப் பின்னும் எவரும் இதுபோன்ற இன்னொரு சிகிச்சைமுறையை முன்வைத்ததில்லை. ஒரு நபர் தனது சுயசரிதையை மாற்றி எழுத முடியாது என்ற போதிலும், தன்வரலாறு பற்றிய கதையாடலை அந்த நபர் மீள்தொகுப்பு செய்வதற்கு உளப்பகுப்பாய்வு என்ற இந்தச் சிகிச்சைமுறை வழியாக ஒரு சந்தர்ப்பத்தை அவர் உருவாக்கிக் கொடுத்தார் என்பதில் மாற்றுக்கருத்துக்கு இடமில்லை. உளப்பகுப்பாய்வு என்பதை உளப்பிணிகளைத் தீர்க்கும் ஒரு சிகிச்சையாக மட்டும் கருதுவது தவறு. அது, ஒருவர் தன் மனதைப் பற்றி அறிந்துகொள்ளும் வாய்ப்பினை வழங்கும் ஓர் உத்தி, தான் பெற்ற தன்னுணர்வு வழியாக அவர் தன் வாழ்க்கையில் மாறுதல்களைச் செய்துகொள்ள உதவும் ஒரு கருவி.

ஃபிராய்டின் அணுகுமுறை

ஓர் உளப்பகுப்பாளர் ஒரு நோயாளியுடன் எவ்வாறு நடந்து கொள்ள வேண்டும் என்பதற்கு ஃபிராய்டு சில விதிகளை உருவாக்கினார் என்பதை இயல் 13இல் கண்டோம். இன்று உளவியல் சிகிச்சையின்போது ஃபிராய்டு காலத்தில் இருந்தது போல சாய்விருக்கை பயன்படுத்தப்படுவது இல்லை. இப்போது இருவரும் நேருக்குநேர் பேசிக்கொள்கிறார்கள். ஆனாலும், ஒரு மருத்துவர் அல்லது உளவியலாளர் அவர் பார்ப்பவர்களை எவ்வாறு அணுகவேண்டும் என்பது ஃபிராய்டு எழுதிய தனியாள் ஆய்வுகளை வாசிக்கும்போது தெரியவருகிறது. நோயுற்றவரை மதித்து நடந்துகொள்வது, அவர் கூறுவதைத் தீர்க்கமாக கவனிப்பது, அந்தரங்க விஷயங்களின் இரகசியத்தன்மையை

மதித்து நடந்துகொள்வது (தான் பார்த்த நோயாளிகளின் பெயர்களை அவர் ஒருபோதும் வெளியே தெரிவித்தது இல்லை என்பதைக் கவனிக்கவும்), சிகிச்சைக்காகக் குறிப்பிட்ட அளவு நேரம் ஒதுக்கிவைப்பது போன்ற நடைமுறைகளைக் கண்டிப்பாகக் கடைபிடிக்க வேண்டும் என்று அவர் தன் மாணவர்களுக்குக் கற்றுக்கொடுத்தார். இந்த அணுகுமுறை உளவியல் சிகிச்சை யாளர்களுக்கு மட்டுமன்றி எல்லா மருத்துவர்களுக்கும் மனநல ஆலோசகர்களுக்கும் பொருந்தும். ஆனால் இன்றைய நிலையில் மருத்துவர்களும் பிற சிகிச்சையாளர்களும் நோயாளிகள் கூறுவதை ஒரு காதால் மட்டுமே கேட்கிறார்கள் என்பதைப் பார்க்கும்போது ஃபிராய்டிடம் இருந்து நோயுற்றவர் கூறுவதைக் காதுகொடுத்துக் கேட்க வேண்டும் என்பதையாவது இவர்கள் கற்றுக்கொள்ள வேண்டும் என்று கூறத் தோன்றுகிறது.

நோயாளிக்கும் மருத்துவருக்கும் இடையே . . .

நோயாளி ஒருவருடன் பேசும்போது அவரின் பிரச்சினைகளைக் குறித்தத் தகவல்களைப் சேகரிப்பது மட்டும் போதாது, அவருடன் ஓர் இணக்கமான உறவையும் உருவாக்கிக்கொள்ள வேண்டும் என்று ஃபிராய்டு வற்புறுத்திக் கூறினார். உளப்பகுப்பாய்வின் அடித்தளமாக விளங்குவது சிகிச்சையாளர் ஒருவருக்கும் பிணி யுற்றவர்க்கும் இடையே நிலவ வேண்டிய, இந்த உறவுமுறையே. இது சிகிச்சையின்போது ஏற்படும் (ஏற்பட வேண்டிய) கூட்டுஇணக்க நிலை (*Therapeutic alliance*) என்று அழைக்கப்படுகிறது. எனவே, ஒரு நோயாளியுடன் மருத்துவர் அல்லது சிகிச்சையாளர் உருவாக்கிக்கொள்ளும் உறவுமுறையானது பயனளிப்பதாக அமைய சிகிச்சையாளர் சில கறாரான விதிமுறைகளைப் கடைப்பிடிக்க வேண்டும் என்று ஃபிராய்டு அழுத்திக் கூறுகிறார். நோயாளியுடன் பேசும்போது அவர் கூறுவதை உற்றுக் கேட்பது மட்டும் போதாது அதை உள்வாங்கிக்கொள்ள வேண்டும். அது மட்டும் அல்ல, தாம் அதை உள்வாங்கிக்கொண்டதாக நோயாளிக்கு உணர்த்தவும் வேண்டும். மிக முக்கியமாக, நோயாளி மீது உண்மையான அக்கறை கொண்டவராக விளங்க வேண்டும். இதை நோயுற்றவர் உணரும் விதத்தில் நடந்துகொள்ள வேண்டும்.

இவ்வாறு, நோயாளிக்கும் மருத்துவருக்கும் இடையே நடைபெறும் நுணுக்கமான, நுட்பமான பரிமாற்றங்களை அவர் முற்றிலும் வேறொரு கோணத்திலிருந்து விவரித்துக்காட்டினார். இன்று மருத்துவ மாணவர்களுக்கு நோயாளி ஒருவரிடம் எப்படிப் பேசுவது என்று கற்றுக்கொடுக்கப்படுகிறது. இது நேர்காணல் திறன்கள் (*Interviewing skills*) என்று அழைக்கப்படுகிறது. இந்த நேர்காணல் திறனை ஒரு கலையாக வளர்த்தெடுத்த பெருமை

ஃபிராய்டையே சாரும். இது இன்றைய மருத்துவர்கள், உளவியலாளர்கள், மனநல ஆலோசகர்கள் ஆகியோருக்கு அவர் அளித்த பெருங்கொடை என்றே கூறவேண்டும். நோயாளிக்கும் அவருக்குச் சிகிச்சையளிப்பவருக்கும் இடையே உருவாகும் உறவுமுறை நோயுற்றவர்கள் குணமடைவதில் பெரும் பங்கு வகிக்கின்றன என்பதைச் சமகால ஆராய்ச்சிகள் உறுதிப்படுத்துகின்றன. நமது பண்பாட்டில் நமக்குப் பிடித்த ஒரு மருத்துவரை, 'அவர் கைராசி உள்ள மருத்துவர்' என்று கூறும் வழக்கம் உள்ளது. இது இந்த இணக்கமான உறவையே குறிப்பிடுகிறது என்று கூறலாம்.[3]

இதேபோல, ஃபிராய்டு கண்டுபிடித்த மாற்றீடு, எதிர்மாற்றீடு, உளவியல் தடை போன்ற உளவியல் நிகழ்வுகள் (காண்க: இயல் 15) இன்று பல உளசிகிச்சை முறைகளில் பரவலாகப் பயன்படுத்தப்பட்டுவருகின்றன. பல்வேறு உளவியல் சிந்தனைப் பள்ளிகளும் அவர் கூறிச்சென்ற உளவியல் உத்திகளை, மாற்றுப் பெயர்களில் கையாண்டுவருகின்றன.

ஆக, அவர் கூறிய கருத்துகள் பலவற்றை நாம் விட்டுத் தள்ள வேண்டியுள்ள அதே வேளையில் அவரிடமிருந்து கற்றுக்கொள்ள வேண்டியவையும் எவ்வளவோ உள்ளன. இன்றைய நடைமுறைக்கு ஏற்றவாறு நாம் எவ்வாறு அவர் கூறிய கருத்துகளைப் பயன்படுத்திக்கொள்ளப்போகிறோம் என்பதே இன்றைய உளவியல், மனநல மருத்துவத் துறைகள் முன்னுள்ள சவாலாகும். இன்று உளப்பகுப்பாய்வு செல்வாக்கு இழந்துள்ளது என்பது உண்மையே. இன்றைய அவசர உலகில் மனம்சார்ந்த பிரச்சினைகளுக்கு நோயாளியுடன் பேச மருத்துவர்களுக்கு நேரம் இல்லை, மனமும் இல்லை. மருந்துகளை எழுதிக்கொடுப்பதே அவர்களது முக்கியப் பணியாக உள்ளது. நோயாளியுடன் பேசுவதற்குத் தங்களுக்கு போதிய நேரம் இல்லை என்று புலம்பும் மருத்துவர்கள். ஃபிராய்டு வழிவந்த மைக்கல் பாலிண்ட் (Michael Balint, 1896–1970) என்ற உளப்பகுப்பாளர் எழுதியுள்ள நூல்களைப் படித்துப்பார்ப்பது பயனுள்ளதாக இருக்கும். ஒரு நோயாளியைப் பார்க்கும் பொதுநல மருத்துவர் ஒருவர் ஆறே நிமிடங்களில் ஃபிராய்டு கூறும் கோட்பாடுகளைப் பயன்படுத்தி நோயாளியுடன் இணக்கமான ஓர் உறவை ஏற்படுத்திக்கொள்ளலாம் என்பதை அவர் சான்றுகளுடன் நிறுவியுள்ளார்.[4] அவர் எழுதிய 'மருத்துவரும், அவர் நோயாளியும், நோயும்' என்ற நூலில் ஒரு மருத்துவர் தன்னிடம் வரும் ஒரு நோயாளிக்கு வழங்கக்கூடிய மிகப் பெரும் மருந்து மருத்துவரே என்று அடித்துக்கூறுகிறார். இது prescribing the doctor என்று அறியப்படுகிறது. அதாவது, எல்லா மருந்துகளையும்விட மருத்துவரின் அணுகுமுறையும் நோயாளியுடன் ஏற்படுத்திக்கொள்ளும் இணக்கமான உறவுமே

மிக முக்கியமான மருந்து என்று கூறுகிறார்.[5] இதுவே மருத்துவர்கள் ஃபிராய்டிடம் இருந்து கற்றுக்கொள்ள வேண்டிய பாடம்.

உளப்பகுப்புச் சிகிச்சையானது உளஇயங்காற்றல் முறை என்ற வடிவில் இன்றும் உளவியல் சிகிச்சைகளாக நடைமுறையில் உள்ளன என்று முன்னர் கூறப்பட்டது (காண்க: இயல் 17). இவையன்றி, உளவியலில் உருவாகிய புதிய சிந்தனைப் பள்ளிகள் அவர் கூறிய பல கருத்துகளைத் தமதாக்கிக்கொண்டன. இன்றைய நாளில் கோலோச்சும் உளவியல்சிகிச்சையான அறிகைச் சிகிச்சையிலும் ஆலோசனை கூறும் உத்திகளிலும் அவர் முன்வைத்த உளப்பகுப்பாவுச் சிகிச்சையின் கூறுகளைக் காணலாம்.

குழு உளவியல்

தனிமனிதனையும் தாண்டி மனிதர்கள் ஒரு குழுவாகச் செயல்படும் விதத்தை விளக்கி, இன்றைய சமூக உளவியலுக்கு அடித்தளம் அமைத்தவரும் அவரே. குழுக்களின் இயல்புகள் பற்றி அவர் கூறிய கருத்துகள் மனம்கொள்ளத்தக்கன (காண்க: இயல் 18). மனிதக் குழுக்களுக்கு இயல்பாக அமைந்துள்ள ஒற்றுமையும் பிணைப்பும் வெளிக்குழு மீது எவ்வாறு காழ்ப்புணர்ச்சியாகவும் பகைமையாகவும் மாற்றம் பெறுகிறது என்பதைச் சுட்டிக்காட்டிய பெருமை அவரையே சாரும்.

இன்றைய நாளில் இனம், மதம், மொழி ஆகியவற்றை மையமாகக்கொண்டு குழுக்களுக்கிடையே உருவாகிவரும் பகைமையையும் காழ்ப்புணர்ச்சியையும் காணும்போது இது குறித்து அவர் கூறியவை சிறப்பு முக்கியத்துவம் பெறுகின்றன. உட்குழு கொண்டுள்ள பற்றும் பெருமிதமும் வெளிக்குழுக்களின் மீது பகைஉணர்ச்சியாக உருமாற்றம் பெறுகிறது என்பதை நாம் உணர்ந்துகொண்டால் பல தகராறுகளையும் மோதல்களையும் தடுப்பது சாத்தியமாகிறது. இதை எண்ணிப்பார்த்தால், குறைந்த பட்சம் நம் குழு மீது நாம் கொண்டுள்ள பெருமிதத்தினால் வெளிக்குழுக்களைப் பற்றி வெறுப்புணர்ச்சியைத் தூண்டும் பேச்சைத் *(Hate speech)* தவிர்க்க முடியும்.

நனவிலி மனம்: மெய்ப்பிக்கவோ பொய்ப்பிக்கவோ முடியாத ஒரு கோட்பாடு

இன்று உளவியல் கற்கும் மாணவர்களுக்கு மனதை வெவ்வேறாகக் கூறுபோட்டு கற்றல், அறிவுத்திறன், ஆளுமை, உணர்வெழுச்சிகள்,

இன்னபிற என்று வெவ்வேறாகக் கற்றுக்கொடுக்கப்படுகிறது (காண்க: பெட்டி 23.1). ஆனால், ஃபிராய்டு மனிதனின் மனதை இந்தக் கூறுகளை எல்லாம் உள்ளடக்கிய, ஆனால் இவற்றைவிட உயர்ந்த ஒரு நிலையில் வைத்துப் பார்க்கிறார். இதை மீஉளவியல் (Metapsychology) என்று அழைக்கிறார். ஃபிராய்டு கூறும் இட், அகம், அதியகம், உள்ளுணர்ச்சிகள் போன்றவை இன்றைய உளவியல் கூறும் கற்றல், அறிவுத்திறன், ஆளுமை போன்ற கூறுகளையும் தாண்டி உயர்ந்த ஒரு நிலையைக் குறிக்கின்றன. அதாவது, இன்றைய உளவியல் கூறும் கூறுகள் படைவீரர்கள் என்றால் ஃபிராய்டு கூறும் அகம், உள்ளுணர்ச்சிகள் போன்றவை படைத் தளபதியைக் குறிக்கும். எனவே, ஃபிராய்டிய உளவியல் இன்றைய உளவியலிலிருந்து மாறுபட்டது என்பதை உணர்ந்துகொள்வது முக்கியம்.

ஃபிராய்டு மீது சுமத்தப்படும் மிகப்பெரிய குற்றச்சாட்டு அவர் முன்வைத்த பல கோட்பாடுகளை அறிவியல் தராதரங்களின்படிப் பரிசோதனை மூலம் நிறுவ முடியாது என்பதே.[6] இதில் தலையாயது நனவிலி மனம் பற்றிய கோட்பாடாகும். நனவிலி மனம் என்று ஒன்று உண்டா என்பதை அறிய இதுவரை எந்தப் பரிசோதனையும் உருவாக்கப்படவில்லை. அது அளவுகோல் களுக்கு அப்பாற்பட்டது. ஆனாலும் நினைவாற்றல் பற்றிய இன்றைய ஆராய்ச்சிக் கண்டுபிடிப்புகள், ஃபிராய்டு கூறியபடி சில நினைவுகள் ஆழ்மனதில் பதிந்துள்ளதாக எடுத்துக்காட்டுகின்றன. பத்து ஆண்டுகள் மிதிவண்டி ஓட்டுவதை நிறுத்தியிருந்த ஒருவருக்கு எடுத்தமாத்திரத்தில் மீண்டும் அதை ஓட்டும் ஆற்றல் எங்கிருந்து வருகிறது? இதுபோன்ற ஞாபகச் சக்தி இப்போது உட்கிடை நினைவாற்றல் (Implicit memory) என்று அழைக்கப்படுகிறது. இவ்வாறு ஆழ்மனம் பற்றிய புதுப்புதுக் கண்டுபிடிப்புகள் வந்துகொண்டே இருக்கின்றன.[7]

ஒரு கோட்பாட்டை மெய்ப்பிக்க இயலாதபோதிலும் அது நடைமுறைக்கு பயனுள்ளதாக அமையலாம். இந்த வகையில் அவரது அடிக்கருத்தான நனவிலிக் கோட்பாட்டை அறிவியல் சார்ந்ததாகக் கருதாமல் ஒரு மெய்யியல் கோட்பாடாக நோக்குவதே பொருத்தமானது என்பது பல அறிஞர்களின் கருத்து. மெய்யியல் அல்லது தத்துவம் எனும் அறிவுத்துறையானது பயன்படுத்தும் அளவுகோல்கள் வித்தியாசமானவை. பெரும்பாலும் விவாதத்தின் அடிப்படையில் நிறுவப்படும் 'உண்மைகளை' அடிப்படையாகக் கொண்டவை. அவற்றின் பயன்பாடே முக்கியம் என்று மெய்யியல் கூறும். நனவிலி மனமும் இத்தகையதுதான். நம் மனதை நாம் முழுமையாக அறியமாட்டோம் என்ற கருத்தை யார்தான் மறுக்க முடியும்?

சாக்ரடிஸ் முதல் இன்றைய மெய்யியலாளர்கள் வரை யாவரும் இதையே கூறுகிறார்கள்.

ஃபிராய்டு மனித மனதின் இந்த இருண்ட பகுதி மீது வெளிச்சத்தைப் பாய்ச்சினார், மனிதன் தன்னைப்பற்றிச் சிந்திக்கும் முறையை மாற்றி. ஒரு பண்பாட்டு மாற்றத்தை ஏற்படுத்தினார். ஃபிராய்டு எழுத ஆரம்பித்த பின்னர்தான் நாம் அறியாத மனம் என்று ஒன்று உண்டு என்ற சிந்தனை மனிதர்களின் பொதுப்புத்தியில் பதியத் தொடங்கியது, ஆழ்மன இயக்கங்கள் உலகைப் புதிய முறையில் நோக்கச்செய்தது. அதுவரை மனிதர்களை அரசியல், சமய ரீதியாகவும் பொருளாதாரம் போன்றவற்றின் வழியாகவும் அறிந்துவந்த உலகு, முதல்முதலாக உளவியல் கண்கொண்டு பார்க்கத் தலைப்பட்டது. இதுவே அவரது சிகரச் சாதனை. இதனால்தான் மனிதச் சிந்தனை வரலாற்றில் ஃபிராய்டின் பெயர் இன்றும் அழியாச் சுடராய் ஒளி வீசுகிறது. .

அவர் புனைந்த பல சொற்கள், இன்றைய ஆங்கில சொல் வழக்கில் மரபுத் தொடர்களாகவே அமைந்துவிட்டன. ஃபிராய்டியச் சறுக்கல், தற்காப்பு முறைகள், மனத்தடை, நனவிலிச் செயல்கள், தற்காதல், மறுத்தல் போன்ற சொல்லாடல்களை உதாரணமாகக் கூறலாம். ஆண்டாண்டுக் காலமாக ஃபிராய்டின் கருத்துகள் மக்கள் மனதில் இடம்பெற்றிருப்பதற்கு இதுவே சான்று.

அவரது சிந்தனைகளின் தாக்கங்கள் மனநலனையும் தாண்டி கலை இலக்கியம், மானுடவியல் எனச் சமகாலக் கலாச்சாரத்தின் பல தளங்களில் நிலைத்துநிற்கின்றன. இன்று அவர் கூறிய வாசகங்கள் கட்டுரைகளிலும் செய்தித்தாள்களிலும் அடிக்கடி மேற்கோள் காட்டப்பட்டுவருகின்றன. கூகுள் இணையத்தளம் வழியாகத் தேடப்படும் உளவியலாளர்களின் பெயர்களில் அவர் பெயரே முன்னணியில் இருப்பதாக ஓர் ஆய்வு கூறுகிறது. அவருடைய சிந்தனைத்திறத்தை அறிந்துகொள்ள அவர் கூறிய இரண்டு வாசகங்களை மீண்டும் மேற்கோள் காட்டுவது போதுமானது. (1) ‘மனித வாழ்க்கையின் குறிக்கோள் அன்பு செலுத்துவதும் பணிபுரிவதுமே.’ (2) ‘தன் உணர்ச்சிகளைப் புரிந்து கொள்ள முடியாதவர்கள் அந்த உணர்ச்சிகளின் கைபொம்மை ஆகிவிடுகிறார்கள்”

மனிதனின் சிந்தனை வளர்ச்சியில் ஃபிராய்டின் பங்கு மகத்தானது. மானுட வரலாற்றில் அவர் ஒரு மாபெரும் கோபுரமாக உயர்ந்துநிற்கிறார். அவருக்குப் பிறகு மனதைப் பற்றி ஒரு முழுமையான கருத்தையோ கோட்பாட்டையோ எந்த

உளவியலாளரும் உருவாக்கவில்லை. பெரும்பாலான தற்போதைய ஆராய்ச்சிகள் யாவும் நவீனத் தொழில்நுட்பமுறைகளால் மூளையின் செயல்பாடுகளைக் கண்டறியும் முயற்சிகளாகவே உள்ளன.

முடிவாக, ஃபிராய்டுக்கு ஏறத்தாழ இரு நூற்றாண்டுகளுக்கு முன் வாழ்ந்த இயற்பியல் அறிவியல் அறிஞர் ஐசக் நியூட்டன் (1642–1727) கூறிய ஒரு வாசகத்தை இங்கே நாம் நினைவுபடுத்திக் கொள்வது ஃபிராய்டின் பங்களிப்பை அதன் வரலாற்றுப் பின்னணியில் புரிந்துகொள்ள உதவியாக இருக்கும்:

> **எனக்கு முன் வந்த அறிவியல் ஜாம்பவான்களின் தோள்கள் மீது ஏறி நின்று பார்த்ததனால்தான் என்னால் மற்றவர்களைவிட ஓரளவு தொலைதூரமாவது பார்க்கக் கூடியதாக இருந்தது.**

ஃபிராய்டின் தோள்கள் மீது ஏறி நின்றுதான் நாம் மனித மனம் பற்றிச் சிந்திக்கத் தொடங்கினோம். உளவியலுக்கு முகம் கொடுத்தவர் அவரே. இந்த நூலின் ஆரம்ப வரியில், “உளவியல் பற்றி எண்ணிப்பார்க்கும்போது பலர் மனதில் தோன்றும் பெயர் சிக்மண்ட் ஃபிராய்டாகத்தான் இருக்க முடியும்” என்று கூறினோம். அது ஏன் என்பது இந்த நூலை மேலோட்டமாக வாசித்தவர்கள்கூடத் அறிந்துகொள்வார்கள்.

கலைச்சொற் பட்டியல்: ஆங்கிலம் – தமிழ்

Aggression	மூர்க்கம்
Ambivalence	இருமுகப் போக்கு
Anal character	குதப் பண்பு
Anal eroticism	குதக் காமம்
Anal phase	குதக் கட்டம்
Anxiety	பதற்றம்
Archetype	மூலப்படிவம்
Attachment	பற்று, பந்தம், ஒட்டுதல்
Attachment theory	பற்றுடைமைக் கோட்பாடு
Behaviourism	நடத்தைவாதம்
Bereavement	இழப்புத் துயரம்
Case study method	தனியாள் ஆய்வு முறை
Castration anxiety	ஆண்மை இழப்புப் பதற்றம்
Catharsis	உளச் சுத்திகரிப்பு, துப்புரவாக்கம்
Classical psychoanalysis	மரபார்ந்த உளப்பகுப்பாய்வு
Cognition	அறிகை, அறியும் ஆற்றல்
Cognitive behaviour therapy	அறிகை – நடத்தைச் சிகிச்சை
Compulsions	கட்டாயச் செய்கைகள்
Condensation (dreams)	செறிவாக்கம்

Conflict	போராட்டம், முரண்
Conscious mind	நனவு மனம்
Controlled trial	கட்டுப்படுத்தப்பட்ட சோதனை
Conversion disorder (hysteria)	நிலைமாற்றக் கோளாறு
Couch	சாய்விருக்கை
Counter - transference	எதிர் மாற்றீடு
Counselling	உளவியல் ஆலோசனை
Counsellor	மனநல ஆலோசகர்
Day's residue (dreams)	முந்தைய நாளின் எச்சங்கள்
Death instinct	மரண விழைவு
Decoding method (dreams)	(கனவுளின்) குறி அவிழ்ப்பு
Defence mechanism	தற்காப்பு இயக்கங்கள்/ முறைகள்
Denial	மறுப்பு
Desire	வேட்கை
Determinism	அறுதிப்பாட்டியல்
Delusions	பிறழ் எண்ணங்கள்
Developmental psychology	வளர்ச்சி உளவியல்
Displacement	இடப்பெயர்வு, இடமாற்றம்
Dissociation	தன்னிலை இழத்தல்
Dream analysis	கனவுப் பகுப்பாய்வு
Dream work	கனவுச் செயல்பாடு
Drive	உந்தல்
Ego	அகம், ஈகோ
Emotion	உணர்வெழுச்சி, உணர்வுகள்
Evidence based treatments	சான்றுகள் உள்ள சிகிச்சைகள்
Experimental method	பரிசோதனை முறை
Free association	தடையற்ற இயைவு முறை
Fight or flight reaction	போரிடும் அல்லது பின்வாங்கும் எதிர்வினை

Freudian slip	ஃபிராய்டியச் சறுக்கல், நாப்புரட்டுகள்
Genital stage	பால்குறிக் கட்டம்
Group psychology	குழு உளவியல்
Hypnosis	அறிதுயில்
Herd instinct	மந்தை மனநிலை
Hysteria	இசிப்பு நோய்
Identification	அடையாளப்படுத்திக்கொள்ளல்
Illusion	பிரமை, மாயை
Implicit memory	உட்கிடை நினைவாற்றல்
Impulse	உந்துதல்
Infantile sexuality	குழந்தைப் பருவப் பாலுமை
Insight	தன்னறிவு
Instinct	இயல்புணர்ச்சி; இயல்பூக்கம்
Interpretation	பொருள்விளக்கம்
Introjection	அகவயமாக்கல்
Latent content (dreams)	கனவுகளின் மறைப்பொருள்
Latency period	மறைப் பருவம்
Libido	லிபிடோ, பாலூக்கச் சக்தி
Life instinct	வாழ்வாதார உள்ளுணர்வு
Long - term memory	நீண்டகால நினைவாற்றல்
Manifest content (dreams)	(கனவின்) வெளிப்படு பொருள்
Narcissism	தற்காதல், நார்சிசிசம்
Metapsychology	மீஉளவியல்
Mindfulness	மனம்தெளிநிலை
Neurosis	உளநரம்பு நோய்
Non - directive therapy	நெறிப்படுத்தப்படாத சிகிச்சைமுறை
Non - REM sleep	விரைவிழியசைவு அற்ற உறக்கம்

Object	புறப்பொருள்
Obsessive thoughts	சுழல் எண்ணங்கள்
Obsessional neurosis	சுழல் எண்ண உளநரம்பு நோய்
Obsessive compulsive disorder (OCD)	கட்டாயச் செய்கைக் கோளாறு
Oedipus complex	இடிபஸ் சிக்கல்
Oral stage	வாய்க் கட்டம்
Over determination	மிகைநிர்ணயம்
Over protection	மிகைப்பாதுகாப்பு
Phallic stage	லிங்கக் கட்டம்
Phallic symbol	லிங்கக் குறியீடு
Phantasy	தற்புனைவு
Phobia	பேரச்சம்
Pleasure principle	இன்பநிலைக் கொள்கை
Preconscious mind	முன்நனவு மனம்
Primary process	தொடக்கநிலை நிகழ்முறை
Projection	புறத்தெறிப்பு, புறத்தேற்றம்
Pseudo - science	போலி அறிவியல்
Psychiatry	மனநல மருத்துவம்
Psychology	உளவியல்
Psychologist	உளவியலாளர்
Psychoanalysis	உளப்பகுப்பாய்வு
Psychoanalyst	உளப்பகுப்பாய்வாளர்
Psychotherapy	உளவியல் சிகிச்சை
Psychodynamic approach	உளஇயங்கியல் அணுகுமுறை
Psychodynamic psychotherapy	உளஇயங்கியல் சிகிச்சை
Psychoneurosis	உளநரம்பு நோய்
Psychosis	உளப்பிறழ்வு
Rationalisation	பகுத்தறிவாக்கம்
Reaction formation	எதிர்வினையாக்கம்

Reality principle	மெய்ம்மைக் கொள்கை
Regression	பின்னோக்கம்
Relaxation training	தளர்ச்சிப் பயிற்சி
REM sleep	விரைவிழியசைவு உறக்கம்
Repression	ஒடுக்கம், அமுக்கம்
Repressed memories	ஒடுக்கப்பட்ட நினைவுகள்
Resistance	மனத்தடை
Self - hypnotism	சுய அறிதுயில்
Schizophrenia	மனச்சிதைவு
Secondary elaboration (dreams)	(கனவு) இரண்டாம் நிலை விரிவாக்கம்
Secondary process	இரண்டாம் நிலை நிகழ்முறை
Seduction theory	நெறிப்பிறழ்ச்சிக் கோட்பாடு
Sex instinct	பாலியல் உள்ளுணர்வு
Sexual development	பாலியல் வளர்ச்சி
Sexuality	பாலுமை
Sexual impulse	பாலியல் உந்தல்
Shell shock	வெடிகுண்டு அதிர்ச்சி
Short - term memory	குறுகியகால நினைவாற்றல்
Social learning	சமூகக் கற்றல்
Social psychology	சமுக உளவியல்
Stream of consciousness	நனவோடை
Stimuli	தூண்டல்
Structural model of mind	(மனதின்) அமைப்புப் படிமம்
Sublimation	உயர்வழிப்படுத்தல்
Superego	அதியகம்
Suppression	அடக்குதல்
Surrealism	மீஎதார்த்தம்
Symbol	குறியீடு

Symptom	நோய்க்குறி
Therapeutic alliance	சிகிச்சைக்கான கூட்டு இணக்க நிலை
Topographical model of mind	மனதின் கட்டமைப்புப் படிமம்
Transference	மாற்றீடு
Unconscious mind	நனவிலி மனம்
Urge	உந்தல்
Wish	விருப்பம், விழைவு
Wish fulfillment	விருப்பநிறைவேற்றம்

அருஞ்சொற்கள்

அகம் / ஈகோ	புற உலகுக்குடன் தொடர்புகொள்ளும் மனதின் பகுதி; தான் என்று உணரப் படுவது.
அகவயமாக்கல்	மற்றுமொருவரின் பண்பை அல்லது உணர்ச்சியைத் தன் அகம் உள்வாங்கிக் கொள்ளல்.
அதியகம்	பெற்றோர்களினதும் சமுதாயத்தினதும் நடைமுறைகளை உள்வாங்கி ஒரு நீதிபதி போல இயங்கும் மனதின் பகுதி; மனசாட்சி இதன் ஒரு கூறு.
அறிதுயில்	நனவுநிலைக்கும் உறக்கநிலைக்கும் இடைப்பட்ட ஓர் உணர்வுநிலை; சிகிச்சை யளிப்பவர் கூறும் யோசனைகளின்படி நடந்துகொள்ளக்கூடும்.
உளநரம்பு நோய்	கடுமை குறைந்த (பொது) மனக்கோளாறுகள்.
உளப்பகுப்பாய்வு	ஃபிராய்டு உருவாக்கிய உளவியல் கோட்பாடும் அதன் வழிவந்த சிகிச்சை முறையும்.
இசிப்பு நோய்	பலவிதமான நோய்க்குறிகளைக் கொண்ட ஓர் உளநரம்பு நோய்.
இட்	நினைவிலி மனதில் அமைந்துள்ள, நினைவுக்கும் அறிவுக்கும் எட்டாத பகுதி; மரபு வழியாகப் பெற்ற உள்ளுணர்வுகளின் உத்வேகம் செயல்படும் பகுதி.

இடப்பெயர்வு / இடமாற்றம்	ஒருவர் மீது கொண்டுள்ள உணர்ச்சிகளை இன்னொருவர் (அல்லது இன்னொரு பொருள்) மீது காட்டும் தற்காப்பு இயக்கம்.
இடிபஸ் சிக்கல்	தன் தாய் மீது ஆண்குழந்தை கொள்ளும் காதல்; பெண்குழந்தைகள் தகப்பன் மீது கொள்ளும் காதலையும் குறிக்கும்.
எதிர் மாற்றீடு	நோயுற்றவர் மீது மருத்துவருக்கு (அல்லது சிகிச்சை அளிப்பவருக்கு) ஏற்படும் உணர்வுபூர்வமான தாக்கம்.
எதிர்வினையாக்கம்	உண்மையான நோக்கத்துக்கு நேரெதிராக நடந்துகொள்ளும் தற்காப்பு முறை.
ஒடுக்கம்	மனஅமைதியைக் குலைக்கும் எண்ணங்கள், நினைவுகள் ஆகியவற்றை நனவிலி மனதுக்குள் அகற்றும் தற்காப்பு முறை.
ஒடுக்கப்பட்ட நினைவுகள்	மனஅமைதியைக் குலைக்கும் நிகழ்வுகளை ஒடுக்கி மறந்துபோதல்.
ஃபிராய்டியச் சறுக்கல்	தற்செயலாகக் கூறப்படும் தவறான ஒரு சொல் (நாத்தவறு) அல்லது செய்யப்படும் ஒரு செயல்.
கனவுகளின் மறைப் பொருள்	கனவுகளைப் பகுப்பாய்வு செய்வதனால் அறியப்படும் உட்பொருள்.
கனவுகளின் வெளிப்படுப் பொருள்	கனவில் தோன்றும் காட்சிகள்.
தடையற்ற இயைவு	மனதுக்கு வந்ததை அப்படியே கூறும்படி அறிவுறுத்தும் ஓர் உளப்பகுப்பாய்வு உத்தி.
தற்காப்பு முறைகள் / இயக்கங்கள்	மனதுக்குத் துன்பம் ஏற்படுவதைத் தடை செய்து மனதைப் பாதுகாக்கும் நனவிலி இயக்கங்கள்.
நனவு மனம்	நாம் அறிந்த மனதின் பகுதி; நமக்குத் தெரிந்த எண்ணங்கள், உணர்ச்சிகள், நினைவுகள் போன்றவற்றை உள்ளடக்கும்.
நனவிலி மனம்	நாம் அறியாத மனம், நினைவுக்கு எட்டாத மனம்.

பகுத்தறிவாக்கம்	தான் செய்த ஒரு செயலுக்கு, அதைச் செய்தபின், ஒரு காரணம் கூறி மனதைச் சமாதானப்படுத்திக்கொள்ளல்
புறத்தெறிப்பு / புறத்தேற்றம்	தன் அகநிலை இயல்புகளை மற்றவர் ஒருவர் மீது ஏற்றும் தற்காப்பு முறை.
புறப்பொருள்	'தான்' அல்லாத ஒருவர் அல்லது ஒரு பொருள்.
பின்னோக்கம்	வளர்ச்சிப்படிகளில் கீழறங்கிப் பின்னோக்கிப் போகும் தற்காப்பு முறை.
மறுப்பு	தனக்கு ஏற்படும் அனுபவங்களை அகம் ஏற்றுக்கொள்ளாது நிராகரிக்கும் தற்காப்பு முறை.
மறைப் பருவம்	பாலியல் உணர்வுகள் செயல்படாத பருவம்.
மனத்தடை	நனவிலியில் உள்ள எண்ணங்கள். நினைவுகள், உணர்ச்சிகளை எண்ணிப் பார்க்க இயலாமை.
மிகை நிர்ணயம்	பல காரணங்களைக் கொண்ட ஒரு நிகழ்வு (உ–ம். கனவு).
முன் நனவு மனம்	நனவிலி மனதுக்கும் நனவு மனதுக்கும் இடைப்பட்ட பகுதி; இந்தப் பகுதியில் உள்ள தகவல்களை உடனடியாக அறிந்து கொள்ள இயலாதபோதிலும் எண்ணிப் பார்த்தால் அவை நினைவுக்கு வரக் கூடும்.
லிபிடோ	உள்ளத்தின் சக்தி, பெரும்பாலும் பாலியல் சார்ந்தது.

சான்றுக் குறிப்புகள்

[ஃபிராய்டு எழுதிய நூல்களும் கட்டுரைகளும் 24 தொகுதிகளாகப் பிரசுரிக்கப்பட்டுள்ளன. ஃபிராய்டு எழுதிய மூல நூல்கள் இந்த பகுதியில் S.E. என்று குறிப்பிடப்பட்டுள்ளன. இது Standard Edition of the Complete Psychological Works Of Sigmund Freud, Vintage Classics. First published in Great Britain by London: Hogarth Press in 1953, now by London: Vintage என்ற நூல் வரிசையைக் குறிக்கிறது].

இயல் 1: வாழ்வும் வரலாறும்

1. Jones. E. *(1953). Sigmund Freud: Life and Work. Vol 1: The Young Freud 1856–1900.* London: Hogarth Press. ஃபிராய்டின் வாழ்க்கை வரலாற்றை ஏனஸ்ட் ஜோன்ஸ் என்ற உளப்பகுப்பாளர் மூன்று தொகுதிகளாக வெளியிட்டுள்ளார். இவர் ஃபிராய்டின் உத்தியோகபூர்வமான வரலாற்று ஆசிரியர் என்று கருதப் படுகிறார். இந்த மூன்று தொகுதிகளின் உள்ள தகவல்களை Trilling மற்றும் Marcus சுருக்கி எழுதிய ஒரு நூலும் உண்டு. ஃபிராய்டு பற்றிய இங்கே தரப்பட்டுள்ள வரலாற்றுத் தகவல்கள் யாவும் Trilling. L & Marcus. S. (1961). *Sigmund Freud: Life and Work:* New York: Basic Books. என்ற நூலில் இருந்து பெறப்பட்டவையே. அவர் எழுதிய An Autobiographical Study (SE: 20) என்ற கட்டுரையிலும் தன்வரலாறு பற்றிச் சில தகவல்கள் தருகிறார்

2. Bruer. J & Freud. S. (1885) *Studies on hysteria,* SE Vol 2

3. Freud .S. (1933). *New Introductory Lectures on Psycho-analysis: A philosophy of life* (Lecture 35) SE: 22

4. Freud .S *(1938). An Outline of Psychoanalysis,* SE 26. (Part III)

இயல் 2: மருத்துவத்திலிருந்து உளவியலுக்கு

1. Ebbinghaus H (1913/1885) *Memory: A contribution to experimental psychology.* Ruger HA, Bussenius CE, translator. New York: Teachers College, Columbia University.

2. Miller. G. A. (1956) The magical number seven, plus or minus two: Some limits on our capacity for processing information. *Psychological Review.* 63 (2): 81–97.

3. Bruer. J. & Frued. S. (1885) *Studies on hysteria,* SE Vol 2.

4. Barnes J. Dong C. Y. McRobbie H. *et al.* (2010). *Hypnotherapy for smoking cessation,* Cochrane Database Systemic Reviews.

இயல் 3: நாம் அறிந்த நனவு மனமும் நாம் அறியாத நனவிலி மனமும்

1. The Interpretation of Dreams (1990) SE Vol. IV & V.

   இந்த நூலில்தான் ஃப்ராய்டு முதல்முதலாக நனவிலி மனம் பற்றிய விளக்கங்களைக் கூறுகிறார். ஆனால், அவர் எழுதிய எல்லா நூல்கள் நெடுகிலும் நனவிலி மனம் பற்றிய குறிப்புகள் உள்ளன.

2. An Autobiographical Study (1926), SE Vol.20.

3. The Ego and the Id (1923), SE Vol.21.

4. Papers on Metapsychology (1915), SE Vol 14.

5. Westen. D. (1999) The Scientific status of Unconscious Processes: Is Freud really dead ? *Journal of The American Psychoanalytic Association,* 47 (4): 1061 – 1106.

6. Schacter. D. L. (1987). Implicit memory: history and current status. *Journal of Experimental Psychology: Learning, Memory, and Cognition.* 13: 501–518.

7. Bargh. J. Chen. M. Burrows. L (1996). Automaticity of Social Behavior: Direct Effects of Trait Construct and Stereotype Activation on Action. *Journal of Personality and Social Psychology.* 71 (2): 230–244.

இயல் 4: மனதின் அமைப்பு; இட், அகம் (ஈகோ), அதிமனம்

1. The Ego and the Id (1923), SE Vol. 21.

2. New Introductory Lectures on Psychoanalysis (1932), SE Vol. 22.

3. General theory of neuroses (1917) SE Vol. 6.

இயல் 5: மனதை இயக்கும் சக்திகள்

1. Instincts and their Vicissitudes (1915), SE Vol. 14.
2. Civilisation and its discontents (1929), SE Vol. 29.
3. Beyond the Pleasure Principle (1920), SE Vol. 18.
4. Group psychology SE Vol. 18.

இயல் 6: குழந்தைப் பருவப் பாலுமையும் இடிபஸ் சிக்கலும்

1. Three Essays on Sexuality (1905). SE Vol. 7.
2. An outline of psycho analysis (1938). SE Vol. 23.
3. From the history of An Infantile Neurosis (1918) SE Vol. 17.
4. The Ego and the Id (1923) SE Vol. 19.
5. New introductory lectures on psychoanalysis (1933) Lecture 33: Femininity. SE Vol. 22.
6. Footnote added to the 1914 edition of Three Essays on Sexuality (1905)
7. Valentine C. W. (1948) *The psychology of early childhood,* London: Mathuen.
8. Malinowski, B. (1927). *Sex and Repression in Savage Society.* London: Kegan Paul, Trench, Trubner & Co.
9. *ஃபிராய்டு தன்னைத் தானே உளப்பகுப்பாய்வு செய்து கொண்டதாக மேலே சுட்டப்பட்ட 'கனவுகளின் பொருள் விளக்கம்' என்ற நூலிலும், 'அன்றாட வாழ்க்கையில் உளப்பிறழ்வு' (The Psychopathology of Everyday Life (1901)* SE Vol. 6*) என்ற நூலிலும் விவரித்துக் கூறுகிறார்.*

இயல் 7: மனதின் தற்காப்பு முறைகள் 1

1. *மனதின் தற்காப்பு முறைகள் பற்றி ஃபிராய்டு பல கட்டுரை களில் எழுதியுள்ளார். கீழே தரப்பட்டுள்ள மூன்று கட்டுரை களில் இது பற்றி விரிவாக எடுத்துக்கூறியுள்ளார்:*

   The neuro-psychoses of defence (1894). SE, Vol 3.

   Further Remarks on the Neuro-Psychoses of Defence (1896). SE Vol 3,

   New introductory lectures on psycho analysis. (1933). Vol 22

2. புதுமைப்பித்தன் *(1934)* பால்வண்ணம் பிள்ளை, புதுமைப்பித்தன் கதைகள்: முழுத் தொகுப்பு *(2000)*. பதிப்பாசிரியர்: ஆ. இரா. வேங்கடாசலபதி பக். *244–226*. காலச்சுவடு.

இயல் 8: மனதின் தற்காப்பு முறைகள் 2

1. *பயணம் (1985)*, வாஸந்தி சிறுகதைகள் 4, நிலாச்சாரல்.

2. Festinger, L., Riecken, H. W., & Schachter, S. (1956). *When prophecy fails: A social and psychological study of a modern group that predicted the destruction of the world.* University of Minnesota Press.

3. ஃபிராய்டுக்குப் பின் அவரது மகளான அன்னா ஃபிராய்டு (இவரும் ஒரு புகழ்பெற்ற உளப்பகுப்பாளர்) தற்காப்பு முறைகள் பற்றி விரிவாக ஆய்வுசெய்து ஒரு நூல் எழுதினார். இது தற்காப்பு முறைகள் பற்றி எழுதப்பட்ட மிக முக்கியமான நூலாகக் கருதப்படுகிறது:

Freud, A. (1937). The Ego and the mechanisms of defense, London: Hogarth Press and Institute of Psycho-Analysis.

4. தற்காப்பு முறைகள் பற்றிப் பல உளவியல் ஆராய்ச்சிகள் நடத்தப்பட்டுள்ளன. மாதிரிக்காக இரண்டு மீளாய்வுக் கட்டுரைகள் கீழே தரப்பட்டுள்ளன:

Baumeister. R. F., Dale. K. Sommer. K. L. (1998) Freudian Defense Mechanisms and Empirical Findings in Modern Social Psychology: Reaction Formation, Projection, Displacement, Undoing, Isolation, Sublimation, and Denial, *Journal of Personality,* 66(6):1081 - 1124

Cramer P. (2015) Defense Mechanisms: 40 Years of Empirical Research, *Journal of Personality Assessment* 97, 2, 114-122. (<http://dx.doi.org/10.1080/00223891.2014.947997>)

நடைமுறையில் பயன் தரக்கூடிய ஒரு நூலுக்குக் காண்க:

Vaillant, G.E. (1992). Ego Mechanisms of Defense: A Guide for Clinicians and Researchers. American Psychiatric Publishing.

இயல் 9: கனவுகளின் பொருள்விளக்கம்

1. இந்த இயலில் தரப்பட்டுள்ள பெரும்பாலான தகவல்களுக்கு ஆதாரமாக உள்ளது ஃபிராய்டு எழுதிய The Interpretation of Dreams (1900) S.E. Vol 4 & 5. என்ற நூலே.

2. Five Lectures on Psycho analysis (1910) S.E. Vol 11.

3. Ferenczi, S. (1910) The Psychological Analysis of Dreams, *The American Journal of Psychology,* 21, 309-328.

4. Althusser, L. (1969) *Contradiction and Over determination: notes for an investigation,* In For Marx, – p 114. London: Verso.

இயல் 10: கனவுகளின் பொருள்விளக்கம்: விமர்சனங்கள்

1. Extract from Fliss papers (1882-1899) SE 1. Regularly Occurring Periods of Eye Motility, and Concomitant Phenomena, during Sleep

2. Aserinsky. E & Kleitman N (1953) Regularly occurring periods of eye motility, and concomitant phenomena, during sleep, Science, 118, 3062. 273-274.

3. Strauch. I & Meier. B (1996) *In search of dreams: Results of experimental dream research,* Albany: State university of New York.

4. Hall, C., & Van de Castle, R. (1966). The Content Analysis of Dreams. New York: Appleton-Century-Crofts.

5. McCarley, R. W., & Hobson, J. A. (1977). The neurobiological origins of psycho analytic dream theory. *The American Journal of Psychiatry,* 134(11), 1211-1221.

6. Hobson, J. A (2005) *Dreaming: A Very Short Introduction* Oxford: Oxford University Press. *(இந்த நூல் கனவுகள் பற்றிய இன்றைய ஆராய்ச்சிகளை மிகச் சுருக்கமாயீக் கூறுகிறது)*

இயல் 11: ஃபிராய்டியச் சறுக்கல்கள்

1. The Psychopathology of Everyday Life (1901). SE Vol 6.

2. Parapraxes (1915) SE Vol 16

இயல் 12: மனக்கோளாறுகள்

1. தம்பிராஜா. எம்.எஸ். *(2014).* மனநோய்களும் மனக்கோளாறுகளும், *2ஆம் பதிப்பு.* காலச்சுவடு, நாகர்கோவில்.

இயல் 13: உளப்பகுப்பாய்வு எனப்படும் சிகிச்சை முறை

1. Psychical (or Mental) Treatment (1890), SE. Vol 6.

2. On beginning the treatment (1913), SE, 12.

3. Recommendations to physicians practising psycho-analysis. (1912), SE, 12.

4. Papers on Technique (1912), SE, 12.

5. The dynamics of transference (1912) SE, 12.

6. Five lectures on psychoanalysis (1910).SE,11

   நோயுற்றவருக்கும் சிகிச்சை செய்பவருக்குமிடையே உருவாகும் கூட்டு இணக்கம், மாற்றீடு, மறுமாற்றீடு ஆகிய நுட்பமான நிகழ்முறைகளை ஃபிராய்டு மிக முக்கியமானவையாகக் கருதினார். மருத்துவர்களும் மனநல ஆலோசகர்களும் இதில் கவனம் செலுத்துவது பயனுள்ளதாக இருக்கும். கூடுதல் விவரங்களுக்குக் காண்க:

   Racker. H. (1982) *Transference and Counter transference,* New York: Routledge.

இயல் 14: மூன்று நோயாளிகளும் சில விமர்சனங்களும்

1. Fragment of an analysis of a case of Hysteria (1905) SE, Vol. 7.

2. Analysis of a Phobia in a Five-Year-Old Boy. (1909) SE, Vol. 10.

3. Bowlby J (1999) *Attachment. Attachment and Loss* (vol. 1) (2nd ed.). New York: Basic Books

4. Wolpe. J. & Rachman. S. (1960) Psychoanalytic evidence: a critique based on Freud's case of Little Hans, *Journal of Mental and Nervous diseases,* 131, 135-145.

5. Notes upon a case of obsessional neurosis, (1909), SE, 10.

இயல் 15: உளப்பகுப்பாய்வு இயக்கத்தின் வளர்ச்சியும் தேய்வும்

1. Adler. A. (1924/2011) The Practice and Theory of Individual Psychology, New York, Routledge

2. Stevens. A. (2001) Jung: A Very Short Introduction. Oxford: OUP

3. ஃப்ரொம், எரிக் (ஆசிரியர்), ராஜ் கௌதமன் (தமிழில்) (2016) மனவளமான சமுதாயம், காலச்சுவடு பதிப்பகம்.

இயல் 16: ஃபிராய்டுக்குப் பின்

1. The Writings of Anna Freud: 8 Volumes. (1966–1980), New York: Indiana University of Pennsylvania

2. Klein. M. (2002). Love, guilt and reparation: and other works 1921-1945 (Vol. 1). Simon and Schuster.

3. Klein. M. & Strachey, A. (1997). The psycho-analysis of children. Random House.
4. Bowlby. J. (1998/1980). Attachment and Loss 3 Volumes, New York: Pimlico.
5. Ainsworth, M. D. S. & Bowlby, J. (1991). An Ethological Approach to Personality Development. *American Psychologist,* 46, 333-341.
6. Erikson. E H. and Joan. M. (1997) The Life Cycle Completed: Extended Version. New York: W. W. Norton.
7. Eysenck H.J. & Wilson G.D (1973) *The experimental study of Freudian theories,* London: Methuen
8. Eysenck H.J. (1985) *The decline and fall of the Freudian empire,* New York: Routledge
9. Kline. P. (1972). *Fact and fantasy in Freudian theory,* London: Methuen
10. Fisher S. & Greenberg. R.P. (1977) *The scientific credibility of Freud's theories and therapy,* Hassocks, Sussex, Harvester Press,

இயல் 17: உளப்பகுப்பாய்வு இன்று

1. Obholzer. K. (1982) *The Wolf-man: Sixty years on,* London: Routledge & Kegal Paul
2. Rachman S. & Wilson. G. T. (1980) *The effects of psychological therapy,* London: Pergamon
3. Beck J. S (2011), Cognitive behavior therapy: Basics and beyond (2nd ed.), New York, NY: The Guilford Press
4. The British Psychological Society and The Royal College of Psychiatrists (2011), *Common Mental Health Disorders: Identification and pathways to care,* National Clinical Guideline Number 123 (<https://www.nice.org.uk/guidance/cg123/evidence/cg123-common-mental-health-disorders-full-guideline3>)
5. Shedler, J. (2010) The Efficacy of Psychodynamic Psychotherapy. *American Psychologist,* 65(2):98–109.

இயல் 18: குழு உளவியல்

1. Group Psychology and the Analysis of the Ego (1924), SE Vol.18

2. Civilization and its discontents (1929), SE Vol 22.
3. Horowitz, D. (1985). Ethnic groups in conflict, Berkeley, CA: University of California Press.
4. Hitchens, C. Narcissism of small differences, Slate, (2010-06-28).
5. Sherif, M., Harvey, O.J., White, B.J., Hood, W. & Sherif, C.W. (1961). Intergroup Conflict and Cooperation: *The Robbers Cave Experiment*, Norman, OK: The University Book Exchange. pp. 155–184.

இயல் 19: மதம் பற்றி

1. Totem and taboo (1912), SE Vol. 13.
2. The future of an illusion (1927), SE, Vol. 21.
3. Watts F. & Williams M 1988 The psychology of religious knowing, Cambridge, Cambridge University Press.
4. Moses and monotheism, (1939) SE, Vol 38.
5. A religious experience, (1927), SE, Vol. 21.
6. Obsessive actions and religious practices (1906), SE Vol 9.
7. Does mindfulness work? (2015) Editorial, *British Medical Journal*, 351:h6919
8. கைலாசபதி, க (1966) தெய்வமென்பதோர் சித்தமுண்டாகி பக். 4., பண்டைத் தமிழர் வாழ்வும் வழிபாடும், குமரன் புத்தக நிலையம்: கொழும்பு, இலங்கை.
9. Group psychology and the Ego (1920), SE Vol. 18.
10. British Social Attitudes Survey 2017) *Church crisis as only 2% of young adults identify as C of E.* Reported in Guardian (4.9.2018).
11. Zuckerman. P. (2015) *Living the Secular Life: New Answers to Old Questions* USA: Penguin books.
12. Smart. N. (1993) *The World's Religions: Old Traditions and Modern Transformations.* Cambridge: Cambridge University Press.

இயல் 20: நாகரிகத்தின் போதாமைகள்

1. Civilization and Its Discontents (1929), SE. Vol 21.
2. Thoughts for the times of war and death (1915), SE. Vol 14.

3. Why war? (1933), SE Vol. 22.
4. Wallensteen. P. (2015) 4th Ed. Understanding *Conflict Resolution,* NY: Sage Publications.

இயல் 21: ஃபிராய்டின் பார்வையில் கலை இலக்கியம்

1. Dostoevsky and Patricide (1928), SE Vol. 21.
2. Moses of Michelangelo (1914), SE Vol 13.
3. Leonardo da Vinci and a memory of his childhood, (1910), SE Vol. 11.
4. Creative writers and day-dreaming (1908), SE Vol 9.
5. செல்லப்பா. சி.சு. தமிழில் இலக்கிய விமர்சனம், எழுத்து பிரசுரம்.
6. Woolf. V. (1927.94) To the lighthouse, London: Wordsworth Editions, p. 2.
7. புதுமைப்பித்தன் *(1934)* கயிற்றரவு *(1948),* புதுமைப்பித்தன் கதைகள்: முழுத் தொகுப்பு *(2000)* பதிப்பாசிரியர்: ஆ. இரா. வேங்கடாசலபதி பக். 679. காலச்சுவடு.
8. ஜெயகாந்தன் *(1975)* ரிஷி மூலம் *(முன்னுரை) (1975)* பக். 6, மதுரை: மீனாட்சி புத்தக நிலையம்.

இயல் 22: விமர்சனங்கள்

1. Introduction to Psychoanalysis or Introductory Lectures on Psycho-Analysis (1917), SE Vol. 15.
2. Popper. K. (1963) Conjectures and Refutations, London: Routledge and Keagan Paul, pp. 33-39.
3. Boothby. R. (2001). *Freud as philosopher,* New York: Routledge;
4. New Introductory Lectures on Psycho-Analysis (1933), SE Vol 22.
5. Some Psychical Consequences of the Anatomical Distinction between the Sexes, (1925), SE Vol 20.

இயல் 23: முடிவுரை

1. Crews. F. (2017) Freud: The Making of an Illusion, New York: Metropolitan Books.
2. Stickgold R. (2013) Parsing the role of sleep in memory processing, *Current Opinion in Neurobiology.* 23(5):847-53.

3. Stewart. M. A. McWhinney. I.& R. Buck C.W. (1979) The doctor - patient relationship and its effect upon outcome, *Journal of the Royal college of General Practitioners*, 29 (199): 77-82.
4. Norell, D. J., Balint E & Norel. J. S. (2001) *Six Minutes for the Patient: Interactions in general practice consultation*, London: Routledge
5. Balint M. *The doctor, his patient and the illness.* London: Tavistock Publications; 1957.
6. Fisher, S., & Greenberg, R. P. (1996). *Freud scientifically reappraised: Testing the theories and therapy.* John Wiley & Sons.
7. Westen. D. (1999). The scientific status of unconscious processes: Is Freud really dead? *Journal of the American Psychoanalytic Association,* 47 (4): 1061–1106.